COURS

DE

MÉDECINE OPÉRATOIRE

Contenant

LA DESCRIPTION DE TOUTES LES OPÉRATIONS
EXIGÉES PAR LE NOUVEAU PROGRAMME DES EXAMENS DU DOCTORAT
LIGATURES, AMPUTATIONS, RÉSECTIONS
L'EXPOSÉ DES NOUVEAUX PANSEMENTS DE M. A. GUÉRIN
DE M. LISTER ET DE L'ÉCOLE DE BORDEAUX
ET LE MANUEL OPÉRATOIRE DE L'OVARIOTOMIE
D'APRÈS LA PRATIQUE DE M. PÉAN

PAR

LE Dr J.-A. FORT

PROFESSEUR LIBRE D'ANATOMIE ET DE MÉDECINE OPÉRATOIRE
A L'ÉCOLE PRATIQUE DE LA FACULTÉ DE MÉDECINE DE PARIS

Avec 97 figures intercalées dans le texte

PARIS

V. ADRIEN DELAHAYE ET Cⁱᵒ, ÉDITEURS

PLACE DE L'ÉCOLE-DE-MÉDECINE

1880

COURS

DE

MÉDECINE OPÉRATOIRE

7414-79. CORBEIL. Typ. CRÉTÉ.

COURS

DE

MÉDECINE OPÉRATOIRE

Contenant

LA DESCRIPTION DE TOUTES LES OPÉRATIONS
EXIGÉES PAR LE NOUVEAU PROGRAMME DES EXAMENS DU DOCTORAT
LIGATURES, AMPUTATIONS, RÉSECTIONS
L'EXPOSÉ DES NOUVEAUX PANSEMENTS DE M. A. GUÉRIN
DE M. LISTER ET DE L'ÉCOLE DE BORDEAUX
ET LE MANUEL OPÉRATOIRE DE L'OVARIOTOMIE
D'APRÈS LA PRATIQUE DE M. PÉAN

PAR

LE Dr J.-A. FORT

PROFESSEUR LIBRE D'ANATOMIE ET DE MÉDECINE OPÉRATOIRE
A L'ÉCOLE PRATIQUE DE LA FACULTÉ DE MÉDECINE DE PARIS

Avec 97 figures intercalées dans le texte

PARIS

V. ADRIEN DELAHAYE ET Cie, ÉDITEURS

PLACE DE L'ÉCOLE-DE-MÉDECINE

1880

PRÉFACE

Ce livre est l'exposé des cours d'opérations que j'ai faits, pendant un grand nombre d'années, dans le pavillon n° 7 de l'Ecole pratique de la Faculté de médecine.

La lecture des traités de médecine opératoire m'a toujours fait perdre un temps précieux, par l'obligation où j'étais de lire le long exposé de toutes les méthodes et de tous les procédés proposés pour chaque opération. Convaincu que le lecteur me saura gré de lui éviter ces longueurs inutiles, j'ai adopté pour la description de chaque opération le procédé qui m'a paru le plus convenable et le plus généralement adopté.

Je me suis également attaché à rendre mes descriptions intelligibles, et pour atteindre ce but, j'ai suivi à peu près le même ordre dans l'exposition de chaque opération. Malgré les soins que j'ai donnés à mon livre, je ne crois pas être à l'abri de reproches, mais j'ai la satisfaction de me dire que j'ai fait tout mon possible.

Pour rendre mon livre utile aux praticiens, j'ai toujours supposé que l'opération était faite, non sur le cadavre, mais sur le vivant. Les opérations sur le cadavre y sont décrites avec des détails bien suffisants pour les élèves qui ont des examens à préparer.

J'ai laissé de côté la partie clinique, cette question me paraissant être plutôt du domaine de la pathologie proprement dite.

J'ai longuement insisté sur les ligatures et les amputations considérées d'une manière générale ; j'ai longuement traité la question des plaies d'amputation, et j'ai exposé dans tous leurs détails les pansements nouveaux : la *méthode de M. Bourgade* de Clermont-Ferrand, le *pansement ouaté* de M. A. Guérin, le *pansement de M. Lister* et le *pansement de l'École de Bordeaux*. J'ai eu la bonne fortune d'avoir des documents fournis par ces chirurgiens eux-mêmes. M. Just Lucas-Championnère, chirurgien distingué des hôpitaux de Paris, a bien voulu me rédiger une note sur le pansement de Lister, avec la compétence que tout le monde lui reconnaît ; je le remercie de son obligeance. J'adresse également mes remerciements à M. le Dr Péan qui a bien voulu me remettre un exposé succinct de son manuel opératoire de l'ovariotomie, je suis heureux d'en faire profiter les lecteurs qui voudront bien lire ce livre.

FORT.

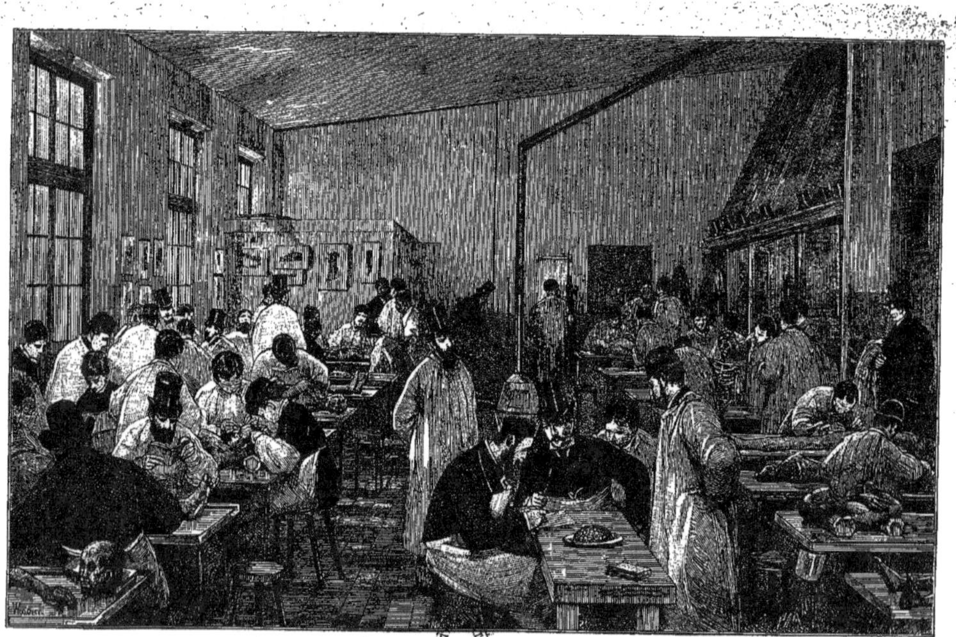

Pavillon de l'enseignement libre dans l'ancienne École pratique démolie en 1879-80.

PREMIÈRE LEÇON

DE LA LIGATURE DES ARTÈRES EN GÉNÉRAL

Messieurs,

Le plan des leçons de médecine opératoire que j'ai
à vous exposer est des plus simples, et ce plan s'impose
de lui-même : il ne serait pas possible de faire les ligatures sur des sujets qui auraient déjà servi aux amputations et aux résections ; nous commencerons, par
conséquent, par les *ligatures*, et nous étudierons successivement les *amputations* et les *résections*.

Je vous décrirai et je pratiquerai devant vous le manuel opératoire de chaque opération, que vous répéterez
ensuite sous mes yeux, chacun à votre tour.

Les généralités sur les ligatures vous paraîtront peut-
être longues et minutieuses. J'espère que vous ne tarderez pas à vous convaincre de leur importance et que
vous vous pénétrerez bien de cette vérité, qu'on ne
peut bien exécuter une ligature qu'à la condition de
connaître d'une manière complète les règles générales
qui président à ce genre d'opérations.

Je sais depuis bien longtemps quels sont les goûts

et les tendances des élèves. C'est pour cela que je tiens à vous déclarer, avant de commencer, que je ne vous ferai grâce d'aucun détail important, et que nous ferons les opérations sur le cadavre avec le soin que nous apporterions à les pratiquer sur le vivant. Ceci étant dit, abordons notre sujet.

La ligature.

La *ligature* est une opération qui consiste à oblitérer complètement une artère au moyen d'un lien constricteur.

On fait deux espèces de ligatures :

1° Les *ligatures réglées* dans le *lieu d'élection*, le plus généralement pour le traitement des anévrysmes.

La ligature réglée est celle qui se fait d'après des règles tracées à l'avance et décrites dans les traités de médecine opératoire.

Le lieu d'élection est le point le plus convenable pour la ligature, choisi par tous les chirurgiens. Si, par suite de circonstances particulières, plaies, altération des artères ou des tissus voisins, il est impossible d'appliquer la ligature au lieu d'élection, le point où l'opération est pratiquée prend le nom de *lieu de nécessité*.

2° Les *ligatures non réglées* se font toujours dans le lieu de nécessité, et habituellement au niveau d'une plaie.

Les préceptes sur lesquels je vais insister s'appliquent surtout à la première espèce de ligatures. Mais auparavant je vous dirai quelques mots sur la manière dont on tient un bistouri.

Position du bistouri et du couteau dans les opérations.

Avant de procéder à une opération quelconque, le chirurgien doit savoir saisir et diriger l'instrument tranchant. Selon le degré de force que l'on veut employer, selon la nature des tissus à diviser, on prend un couteau ou un bistouri, et on le tient comme une plume, comme un archet, comme un couteau à découper, etc. Ces manières variées de tenir le bistouri sont nombreuses, et les chirurgiens leur ont donné des noms particuliers. Ils attachaient, autrefois, assez d'importance à la position de l'instrument dans la main de l'opérateur pour avoir décrit ces diverses positions sous les noms de 1re, 2e, 3e, 4e et 5e positions.

1re Position. — Le bistouri est tenu en première po-

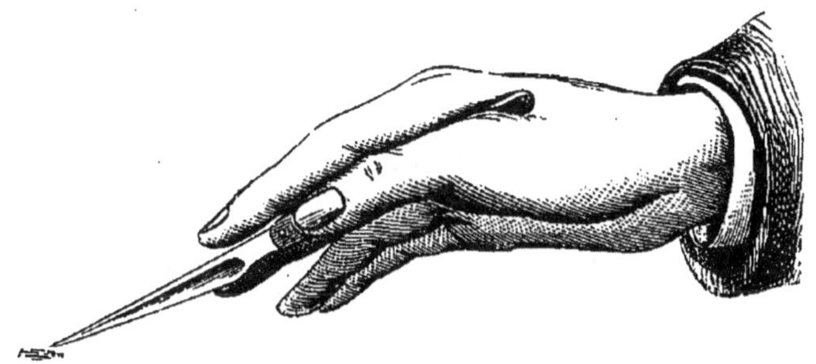

Fig. 1.

Bistouri tenu en première position.

sition lorsqu'il est placé entre les doigts comme une

plume à écrire, le tranchant dirigé vers les tissus que
l'on veut diviser. Aujourd'hui, on dit plus simplement :
*bistouri tenu comme une plume à écrire, le tranchant en
bas* (fig. 1). On tient le bistouri en première ou en cinquième position pour faire l'incision dans les ligatures.

2ᵉ Position. — Le bistouri en deuxième position est
placé comme le précédent ; mais le tranchant regarde
en haut. On dit aujourd'hui : *bistouri tenu comme une*

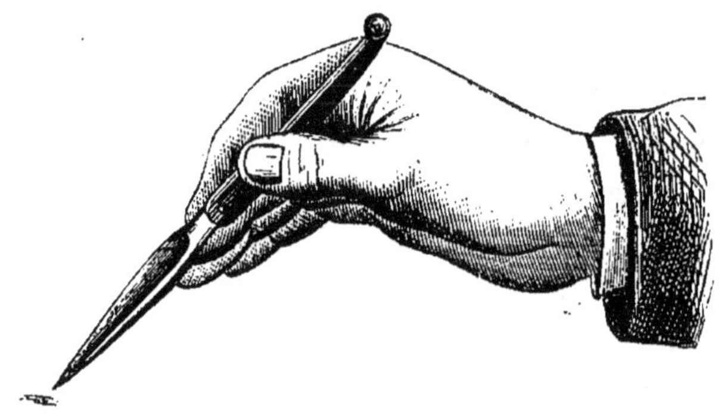

Fig. 2.

Bistouri tenu en deuxième position.

plume à écrire, le tranchant en haut (fig. 2). On tient ainsi
le bistouri pour inciser l'aponévrose dans les ligatures.

La figure 3 montre la position désignée par les mots
comme une plume à écrire, la pointe en arrière. Le bistouri
est tenu dans cette position lorsqu'on divise l'aponévrose, dans les ligatures, en faisant marcher l'instrument du malade vers le chirurgien.

3ᵉ Position. — Dans cette position, le manche du
bistouri est dans la paume de la main, l'index appuyé
sur le dos de l'instrument, dont le tranchant regarde

les tissus qu'il va diviser. On tient le couteau comme on
le fait lorsqu'on veut découper à table. On exprime la

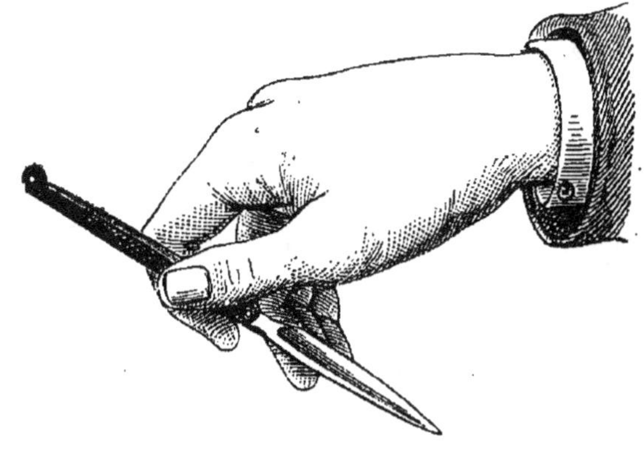

Fig. 3.

Bistouri tenu comme une plume à écrire, la pointe en arrière.

troisième position par ces mots : *bistouri ou couteau tenu
comme un couteau à découper, le tranchant en bas* (fig. 4).

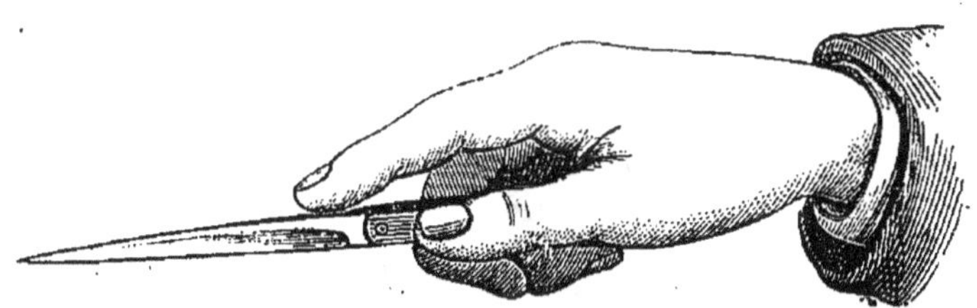

Fig. 4.

Bistouri tenu en troisième position.

C'est ainsi qu'on tient le couteau dans les amputations.

4° Position. — Dans cette position, le couteau a la
même direction, seulement le tranchant regarde en
haut. Ordinairement l'index est appliqué sur la face ex-

terne de la lame à sa racine, au lieu d'être placé sur le
dos. On dit plus simplement : *bistouri ou couteau tenu*

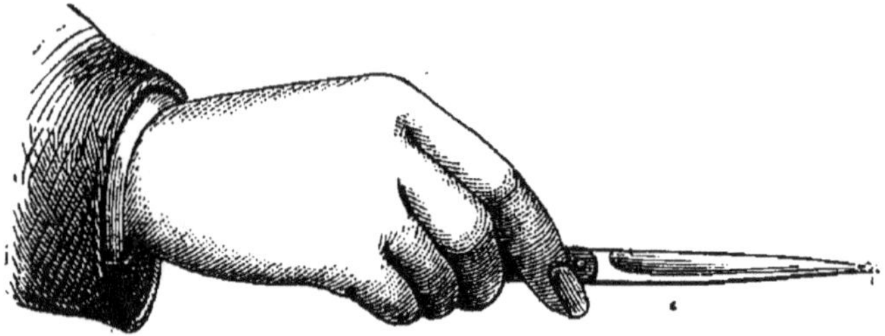

Fig. 5.

Bistouri tenu en quatrième position.

comme un couteau à découper, le tranchant en haut (fig. 5).
C'est la position du couteau dans certaines amputations,
par exemple quand on passe au-dessous du membre
ou qu'on fait le lambeau en terminant l'opération.

5° Position. — Le tranchant du bistouri regardant
les parties à inciser, c'est-à-dire en bas, on place l'index

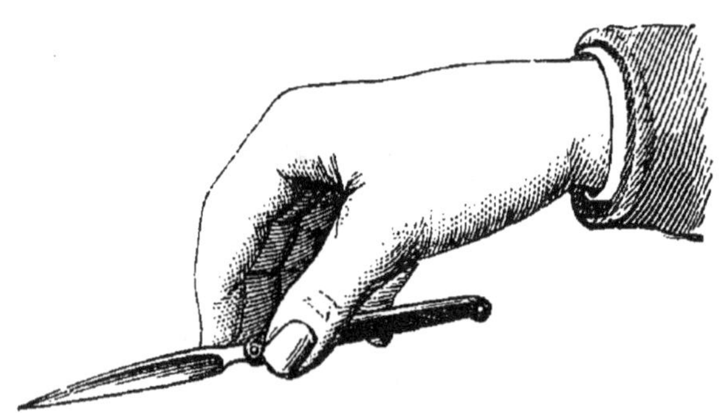

Fig. 6.

Bistouri tenu en cinquième position.

sur la racine de la lame, le pouce et le médius de chaque côté de l'articulation de la lame avec le manche,

tandis que l'annulaire et l'auriculaire sont relevés ou appliqués sur le manche, à volonté. On dit que *le bis-touri est tenu comme un archet de violon* (fig. 6). Pour faire l'incision dans les ligatures, on tient indifféremment le bistouri en première ou en cinquième position.

Position du chirurgien dans les ligatures.

Règle générale : le chirurgien se place le plus commo-dément possible, de telle sorte que la région sur laquelle il opère lui soit facilement accessible et qu'il puisse exé-cuter l'opération sans aucune espèce de gêne.

Vous vous placerez donc du côté du sujet où vous devez opérer : en dehors pour le membre inférieur, en dedans pour le supérieur. Les incisions pour les liga-tures des membres seront donc toujours faites de la ra-cine du membre vers son extrémité libre.

Position du sujet dans les ligatures.

La région sur laquelle on opère doit être tendue, bien éclairée et placée de telle sorte qu'elle soit facile à atteindre. Je vous dirai, lorsque nous ferons les liga-tures en particulier, comment on dispose le sujet pour chaque ligature.

Manuel opératoire de la ligature en général.

L'opération de la ligature se compose de plusieurs temps, et les objets dont vous aurez à vous servir sont :

une *matière colorante solide ou liquide*, un *bistouri*, une *pince*, une *sonde cannelée*, deux *écarteurs*, une *aiguille* de Cooper ou de Deschamps, et un *fil à ligature*.

Tous les temps que je vais vous décrire ont une importance réelle, les uns pour arriver à découvrir et à isoler l'artère, les autres pour terminer sûrement l'opération.

Il y en a six :

1er *Temps :* tracer la ligne d'opération ;
2° *Temps :* inciser la peau ;
3° *Temps :* inciser l'aponévrose ;
4° *Temps :* découvrir le faisceau vasculo-nerveux, puis l'artère ;
5° *Temps :* isoler et dénuder l'artère ;
6° *Temps :* charger l'artère et faire la ligature.

PREMIER TEMPS. — **Tracé de la ligne d'opération.**

Le premier temps ne fait pas partie, à proprement parler, du manuel opératoire ; c'est plutôt une opération préliminaire.

Il consiste à indiquer et à marquer soigneusement la ligne suivant laquelle l'incision de la peau doit être faite. Tous les chirurgiens sont d'avis que la manière dont on place l'incision de la peau est ce qu'il y a de plus important pour la réussite de l'opération. Il est ordinaire de voir les élèves manquer la ligature sur le sujet lorsque l'incision est faite à côté de la ligne indiquée.

Vous tracerez cette ligne avec un morceau de craie ou un pastel, ou plus simplement avec une plume et de l'encre. Je ne vois aucun inconvénient à user du procédé de M. Farabeuf, qui conseille de se servir d'un pinceau imbibé de teinture d'iode. Ce procédé est assez incommode, parce qu'on renverse le liquide, qui salit les doigts et les vêtements, surtout les vêtements blancs empesés, sur lesquels l'iode forme de l'iodure d'amidon.

Je n'approuve l'exploration du siège de l'artère par les doigts que sur le vivant. Sur le cadavre, on peut, avec une grande habitude, reconnaître à travers la peau les bords des muscles et les interstices musculaires, mais ce sont des *tours de force* qu'on ne peut pas exiger des personnes qui n'opèrent pas journellement.

Deuxième temps. — Incision de la peau.

Exploration de la région. — Avant de faire l'incision de la peau sur le vivant, vous devez explorer minutieusement la région, rechercher si l'artère est bien à sa place, comprimer les veines pour les faire se dessiner sur la peau. Vous chercherez même à vous rendre compte des rapports des muscles.

Manière de tenir le bistouri. — Tenant le bistouri en *première position* (fig. 1), c'est-à-dire comme une plume à écrire, ou bien en *cinquième position* (fig. 6), c'est-à-dire comme un archet de violon, vous faites une incision sur le trajet de la ligne tracée, pendant que vous tendez la peau avec les doigts de la main gauche.

Manière de tendre la peau. — Vous pouvez tendre la

1.

peau de plusieurs manières, *en évitant de la déplacer :*
1° avec l'extrémité des quatre derniers doigts appuyés
tout près de la ligne d'opération ; 2° avec le pouce et
l'index placés en dehors et en dedans de la même ligne,
ainsi que vous me le verrez faire ; 3° avec les mêmes
doigts placés au-dessus et au-dessous de la limite de
l'incision ; 4° en embrassant la circonférence du membre avec la main, tendant ainsi la peau de la région
sur laquelle vous devez inciser.

Longueur de l'incision. — La *longueur* de cette incision
variera avec la profondeur de l'artère, depuis trois centimètres pour les petites artères superficielles (*faciale,
radiale* et *cubitale* au-dessus du poignet), jusqu'à huit
centimètres pour les artères profondément situées,
comme la *poplitée* et la partie supérieure des *tibiales.*
Sur les sujets gras, les longues incisions peuvent aller
jusqu'à dix centimètres.

Manière d'inciser. — L'incision sera faite différemment selon qu'il y aura ou non dans la couche sous-
cutanée des organes importants à ménager.

Incision ménagée. Dans le premier cas, vous ferez une
incision *ménagée,* c'est-à-dire que vous diviserez insensiblement et en plusieurs coups de bistouri toute l'é-
paisseur de la peau, en explorant sans cesse du regard
le fond de l'incision.

Incision nette. Au contraire, si vous n'avez pas à redouter la présence d'organes sous-cutanés importants,
vous diviserez toute l'épaisseur de la peau d'un seul
coup de bistouri, d'une extrémité à l'autre. Cette incision est dite incision *nette.*

L'incision de la peau étant une fenêtre destinée à découvrir une certaine étendue des tissus sous-jacents, vous comprenez qu'il faut faire en sorte de ne point faire des queues avec le bistouri. On appelle *queue* la division incomplète de la peau par le bistouri au commencement ou à la fin d'une incision. Pour ne pas commettre cette faute, vous commencerez l'incision en enfonçant d'abord la pointe du bistouri, avec la plus grande prudence, dans le point où l'incision doit commencer, et au moment où vous terminerez l'incision, vous relèverez le bistouri de manière à le rendre perpendiculaire à la surface de la peau. J'ajoute que les queues ont beaucoup plus d'inconvénients dans les amputations.

Appuyer la main sur le sujet pour inciser. — Encore un mot. Il arrive souvent qu'en commençant l'incision on enfonce la pointe du bistouri beaucoup trop profondément. (C'est pour cette raison que j'aime autant faire une incision ordinaire même avec deux queues. On peut prévoir les conséquences de la blessure d'organes profonds avec le bistouri.) Vous éviterez cette faute, dont vous saisissez la gravité, en appuyant la main sur le sujet toutes les fois que vous faites une incision. On est beaucoup plus adroit et plus maître de son instrument lorsque la main a un point d'appui. Songez simplement à la difficulté que vous éprouveriez à écrire à main levée, sans appuyer votre main, vous comprendrez facilement ma pensée.

L'incision doit être faite perpendiculairement. — Pour terminer, j'ajouterai que les lèvres de l'incision doivent être semblables et taillées perpendiculairement à la surface de la peau. Elles auront cette qualité, si vous avez soin de ne point incliner la lame de votre instrument. Vous comprenez aisément que les lèvres de la plaie seraient taillées en biseau, si la lame du bistouri était inclinée à droite ou à gauche, et que l'une des deux lèvres aurait un bord extrêmement aminci et dépourvu de vaisseaux, ce qui causerait nécessairement la mortification de ce bord.

Organes sous-cutanés. — Si vous rencontrez des veines et des nerfs sous-cutanés, vous les ferez écarter. Vous écarterez également les ganglions lymphatiques. Vous ne vous préoccuperez pas des filets nerveux et des veinules, leur division n'ayant aucun résultat fâcheux.

Je crois inutile de vous rappeler que les instruments tranchants divisent les tissus *en sciant*, et non par pression ; mais j'aurai occasion de revenir sur ce détail à propos des amputations.

[Vous trouverez peut-être que j'insiste trop sur des détails minutieux ; détrompez-vous, rien n'est plus important que la confection d'une bonne incision, et je vous engage à y apporter tous vos soins. Du reste, je dois vous avertir que je veillerai à ce que les préceptes que je vous indique soient rigoureusement suivis.]

TROISIÈME TEMPS. — **Incision de l'aponévrose.**

Le bistouri vous a suffi pour faire l'incision de la peau ; trois instruments sont nécessaires pour diviser l'aponévrose : la pince, le bistouri et la sonde cannelée.

Écarter les lèvres de l'incision cutanée. — Après avoir mis de côté, c'est-à-dire *récliné* les organes sous-cutanés, nerfs et vaisseaux, que vous pouvez avoir rencontrés sous la peau, et après avoir divisé petit à petit le tissu cellulaire sous-cutané, le fascia superficialis compris, vous priez un aide d'éloigner l'une de l'autre les lèvres de la plaie au moyen de deux écarteurs.

Faire un pli à l'aponévrose. — Saisissant alors les pinces de la main gauche, vous pincez l'aponévrose vers le

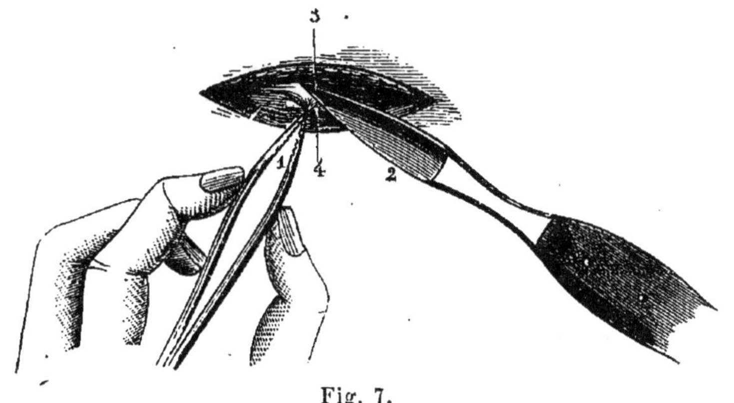

Fig. 7.

1. Pince saisissant un pli (4) de l'aponévrose. — 2. Bistouri porté à plat pour diviser, en dédolant, le pli aponévrotique.

milieu de l'incision, et vous y faites un pli à égale distance des deux lèvres de l'incision, comme dans la figure 7.

Pour faire convenablement le pli à l'aponévrose, il faut posséder des pinces dont les mors s'adaptent exactement à leur extrémité.

Faire une boutonnière. — A ce moment, tenant le bistouri de la main droite, vous divisez l'aponévrose au-dessous des mors de la pince, de manière à faire un trou, une boutonnière dans cette membrane, mais *en dédolant*, ce qu'il ne faut jamais oublier (voy. fig. 7).

Couper en dédolant. — Pour couper *en dédolant*, autrement dit pour *dédoler* (mot qui signifie tenir la lame d'un couteau obliquement, et enlever les couches superficielles des tissus), vous portez le bistouri à plat, presque parallèlement à la surface de la peau, et vous divisez l'aponévrose, non pas avec la pointe, mais avec la lame même de l'instrument. De cette manière, l'une

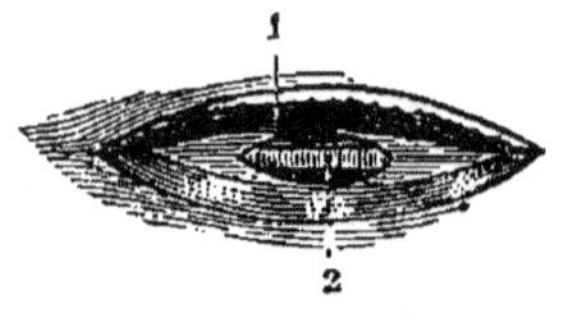

Fig. 8.

1. Ouverture de l'aponévrose.

des faces de la lame est couchée sur la plaie. On coupe l'aponévrose en dédolant pour éviter la blessure de l'artère et des organes voisins avec la pointe du bistouri.

La figure 8 montre la boutonnière faite à l'aponévrose après cette incision.

C'est ici que la sonde cannelée devient indispensable.

, *Diviser l'aponévrose sur la sonde cannelée.* — Vous diviserez l'aponévrose dans toute l'étendue de l'incision de la peau, et vous ferez cette opération en deux fois, de la manière suivante :

Saisissant le pavillon de la sonde cannelée entre le pouce de la main gauche placé dessus, l'index et le médius étant placés au-dessous, vous faites pénétrer l'extrémité de l'instrument dans l'ouverture de l'aponévrose, et vous le faites glisser, en ayant soin de le maintenir contre la face profonde de l'aponévrose, jusqu'à l'une des extrémités de l'incision. Le bistouri étant

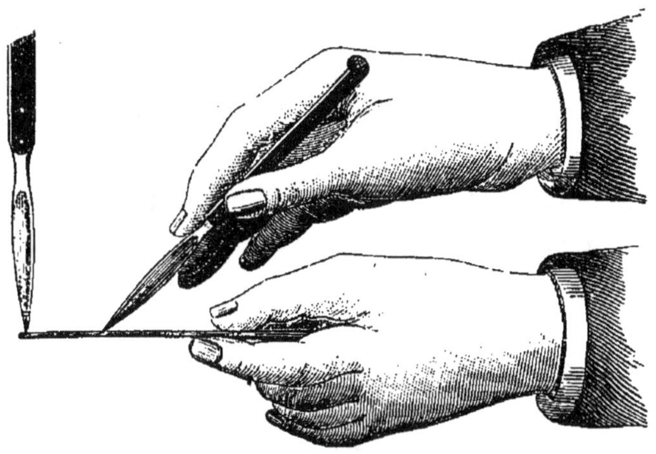

Fig. 9.

Manière de tenir la sonde cannelée et d'y glisser le bistouri. L'instrument vertical à l'extrémité de la sonde cannelée indique la position finale du bistouri au moment où l'on termine l'incision.

tenu en *deuxième position*, vous faites glisser la pointe dans la cannelure de la sonde en divisant l'aponévrose jusqu'au cul-de-sac qui termine cette cannelure, comme le montre la figure 9. Lorsque le bistouri se trouve arrêté par le cul-de-sac de la sonde, il faut le relever jusqu'à ce qu'il soit vertical (fig. 9), de manière à bien diviser l'aponévrose jusqu'à l'extrémité de l'incision cutanée.

Il s'agit maintenant de diviser la seconde moitié de

l'aponévrose : retirez la sonde cannelée et renversez-en l'extrémité libre vers l'autre côté de l'incision sans que le pouce, l'index et le médius de la main gauche changent de place. Faites glisser la sonde cannelée au-dessous de la seconde moitié de l'aponévrose, et incisez-la de la même manière, mais en ayant soin de maintenir le bistouri en *troisième position*. Si l'opérateur est placé à l'extrémité libre du membre, il aura divisé la première moitié de l'aponévrose en dirigeant la pointe de l'instrument vers la racine du membre, tandis que dans la section de la seconde moitié il la dirige vers lui-même.

Cas dans lesquels on peut inciser l'aponévrose sans sonde cannelée. — Je vous ai décrit minutieusement l'incision de l'aponévrose, parce que c'est un temps extrêmement délicat de la ligature. J'ajouterai cependant que vous ne serez obligé de vous comporter aussi minutieusement que dans les cas où des vaisseaux et des nerfs sont immédiatement sous-jacents à l'aponévrose. Si cette membrane recouvre simplement un muscle, on peut la trancher directement d'un coup de bistouri, sans même avoir recours à la sonde cannelée (axillaire à sa partie supérieure, tibiale antérieure).

Autre manière d'inciser l'aponévrose. — Vous pourrez simplifier cette incision, même dans les cas où l'artère est immédiatement sous-aponévrotique, en faisant le trou de l'aponévrose à l'une des extrémités de l'incision cutanée et en divisant cette membrane d'un seul coup dans toute la longueur de l'incision. Dans ce cas, si le trou de l'aponévrose est pratiqué à l'extrémité de l'incision la plus rapprochée de l'opérateur, le bistouri sera tenu en *deuxième position*, et, s'il est fait à l'extrémité opposée, il divisera l'aponévrose en *troisième position*.

Ne pas enfoncer la sonde trop profondément. — Gardez-vous bien de commettre la maladresse d'enfoncer la sonde cannelée à des profondeurs insensées, vous risqueriez, ce qui serait très grave sur le vivant, de blesser des organes importants. Dans tous les cas, c'est une faute.

Autre manière. — Quelques chirurgiens, au lieu de laisser le bout de la sonde au-dessous de l'aponévrose, la font sortir au-dessus, à travers cette membrane, à l'autre extrémité de l'incision cutanée. Dans ce cas, il suffit de faire parcourir au bistouri toute la cannelure de la sonde pour diviser l'aponévrose.

Régions dépourvues d'aponévrose. — Il est évident qu'il n'y aura pas d'aponévrose à diviser dans les régions où l'artère est sous-cutanée, comme la *faciale*. Dans un cas semblable, vous ferez une incision ménagée de la peau, c'est-à-dire couche par couche, et vous chercherez l'artère en vous aidant de la sonde cannelée, comme nous allons l'indiquer en parlant du quatrième temps.

QUATRIÈME TEMPS. — **Découverte du faisceau vasculo-nerveux, puis de l'artère.**

Rechercher les points de repère. — Vous pensez sans doute, Messieurs, que je vais vous parler immédiatement de la recherche de l'artère. Non. Il est très rare qu'on puisse arriver du premier coup sur une artère après l'incision de l'aponévrose, et il n'est pas aussi facile que vous pourriez le croire de trouver une artère, sur le cadavre ou sur le vivant, sans se guider sur des organes plus faciles à trouver, qui affectent des rapports constants avec l'artère, et qu'on a nommés pour cette raison *points de repère* ou de *ralliement*. C'est ainsi que, pour la ligature de la pédieuse, on recherche le bord interne du muscle pédieux, son point de repère. Pour la tibiale antérieure, vous chercherez son point de repère, qui est le jambier antérieur. Le couturier, le tendon du grand adducteur et le nerf saphène interne sont les points de repère de la fémorale à la partie inférieure de la cuisse ; le couturier seul, point de repère de la fémorale au sommet du triangle de Scarpa ; le long supinateur, point de repère de l'artère radiale ; le cubital antérieur, de l'artère cubitale ; le biceps et le nerf médian, de l'artère brachiale ; le coraco-brachial et le paquet nerveux de l'aisselle, de l'artère axillaire à sa partie inférieure ; le bord supérieur du petit pectoral, de l'artère axillaire à sa partie supérieure ; le muscle scalène antérieur et le tubercule de Lisfranc, de l'artère sous-clavière, etc.

Remarque. — Lorsque vous voulez écarter un muscle, prenez-le délicatement par le bord, et ne pénétrez dans sa gaîne que lorsque vous ne pourrez faire autrement.

Évitez de déchirer les muscles et de disséquer les organes, autrement vous pouvez provoquer le développement de phlegmons.

Évitez aussi de jamais prendre avec la pince un vaisseau ou un nerf. Il faut attirer un nerf en prenant son névrilème, et une artère en pinçant la gaîne celluleuse qui l'entoure.

Je n'approuve pas le conseil des chirurgiens qui recommandent de se servir des doigts, et surtout de l'index gauche. En dehors du cas où, opérant sur le vivant, on peut sentir les battements de l'artère, je vous conseille de ne vous servir que des instruments et de bien éclairer la région sur laquelle vous opérez. On fait ainsi l'opération plus délicatement.

Moyen de découvrir le faisceau. — Les incisions étant faites dans la direction voulue, les points de ralliement étant reconnus, vous serez certains, à moins d'anomalie, d'être très rapprochés de l'artère.' Permettez-moi de vous faire connaître un moyen à peu près infaillible pour savoir au juste où se trouve l'artère sur le cadavre.

Des aides écartant, au moyen des écarteurs, les lèvres de la plaie et les points de ralliement, s'il en existe, plongez un regard attentif au fond de la plaie.

Vous ne manquerez pas de voir, même chez les sujets très maigres, une large ligne jaunâtre qui tranche sur la couleur des muscles dans le sens de la direction de l'artère ; c'est une traînée graisseuse. Vous pouvez être certains de trouver l'artère au milieu de cette graisse. Je vous recommande de ne point oublier ce point de repère d'un autre genre ; je suis convaincu qu'il vous rendra des services.

Il faut placer vous-mêmes les écarteurs. Vous éviterez ainsi qu'un aide inattentif ne prenne avec le crochet l'organe que vous cherchez ou l'un de ses points de repère.

Détruire la gaîne fibreuse du faisceau vasculo-nerveux. — Pour découvrir l'artère, vous vous comporterez différemment, selon que le vaisseau sera simplement recouvert par une couche de tissu cellulaire ou par une véritable aponévrose.

Soit avec le bistouri et la sonde cannelée. Dans ce dernier cas, au moyen du bistouri et de la sonde cannelée, vous diviserez l'aponévrose en prenant les précautions que je vous ai recommandées lorsqu'il s'est agi de la section de l'aponévrose dans le troisième temps (fémorale, radiale au tiers supérieur, cubitale au tiers inférieur, etc.).

Soit en déchirant le tissu cellulaire. Si l'artère est recouverte par une simple couche celluleuse, vous procéderez de la façon suivante :

Laissant le bistouri complètement de côté jusqu'à la fin de l'opération, vous ne vous servirez plus que de la pince et de la sonde cannelée. Vous saisirez avec la pince, tenue de la main gauche, l'un des bords de l'aponévrose divisée, mais *jamais la peau*, faute qu'on commet souvent par inattention. La pince étant tenue comme l'indique la figure 10, vous soulèverez légèrement l'aponévrose, et vous écarterez avec le bec de la sonde cannelée le tissu cellulaire qui recouvre les vaisseaux ou le faisceau vasculo-nerveux.

Mode d'action de la sonde cannelée. — Peu d'élèves savent se servir de la sonde cannelée. Vous placerez vos doigts vers le bec de la sonde, comme s'il s'agissait d'une plume à écrire (voy. fig. 11), et vous aurez ainsi une grande action sur l'instrument, que vous empêcherez de fléchir et de blesser les organes du voisinage. Si vous voulez employer une certaine force pour déchirer le

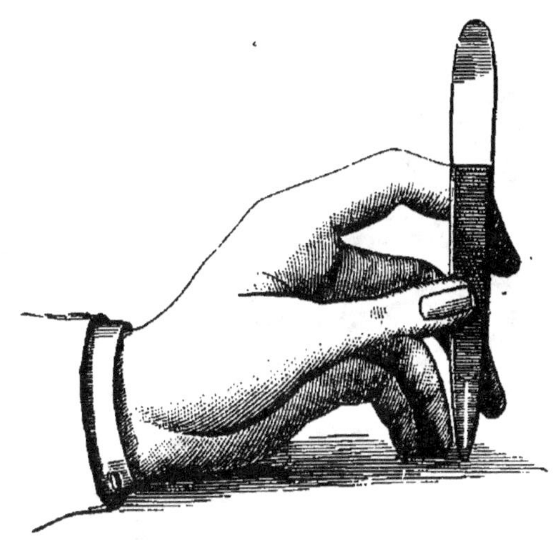

Fig. 10.

Manière de tenir la pince dans la dissection et dans les divers temps de la ligature.

tissu cellulaire, placez l'extrémité du médius en avant du sommet et agissez comme si vous vouliez gratter avec le doigt (axillaire, humérale, radiale au tiers inférieur, tibiale postérieure, tibiale antérieure, iliaque, etc.) (fig. 11).

On se sert quelquefois plus commodément de deux pinces pour dénuder une artère.

Reconnaître l'artère. — Les vaisseaux ou le paquet vasculo-nerveux étant découverts, il s'agit de reconnaître l'artère, ce qui n'est pas toujours facile.

Vous la reconnaîtrez en vous souvenant de ses *rapports*. N'oubliez pas que les artères d'un certain volume, comme l'axillaire et la fémorale, sont accompagnées

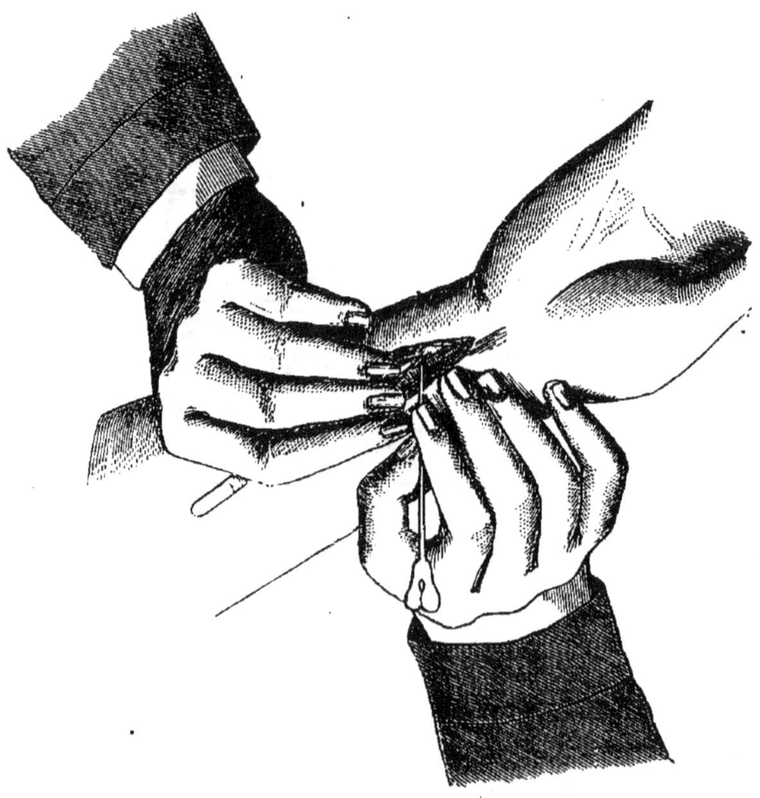

Fig. 11.

Position de la sonde cannelée pour dénuder l'artère.

par une seule veine, tandis que les petites, principalement au-dessous du coude et du genou, sont situées entre deux veines collatérales. Par conséquent, toutes les fois que vous apercevrez trois vaisseaux parallèles, vous saurez que celui du milieu est une artère.

L'*artère* a une couleur blanc rosé caractéristique, un peu jaunâtre si elle est volumineuse. Elle forme sur la sonde cannelée un ruban d'une certaine épaisseur, à surface homogène, sans stries longitudinales, à bords arrondis, dont on constate facilement l'élasticité, et qui change peu de forme sous l'influence de la traction. En la saisissant entre les doigts et en faisant glisser l'une sur l'autre ses deux parois, on se rend parfaitement compte de la sensation d'un cordon creux.

La *veine* a une couleur bleuâtre, ou lie de vin ; elle est souvent distendue par le sang veineux (car il ne faut pas oublier qu'après la mort les artères sont généralement vides et que les veines sont distendues par le sang). La veine, soulevée avec la sonde cannelée, offre l'aspect d'un ruban très mince, peu élastique et se rapetissant sous l'influence de la traction. En la prenant entre les doigts, on sent, comme pour l'artère, que l'organe est pourvu d'une cavité.

Lorsque les vaisseaux sont petits, et ceci s'observe surtout pour les vaisseaux pédieux, il n'est pas rare de voir les veines acquérir une épaisseur au moins égale à celle des artères. Il est même assez fréquent de voir l'artère pleine d'un sang bleuâtre, les veines étant en partie vides. En prenant celui des vaisseaux qui est situé entre les deux autres, on évite toute erreur.

Ces caractères distinctifs s'appliquent aux vaisseaux du cadavre. Sur le vivant, les battements de l'artère mettent à l'abri des causes d'erreur.

Le *nerf*, sur le cadavre, est blanc et dépourvu d'élasticité. Pris sur la sonde cannelée et examiné de près, il présente des stries longitudinales correspondant aux faisceaux de fibres nerveuses. Pressé entre les doigts, il donne la sensation d'un cordon plein.

DEUXIÈME LEÇON

Messieurs, nous avons étudié ensemble la ligne d'opération, l'incision de la peau, celle de l'aponévrose, la recherche du faisceau vasculo-nerveux au moyen des points de repère, et la découverte de l'artère. Je vous ai montré ces divers temps en pratiquant sur un sujet la ligature de l'artère fémorale, prise pour exemple au niveau de l'anneau du grand adducteur. Continuons aujourd'hui par le cinquième temps.

Cinquième temps. — **Isolement et dénudation de l'artère.**

Lorsque vous aurez reconnu l'artère, vous la dénuderez de la façon suivante :

Avec la pince, tenue de la main gauche, vous saisirez délicatement le tissu cellulaire qui entoure immédiatement l'artère et vous en soulèverez un pli. Avec le bec de la sonde cannelée, tenue solidement, le médius étant placé tout près du bec pour lui donner de la force et l'empêcher de fléchir, vous déchirerez le pli de tissu cellulaire soulevé par la pince, en le repoussant en haut et en bas. Le mouvement de la sonde cannelée, lorsque vous dénudez les artères, doit toujours avoir lieu dans le sens de la longueur du vaisseau, et il doit être accompli avec une certaine force. Si vous vous contentez de tenir la sonde cannelée vers sa partie moyenne et de gratter légèrement l'enveloppe celluleuse de l'artère, vous ne parviendrez pas à dénuder le vaisseau.

Aspect de l'artère dénudée. — Lorsqu'une artère est dénudée, elle se présente avec une surface lisse, humide, régulière, tandis que sa surface est tomenteuse, un peu irrégulière, lorsqu'elle est encore revêtue de son enveloppe celluleuse. Au-dessus et au-dessous du point dénudé, on aperçoit les débris de l'enveloppe celluleuse déchirée.

Étendue de la dénudation. — Il est important de n'opérer la dénudation de l'artère que dans une étendue très restreinte, un demi-centimètre à un centimètre au plus, parce que les parois artérielles reçoivent leurs vaisseaux nourriciers, *vasa vasorum*, de l'enveloppe celluleuse, et que toute l'étendue de la paroi artérielle dénudée et privée de vaisseaux se mortifierait, comme cela se produit pour les autres tissus.

De l'enveloppe celluleuse des artères. — Lorsque vous aurez découvert le faisceau vasculo-nerveux, vous n'oublierez pas que vous êtes séparé du sang artériel par cinq couches dont deux sont divisées, les trois autres formant les tuniques propres de l'artère.

La première couche est l'enveloppe celluleuse ou cellulo-fibreuse du faisceau vasculaire ou vasculo-nerveux.

La deuxième en est tout à fait distincte et, à mon

avis, les auteurs n'insistent pas assez sur l'indépendance qui existe entre elle et l'enveloppe totale du faisceau vasculaire ou vasculo-nerveux. Cette deuxième couche est l'*enveloppe celluleuse* des artères, mais elle ne fait pas partie de la paroi artérielle proprement dite. L'enveloppe celluleuse sépare l'artère des veines et renferme les vaisseaux qui fournissent les *vasa vasorum* des artères. Lorsque vous voulez dénuder une artère, c'est la couche celluleuse que vous déchirez, et vous n'atteignez pas les parois artérielles. Ces dernières sont formées de trois tuniques superposées et presque confondues.

SIXIÈME TEMPS. — **Passage du fil et ligature.**

L'artère étant dénudée, vous passerez la sonde cannelée au-dessous d'elle : cela s'appelle *charger* l'artère.

Introduire la sonde entre l'artère et les organes les plus importants. — Il n'est pas indifférent d'introduire la sonde cannelée ou l'aiguille d'un côté ou de l'autre de l'artère. Vous la ferez passer sur le côté de l'artère en rapport avec les organes, veines et nerfs, les plus importants. On prend cette précaution pour éviter que le bec de la sonde ne blesse les veineset les nerfs en sortant après avoir passé au-dessous de l'artère. Dans la ligature de la partie supérieure de l'artère fémorale, vous risquez de blesser la veine si vous passez la sonde cannelée du dehors en dedans, tandis que vous n'aurez pas cet accident à redouter si vous la dirigez de dedans en dehors.

Passer l'aiguille chargée d'un fil. — Si vous voulez poser la ligature, vous faites passer au-dessous de l'artère, et en prenant les mêmes précautions, une aiguille de Cooper ou une aiguille de Deschamps pourvue d'un fil.

L'aiguille de Deschamps offre plus de commodité pour les artères profondément situées, comme les iliaques.

Du fil. Catgut. — Le fil doit être ciré et très résistant. Comme il produit dans les plaies les fâcheux effets d'un corps étranger, et qu'il est une cause de suppuration, on tend aujourd'hui à le remplacer par des fils formés de matières organiques, et en particulier de boyaux de chat, *catgut*, ou d'autres animaux. Ces derniers ont l'avantage d'être résorbés et l'organisme ne les considère pas comme des corps étrangers.

Retirer l'aiguille. — Vous saisissez ensuite de la main gauche le fil au niveau du chas de l'aiguille que vous retirez. Prenant alors avec les deux mains les deux extrémités du fil, vous en formez une anse que vous faites remonter jusqu'à la partie la plus élevée du point de l'artère qui a été dénudé. Les deux extrémités du fil étant relâchées pour éviter les tiraillements de l'artère, vous faites un nœud que vous serrez avec précaution, mais sans faire subir le moindre ébranlement au vaisseau. Vous agissez de même pour lier une artère béante à la surface d'une plaie ou dans son trajet.

Faire le nœud. — Il s'agit maintenant de terminer le nœud sans exercer de tiraillements sur l'artère.

Pour cela, vous enroulez les extrémités du fil autour

d'un ou de plusieurs des derniers doigts de chaque main, et vous portez l'extrémité des deux index ou des deux pouces de chaque côté du nœud, tout contre l'artère, un sur chaque chef du fil. Vous serrez alors le fil qui se réfléchit sur les doigts comme sur deux poulies, et vous opérez la constriction sans faire éprouver à l'artère aucune espèce de déplacement (fig. 33).

Cette constriction doit être énergique, jusqu'à un certain degré cependant. Si l'artère n'est pas des plus petites, vous aurez conscience de la rupture des deux tuniques internes : c'est à ce moment qu'il faut cesser la constriction.

Pour donner plus de solidité à la ligature, on fait ordinairement un second nœud, en prenant les mêmes précautions et en le faisant dans le même sens que le premier. On coupe ensuite l'un des chefs du fil près de l'artère pour n'en avoir qu'un dans la plaie.

Résumé du manuel opératoire des ligatures.

En résumé, vous voyez que la ligature d'une artère se compose de *six temps*, de six étapes, de six phases ou périodes distinctes dans le manuel opératoire. 1° Dans le *premier temps*, vous *tracez la ligne d'opération ;* 2° dans le *deuxième temps*, vous *incisez la peau et le tissu cellulaire* inclusivement ; 3° dans le *troisième temps*, vous *incisez l'aponévrose* en vous servant toujours de la sonde cannelée par mesure de prudence ; 4° dans le *quatrième temps*, vous *recherchez les points de repère* qui doivent vous conduire fatalement sur le faisceau vasculo-nerveux,

vous *déchirez la gaîne fibro-celluleuse* qui entoure ce faisceau et vous reconnaissez l'artère ; 5° dans le *cinquième
temps*, vous pincez la gaîne celluleuse qui entoure l'artère, et vous *dénudez* le vaisseau en déchirant cette
gaîne dans une étendue d'un demi-centimètre à un
centimètre ; 6° dans le *sixième temps*, vous *chargez l'artère* en introduisant la sonde cannelée, ou l'aiguille
chargée du fil, entre l'artère et l'organe voisin le plus
important.

Ligature des artères dans les plaies d'amputation. —
Messieurs, je vous ai décrit le manuel opératoire des
ligatures des artères dans leur continuité ; je dois vous
dire quelques mots de la ligature à la surface des plaies
d'amputation. Ici, vous n'aurez plus d'artères à découvrir et à dénuder. Le rôle du chirurgien se borne à
saisir avec la pince les extrémités des artères divisées ;
celui de l'aide, un peu moins simple, consiste à lier le
vaisseau. Si le sang est fourni par plusieurs artères, on
peut en pincer provisoirement le bout avec les pinces
hémostatiques, sauf à les lier plus tard, au moment de
faire le pansement.

Il est facile d'apercevoir et d'isoler l'extrémité divisée de l'artère, l'opérateur la saisit, sinon il pince en
même temps les parties molles voisines. S'il ne réussit
pas avec les pinces, il saisit avec un ténaculum le point
de la plaie qui fournit le jet de sang.

L'aide passe le fil autour de la pince et fait un premier nœud qu'il serre après l'avoir fait descendre au-
dessous des mors de la pince. Il faut éviter de serrer le
fil sur la pince. On fait ensuite un second nœud, mais

en ayant bien soin de ne pas tirailler l'artère, qui échapperait inévitablement. Si la pince serre l'artère avec les parties molles, ou si on a saisi celles-ci avec un ténaculum, l'aide doit serrer d'un seul coup toutes les parties maintenues par l'instrument. On coupe ensuite l'un des bouts du fil, et celui qui reste est maintenu hors de la plaie au-dessous des pièces de pansement.

DÉTAILS COMPLÉMENTAIRES DE LA LIGATURE.

Je vous ai décrit minutieusement le manuel opératoire de la ligature. Il m'est impossible de quitter ce sujet sans vous parler : 1° de la manière dont agit le fil constricteur sur le vaisseau ; 2° du mécanisme de l'oblitération de l'artère ; 3° de la chute de la ligature ; 4° du point des artères où l'on doit éviter d'appliquer les ligatures.

Action du fil constricteur.

Des trois tuniques des artères. — Les artères sont formées de trois tuniques superposées et intimement unies. La tunique externe ou adventice, formée de tissu cellulaire, est très résistante et se déchire difficilement. Elle peut à la rigueur être séparée de la tunique moyenne par la dissection. La tunique moyenne, musculaire et élastique, est friable comme la tunique interne, et son adhérence à cette dernière est tout à fait intime.

Les tuniques artérielles reçoivent des vaisseaux nourriciers, *vasa vasorum*, qui viennent des vaisseaux voisins ou de l'artère elle-même. Ces vaisseaux se répandent dans l'enveloppe celluleuse de l'artère avant de pénétrer dans l'épaisseur des tuniques artérielles. Arrivés

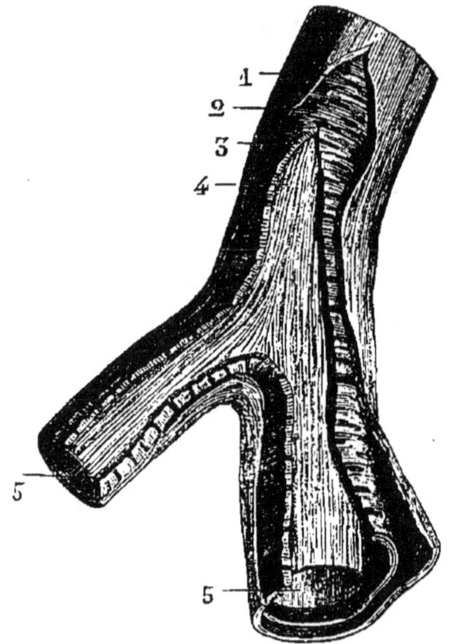

Fig. 12. — Artère avec ses trois tuniques.

1. Tunique externe celluleuse, résistante. — 2, 3. Tunique moyenne élastique et musculaire, friable. — 4. Tunique interne. — 5, 5. Deux branches avec leurs tuniques.

sur la paroi artérielle, ils y forment un réseau capillaire qui ne pénètre pas au delà de la tunique moyenne. Encore celle-ci n'est-elle point vasculaire dans ses couches les plus profondes.

Lorsque le fil constricteur presse avec force une artère d'un certain volume, les mains qui tiennent le fil éprouvent quelquefois une légère sensation de résistance vaincue qui indique la division, la section des tuniques moyenne et interne. Mais la tunique externe résiste sous le fil.

Action du fil comparable à celle de l'écraseur. — Le fil de la ligature agit de la même manière que la chaîne de l'écraseur linéaire qui, par pression, broie et divise les tuniques moyenne et interne des artères, bien avant la tunique externe. Celle-ci, beaucoup moins friable que les deux autres, se laisse broyer plus longtemps avant de se diviser, de sorte que l'écrasement des vaisseaux dans les tissus agit comme si on faisait la ligature isolée de chaque vaisseau. C'est ce qui vous explique l'absence presque absolue d'hémorrhagie après l'ablation des tumeurs par l'écraseur linéaire.

Renversement des tuniques divisées. — Au moment où les deux tuniques profondes de l'artère se trouvent divisées, elles se renversent dans l'intérieur du vaisseau en vertu de leur élasticité, de sorte que la surface de section de ces tuniques se retourne pour ainsi dire, et regarde dans la direction du cœur.

Telle est l'action du fil à ligature.

Mécanisme de l'oblitération de l'artère.

Effet immédiat de la ligature sur le membre. — Lorsque l'artère d'un membre a été liée, celui-ci se refroidit. En même temps il présente de la pâleur, et les battements artériels ont disparu au-dessous de la ligature. Il y a aussi de l'engourdissement et une sorte de paresse due au défaut d'action du sang oxygéné sur les nerfs.

Mais peu à peu l'effort du sang presse sur les parois des collatérales nées au-dessus de la ligature et les distend insensiblement, de sorte qu'au bout d'un temps assez court les anastomoses vasculaires des branches nées au-dessus et au-dessous de la ligature rétablissent la circulation dans le membre.

Formation des caillots fibrineux dans les vaisseaux. — A l'état normal, le sang circule dans les vaisseaux sans qu'il se forme la moindre coagulation ; mais si, par suite d'un état pathologique, il se produit, à la surface interne des vaisseaux, des aspérités, des irrégularités, des concrétions calcaires, etc., on voit aussitôt la fibrine du sang se coaguler et se fixer sur ces points, où elle constitue un *caillot fibrineux*. Telle est l'origine des embolus, des oblitérations dans les artères athéromateuses, des embolies et d'un grand nombre d'infarctus.

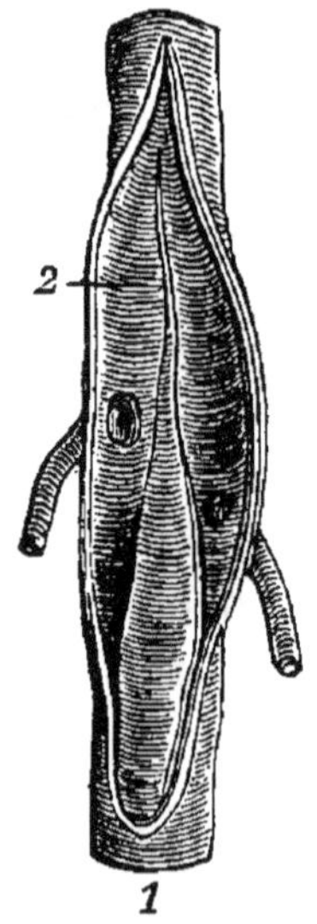

Fig. 13. — Caillot fibrineux en forme de cône après une ligature.

1. Base. — 2. Sommet.

Caillot fibrineux de l'artère. — L'extrémité divisée et renversée des tuniques profondes de l'artère est en contact avec le liquide sanguin qui vient heurter à chaque contraction du cœur le cul-de-sac formé par la ligature. Le sang, au contact des aspérités que lui offrent les tuniques divisées et renversées du côté du cœur, laisse déposer sa fibrine, qui s'attache à ces mêmes aspérités, molécule par molécule, de manière à former un caillot fibrineux.

Le sommet du caillot regarde du côté du cœur. — Le caillot augmente insensiblement du côté du cœur, et il affecte la forme d'un cône dont la base correspond à la ligature, et dont le sommet, effilé, est dirigé vers le cœur (fig. 13).

Le cône fibrineux augmente insensiblement en largeur et en longueur. La surface finit par arriver au contact de la surface interne de la paroi artérielle, pendant que son sommet s'éloigne toujours du point de la ligature jusqu'à la rencontre d'une branche collatérale d'un certain volume.

Transformation en bouchon fibreux. — Au bout d'un certain temps, le caillot *s'organise*, c'est-à-dire que sa surface devient de plus en plus adhérente à la paroi artérielle, dont les *vasa vasorum* pénètrent dans l'épaisseur du caillot, en même temps que des éléments anatomiques nouveaux, corps fibro-plastiques et fibres de tissu conjonctif, se développent dans son épaisseur.

A ce moment, le caillot fibrineux est déjà transformé en bouchon fibreux. Celui-ci ne fait qu'un organe avec les parois de l'artère et sa gaîne celluleuse, d'où procèdent les *vasa vasorum*. C'est donc, au bout d'un certain temps, la réunion de ces quatre parties, gaîne celluleuse de l'artère, parois artérielles, caillot fibrineux et *vasa vasorum*, qui forment le bouchon obturateur de l'extrémité de l'artère.

Le caillot s'amincit insensiblement, et, au bout d'un certain temps, il finit par se détruire et se confondre avec le tissu cellulaire du voisinage (fig. 14).

Le voisinage d'une collatérale d'un certain volume empêche l'adhérence du caillot à la surface interne du vaisseau.

Après la ligature, les branches collatérales se dilatent et le sang est porté au delà de la ligature par les anastomoses de ces branches avec celles qui naissent au-dessous de la ligature. Il se développe, comme on dit, une circulation collatérale (fig. 15).

Longueur du bouchon obturateur. — La longueur du bouchon obturateur est très variable. Il est quelquefois si court qu'il cède à l'effort d'une contraction du cœur, et que

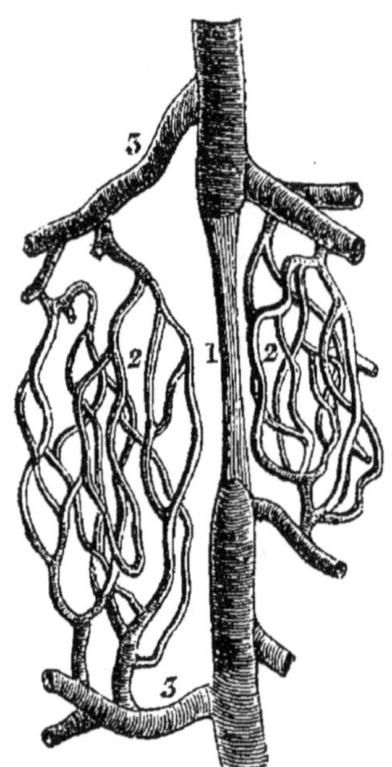

Fig. 14. — Artère fémorale trois mois après la ligature, sur un chien, d'après Porta.

1. Tissu fibreux résultant de la transformation du caillot. — 2, 2. Anastomoses capillaires entre les collatérales 3, 3.

le sang s'échappe par torrents de l'extrémité de l'artère, *hémorrhagie consécutive.* Dans d'autres circonstances il offre plus de dix centimètres de longueur. La différence de longueur tient uniquement à la présence des collatérales d'un certain volume.

Influence des collatérales sur la longueur du caillot. — Si vous portez une ligature sur l'artère fémorale, par exemple, au-dessous de l'arcade crurale, vous obtiendrez un caillot trop court, qui n'atteindra pas en haut l'épigastrique. Si, au contraire, vous liez l'artère fémorale au sommet du triangle de Scarpa, vous obtiendrez un caillot très long qui remontera jusqu'à l'origine de la fémorale profonde. Voilà pourquoi la première de ces opérations est mauvaise et peu pratiquée sur le vivant, tandis que la seconde donne d'excellents résultats.

Vous comprenez que l'obstacle à l'extension du caillot au-dessus d'une collatérale n'est autre chose que la force du courant sanguin qui passe du tronc artériel dans la branche collatérale.

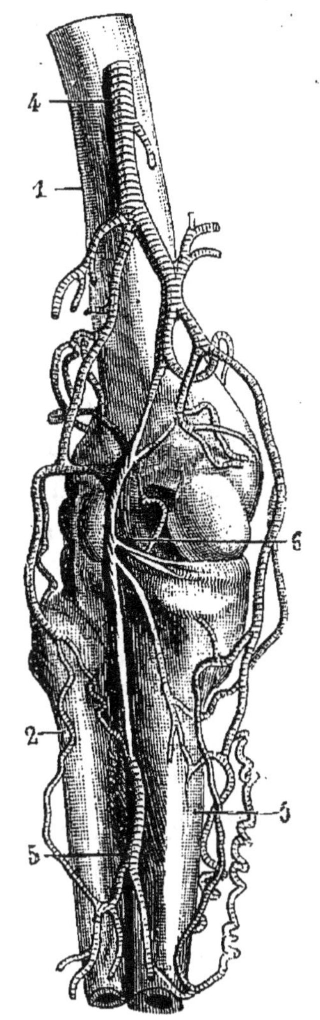

Fig. 15. — Circulation collatérale consécutive à la ligature de l'artère poplitée par anévrysme.

1, 2, 3. Os du membre inférieur. — 4. Artère fémorale. — 5. Artère tibiale postérieure. — 6. Artère poplitée, oblitérée et transformée en cordon fibreux.

Pour favoriser la formation du caillot et se mettre autant que possible à l'abri d'une hémorrhagie consécutive, il faut, après l'opération, placer l'artère dans le relâchement par la position demi-fléchie du membre et par le repos absolu, celui-ci étant obtenu, si c'est nécessaire, au moyen d'un appareil inamovible.

Chute de la ligature.

Je vous ai déjà dit que les fils de catgut sont résorbés ; ils peuvent donc ne pas tomber. Mais lorsque la ligature a été faite au moyen d'un fil ciré ordinaire, le fil tombe nécessairement au bout d'un temps variable, dont la durée a été étudiée spécialement par M. Notta, de Lisieux. Sur une artère un peu volumineuse, comme la fémorale, la chute du fil a lieu du treizième au seizième jour. Elle sera plus précoce sur une artère de petit volume, et plus tardive sur un gros tronc artériel.

La dénudation incomplète de l'artère retarde la chute du fil. — Pour que le fil à ligature tombe dans le délai voulu, il faut, ne l'oubliez pas, que l'artère ait été dénudée conformément aux règles que je vous ai tracées plus haut. Mais si votre fil a serré la gaîne celluleuse de l'artère en même temps que ses trois tuniques, celles-ci, recevant leurs vasa vasorum de cette tunique celluleuse, continuent à vivre, et la chute du fil se trouve retardée, non seulement de plusieurs jours, mais de plusieurs semaines et même de mois entiers.

Point des artères où ne doivent pas être appliquées les ligatures.

En traitant des ligatures en particulier, je vous dirai où vous devez lier et ne pas lier. Pour le moment, je me contente de formuler une proposition générale qui découle de ce que je viens d'énoncer : *Il ne faut jamais appliquer une ligature dans le voisinage d'une collatérale de quelque importance.* Il s'agit ici, bien entendu, des collatérales situées entre la ligature et le cœur. Cependant, il est bon de s'éloigner aussi des collatérales situées de l'autre côté de la ligature, car il se forme également un caillot de ce côté.

En terminant, j'ajoute que ces considérations générales, relatives au caillot et aux collatérales, ne s'appliqueront qu'aux artères d'un certain volume et qu'on peut ne pas en tenir compte pour les petites artères.

Remarque. — Il est des régions où il est à peu près impossible de pratiquer une ligature à une certaine distance des collatérales. C'est ce qui a lieu pour la carotide externe. Dans ce cas, il est souvent nécessaire de supprimer par une ligature une ou deux des collatérales de ces vaisseaux pour obtenir un caillot suffisamment long.

Je commencerai demain la description des ligatures en particulier, et nous étudierons successivement celles du membre inférieur, du membre supérieur, du tronc, de la tête et du cou.

TROISIÈME LEÇON

DES LIGATURES EN PARTICULIER

A. -- LIGATURE DES ARTÈRES DU MEMBRE INFÉRIEUR.

I. — **Ligature de l'artère pédieuse** (fig. 17).

Cette artère repose sur le squelette du pied ; elle est recouverte dans sa moitié antérieure par le bord interne du muscle pédieux qui la croise ; elle est séparée de la peau par deux aponévroses ; le tendon de l'extenseur propre du gros orteil est situé à un centimètre en dedans.

Premier temps. — Tracez la *ligne d'opération* depuis le milieu de l'espace intermalléolaire, jusqu'à l'extrémité postérieure du premier espace interosseux.

Deuxième temps. — Sur cette ligne, faites une incision de *quatre centimètres*, plus rapprochée de son extrémité antérieure (incision ménagée, pour éviter la blessure des veines sous-cutanées et du nerf musculocutané que vous écarterez si vous les rencontrez). Continuez à inciser le tissu cellulaire sous-cutané jusqu'à l'aponévrose.

Troisième temps. — Incisez une première aponévrose sur la sonde cannelée, vous serez souvent obligé d'en inciser un deuxième avant de trouver le point de repère.

Quatrième temps. — Recherchez le bord interne du muscle *pédieux*, *point de repère*, que vous reconnaîtrez à sa direction oblique en avant et en dedans, et à sa *couleur rouge ou rosée* (c'est le seul organe de la région qui possède cette couleur).

Soulevez le bord du muscle pendant qu'un aide étend les orteils et fléchit le pied pour relâcher tous les muscles et tendons dorsaux. Le bord du muscle étant soulevé, vous apercevrez les vaisseaux et vous les reconnaîtrez à la présence d'une ou de deux lignes bleuâtres.

Déchirez avec la sonde cannelée le feuillet fibreux qui recouvre ces vaisseaux, l'artère est située entre deux veines. Le nerf tibial antérieur est situé en dedans et dirigé parallèlement à

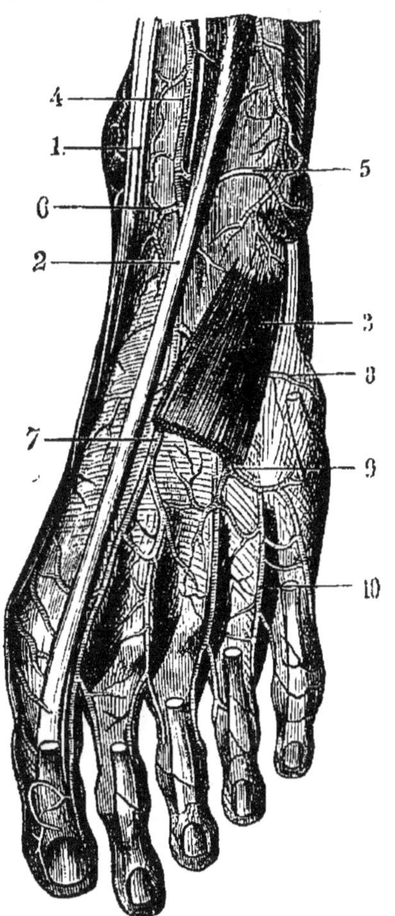

Fig. 16. — Artère pédieuse.

1. Jambier antérieur. — 2. Extenseur propre du gros orteil. — 3. Pédieux. — 4. Artère tibiale antérieure. — 5, 6. Malléolaires. — 7. Pédieuse. — 8, 9, 10. Ses branches.

l'artère. Il arrive, chez l'homme principalement, que les vaisseaux sont fixés sur le squelette par une aponévrose solide que vous serez obligé de diviser avec le bistouri sur la sonde cannelée.

Cinquième temps. — Saisissez la gaîne celluleuse de l'artère, que vous dénuderez dans une étendue d'un demi-centimètre.

Sixième temps. — Chargez l'artère de dedans en dehors.

Remarque. — Lorsqu'il y a anomalie de la pédieuse, cette artère naît souvent de la péronière antérieure et descend obliquement en avant et en dedans jusqu'à la partie postérieure du premier espace interosseux qu'elle traverse comme l'artère normale. On sera donc à peu près certain de la rencontrer là lorsqu'on ne l'aura pas trouvée à sa place ordinaire. C'est pour cette raison que je recommande de faire l'incision vers la partie antérieure de la ligne d'opération, près de l'espace interosseux.

II. — Ligature de l'artère tibiale antérieure.

Dans ses deux tiers supérieurs, l'artère, profondément située, est couchée sur le ligament interosseux ; dans son tiers inférieur, elle repose sur la face externe du tibia. Elle côtoie le bord externe du jambier antérieur dans toute son étendue, en dedans de l'extenseur commun des orteils en haut et de l'extenseur propre du gros orteil en bas.

On peut lier cette artère dans tous les points de son étendue.

1° *A la partie inférieure de la jambe* (fig. 17).

Premier temps. — Tirez une ligne *du tubercule du*

jambier antérieur (tu-
bercule de Gerdy) *jus-
qu'au milieu de l'espace
qui sépare les deux mal-
léoles.*

Deuxième temps. —
Sur le trajet de cette
ligne faites une incision
de *six centimètres*, qui
descendra jusqu'à trois
ou quatre centimètres
au-dessus du ligament
annulaire antérieur du
tarse.

Troisième temps. — Di-

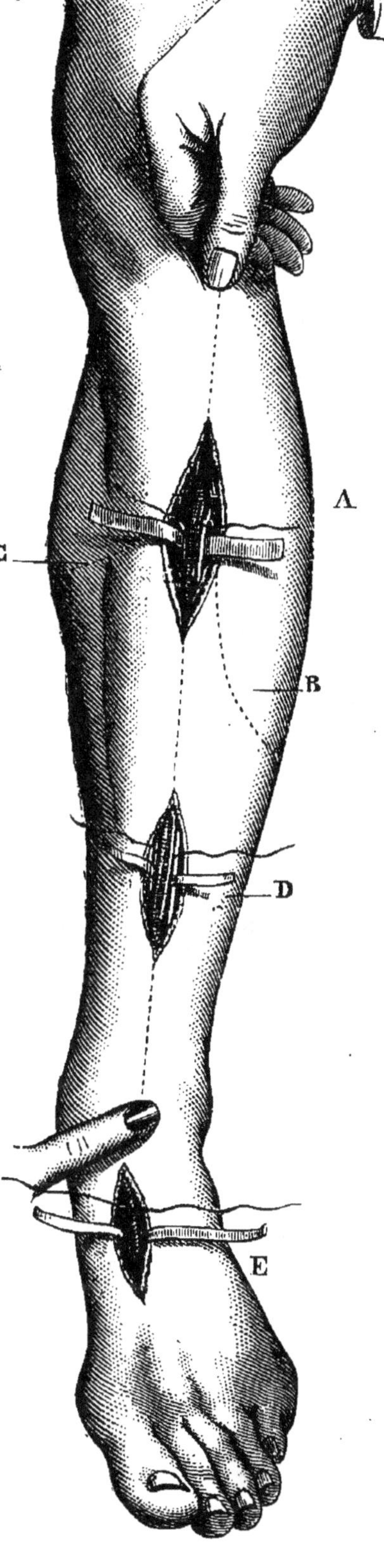

Fig. 17. — Ligatures de la tibiale antérieure et de la
pédieuse ; un fil est passé
sous l'artère.

A. Ligature de la tibiale antérieure au tiers supérieur : on
voit le nerf tibial antérieur en
dehors de l'artère ; les crochets
écartent le jambier antérieur et
l'extenseur commun des orteils.

B. Tracé du lambeau externe dans
l'amputation de la jambe.

C. Incision interne, après la formation du lambeau.

D. Ligature de la tibiale antérieure
à la partie inférieure : le crochet
du côté interne tire le jambier
antérieur ; l'autre écarte l'extenseur propre du gros orteil.

E. Ligature de la pédieuse : on
voit le bord interne du muscle
pédieux qui recouvre la partie
antérieure de l'artère.

visez l'aponévrose dans la même étendue avec ou sans la sonde cannelée.

Quatrième temps. — Le pied étant fléchi pour relâcher les muscles, cherchez le *point de repère :* c'est le tendon du *jambier antérieur*, tendon volumineux, situé au-dessous de la lèvre interne de l'incision de l'aponévrose, seul tendon entre l'incision et le tibia, le plus gros de la région.

Pénétrez avec la pince et la sonde cannelée entre le bord externe de ce tendon et celui de l'extenseur propre du gros orteil : vous apercevrez un autre point de repère, le *nerf tibial antérieur*, situé en avant et en dedans des vaisseaux.

Explorez minutieusement, *avec les yeux*, le tissu cellulaire situé entre l'extenseur propre et le jambier antérieur : vous découvrirez trois vaisseaux appliqués contre l'os.

Cinquième temps. — Saisissez celui du milieu ; c'est l'artère. Dénudez-la avec soin, ce qui n'offre aucune difficulté.

Sixième temps. — Chargez l'artère de dedans en dehors.

Remarque. — Le faisceau vasculo-nerveux est entouré d'un tissu cellulaire très lâche, ce qui simplifie le quatrième temps, mais rend quelquefois aussi la ligature laborieuse, parce que les vaisseaux fuient sous la sonde cannelée et se cachent sous les muscles.

2° *A la partie supérieure de la jambe* (fig. 17).

Premier temps. — Sur le trajet de la *ligne d'opération*

indiquée plus haut, et à cinq ou six centimètres au-dessous du tubercule de Gerdy, faites une incision de *sept centimètres* sur une jambe grêle, et de *dix centimètres* sur un membre volumineux. Incisez ensuite le tissu cellulaire jusqu'à l'aponévrose, qui est blanche et résistante.

Deuxième temps. —Incisez l'aponévrose dans la même étendue. Si votre incision suit la direction de la ligne qui réunit le tubercule de Gerdy au milieu de l'espace intermalléolaire, vous êtes certains de tomber sur l'interstice musculaire au fond duquel se trouve l'artère.

L'aponévrose étant incisée en long, son épaisseur et sa résistance s'opposent à l'écartement des deux lèvres de l'incision. C'est pour cette raison qu'on conseille justement de faire une incision transversale des deux lèvres dans une étendue de deux centimètres environ de chaque côté, en évitant de blesser la peau et en soulevant l'aponévrose sur la sonde cannelée.

Troisième temps. — L'incision cruciale de l'aponévrose étant achevée, recherchez l'*interstice* qui sépare le jambier antérieur de l'extenseur commun des orteils. Voici comment vous trouverez ce *point de repère :* appuyez légèrement la pulpe du médius sur la face antérieure du jambier antérieur au-dessous de l'aponévrose, le plus près possible du tibia ; frottez avec douceur la surface de ce muscle en vous rapprochant petit à petit de l'extenseur commun. En combinant avec soin et intelligence cette douce pression avec la translation insensible du doigt vers le côté externe, le doigt s'enfoncera de lui-même, pour ainsi dire, dans

3.

l'interstice, juste sur le trajet de la ligne d'opération, à 2 ou 3 centimètres de la crête du tibia, selon le volume du muscle.

Il est inutile de rechercher cet interstice avec la sonde cannelée, vous vous tromperiez dans la majorité des cas.

Cet interstice n'est jamais graisseux, quoi qu'en dise Farabeuf, mal servi probablement par sa mémoire.

L'interstice trouvé, vous le parcourez avec le doigt d'un bout à l'autre de l'incision superficielle, et vous faites écarter le jambier antérieur en dedans et l'extenseur commun en dehors, non avec les pouces d'un aide, toujours fort gênants, mais avec deux écarteurs. Vous recommandez à l'aide qui tient les écarteurs de tirer les muscles un peu en avant, au lieu de presser sur ces organes, comme cela arrive aux aides inexpérimentés. En pressant sur les muscles, on fait refluer leur partie profonde vers les vaisseaux qu'ils cachent entièrement.

L'écartement des muscles est facilité par leur relâchement qu'on obtient en faisant fléchir le pied sur la jambe.

Tout à fait au fond de l'interstice musculaire vous apercevrez les vaisseaux accompagnés par le nerf tibial antérieur situé en dehors.

Quatrième temps. — Saisissez avec la pince la gaîne celluleuse de l'artère, située entre deux veines, souvent anastomosées par des branches transversales ; isolez l'artère et déchirez la gaîne celluleuse avec la sonde cannelée pour opérer la dénudation, la plus courte possible. (Ces vaisseaux sont entourés d'un tissu cellulaire lâche et non d'une membrane fibreuse.)

Cinquième temps. — Chargez l'artère de dehors en dedans, puisque le nerf est externe. A cause de la profondeur de l'artère, il vaut toujours mieux se servir d'une aiguille de Cooper ou de Deschamps, même sur le cadavre.

Remarque. — La seule erreur possible, c'est de glisser profondément entre l'extenseur commun des orteils et l'extenseur propre du gros orteil. Vous éviterez cet écueil en vous tenant toujours sur la face externe du jambier et en suivant attentivement de l'œil les divers instruments dont vous vous servirez pendant l'opération. Cette erreur ne peut se produire que chez les sujets dont l'extenseur propre monte très haut. Généralement, il n'existe au fond de l'interstice que le sommet effilé de ce muscle. Si vous vous conformez aux règles précédentes, on ne saurait vous excuser de tomber dans l'interstice qui sépare l'extenseur commun du long péronier latéral.

Voici encore un moyen de reconnaître si l'on est bien dans le bon interstice : en écartant les muscles, examinez avec soin leurs surfaces contiguës, vous y verrez presque toujours de petits vaisseaux allant d'arrière en avant ; ces vaisseaux viennent certainement des vaisseaux tibiaux antérieurs ; en les suivant vous rencontrerez l'artère que vous cherchez.

III. — Ligature de l'artère tibiale postérieure.

En bas, l'artère est située à égale distance du tendon d'Achille et de la malléole interne, plus près de cette dernière. Elle est recouverte par l'aponévrose jambière qui l'applique contre les tendons contenus dans la gouttière de la malléole interne. Deux veines l'accompagnent; le nerf est au côté externe.

En haut, elle recouvre les muscles profonds de la jambe (jambier postérieur et fléchisseur commun des orteils). Elle est séparée du soléaire, qui la recouvre, par un feuillet aponévrotique. Deux veines l'accompagnent. Le nerf est au côté externe.

1° A la partie inférieure de la jambe (fig. 19).

Premier temps. — La *ligne d'opération* est une ligne verticale située à égale distance de la malléole interne et du tendon d'Achille. Il y a avantage à la rapprocher un peu de la malléole.

Deuxième temps. — Le membre doit être convenablement disposé, la jambe fléchie sur la cuisse, la cuisse dans l'abduction et la rotation en dehors, comme pour la ligature de la fémorale. (Dans cette position, le talon du côté du membre opéré doit être placé contre le genou du côté opposé.)

Incisez verticalement la peau dans une étendue de *quatre à cinq centimètres*. (Il est inutile de faire une incision courbe, embrassant le bord postérieur de la malléole, ainsi que le faisaient autrefois quelques chirurgiens.) Écartant ensuite les lèvres de l'incision cutanée avec le pouce et l'index de la main gauche, continuez à diviser le tissu cellulaire jusqu'à une aponévrose blanche et résistante, à fibres transversales prédominantes.

Troisième temps. — Incisez avec prudence l'aponévrose dans la même étendue, et pour cela faites-y une boutonnière, en dédolant, avant de faire glisser la sonde cannelée sous la membrane fibreuse (voyez les généralités).

Quatrième temps. — Avec la pince tenue de

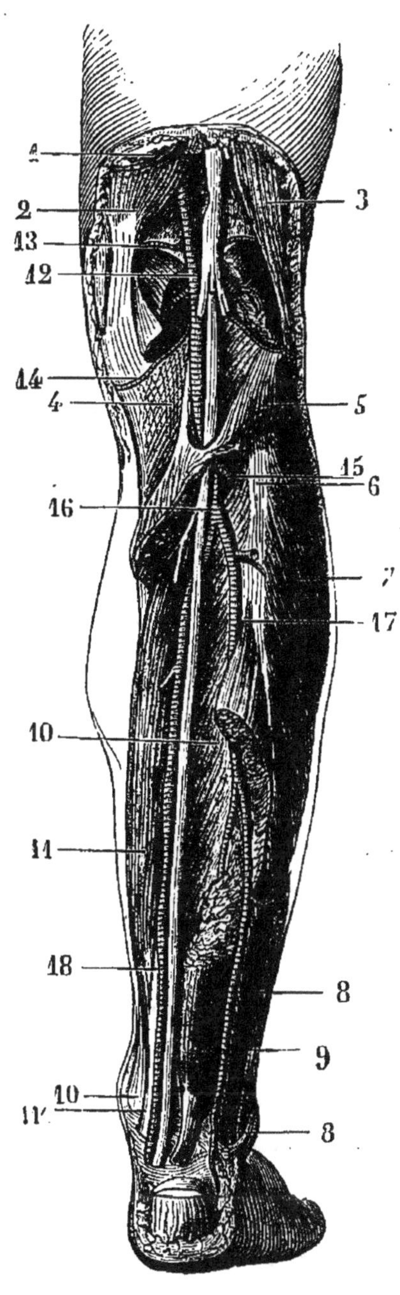

Fig. 18. — Artères poplitée, tibiale postérieure et péronière.

1, 2, 3. Muscles de la cuisse.
4. Poplité.
5. Coupe du soléaire.
6. Péroné.
7. Long péronier latéral.
8. Court péronier.
9. Fléchisseur propre du gros orteil.
10. Jambier postérieur.
11. Fléchisseur commun des orteils.
12 Artère poplitée.
13, 14. Artères articulaires internes.
15. Origine de la tibiale antérieure.
16. Tronc tibio-péronier.
17. Péronière.
18. Tibiale postérieure.

la main gauche, soulevez le bord gauche de l'incision aponévrotique et écartez l'autre avec la sonde cannelée. Vous apercevez aussitôt une ou deux lignes bleuâtres ; c'est le faisceau vasculo-nerveux.

Cinquième temps. — Déchirez le tissu cellulaire lâche qui le recouvre, saisissez avec la pince la gaîne cellulaire du vaisseau du milieu, c'est-à-dire de l'artère, isolez-le et dénudez-le en déchirant sa gaîne avec la sonde cannelée dans une étendue d'un demi centimètre ou un centimètre.

Sixième temps. — Chargez l'artère de dehors en dedans.

Remarque. — Il n'est pas rare de voir les élèves manquer cette artère et la chercher dans le tissu cellulaire sous-cutané, beaucoup en dehors du point où elle se trouve. Vous éviterez cette faute en suivant ce conseil : *Il faut inciser la peau et l'aponévrose d'arrière en avant et non de dedans en dehors, comme si vous vouliez aller chercher les tendons contenus dans la gouttière de la malléole interne.* N'oubliez pas que le tissu sous-cutané est quelquefois épais dans cette région. L'aponévrose est épaisse et il arrive souvent qu'on croit l'avoir divisée, tandis qu'on n'a rencontré que des cloisons du tissu cellulaire sous-cutané. Vous n'avez pas besoin ici de point de repère. Les incisions étant faites d'après les règles ci-dessus, vous rencontrerez toujours les vaisseaux.

2° *A la partie supérieure de la jambe* (fig. 19).

Premier temps. — La jambe étant fléchie sur la

cuisse, celle-ci étant fléchie sur le bassin et portée dans l'abduction, tracez la *ligne d'opération*, ligne verticale située à trois centimètres en arrière du bord interne du tibia. (Il est indispensable de mettre la jambe en position avant de tracer la ligne d'opération, sans cette précaution on peut s'égarer.)

Deuxième temps. — Incisez la peau dans une étendue de *huit centimètres* (*dix* sur un membre volumineux), avec ménagement, à cause de la rencontre possible de la veine saphène interne et du nerf de même nom. Écartant les lèvres de l'incision avec l'index et le pouce de la main gauche, incisez le tissu cellulaire sous-cutané en faisant écarter la veine et le nerf saphène interne, si vous les avez rencontrés. L'extrémité supérieure de l'incision doit être séparée de la tubérosité interne du tibia par une étendue de six à sept centimètres.

Troisième temps. — Incisez l'aponévrose dans toute l'étendue de l'incision cutanée.

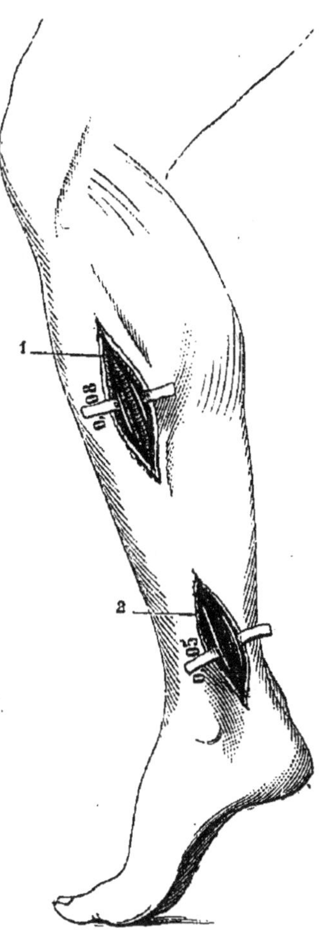

Fig. 19. —Ligature de la tibiale postérieure.

1. Au tiers supérieur de la jambe. — 2. Au tiers inférieur.

Quatrième temps. — Recherchez le *point de repère*, le bord interne du *jumeau interne*, que vous écarterez en dehors (c'est le seul bord musculaire que vous puissiez apercevoir). Ce muscle étant écarté, le fond de l'incision se trouve sur une couche musculaire uniforme : c'est le *soléaire*. Incisez de haut en bas, en portant le tranchant du bistouri du côté de la face postérieure du tibia, et couche par couche, insensiblement, jusqu'à ce que vous aperceviez une membrane blanche au-dessus des fibres charnues divisées. (Il est nécessaire que l'incision du soléaire ait la même étendue que celle de la peau ; c'est du reste une règle de donner toujours aux incisions profondes la même longueur que celle de l'incision cutanée.)

Faites un trou à cette membrane blanche, en dédolant et divisez-la sur la sonde cannelée. Cette membrane blanche est l'aponévrose profonde du soléaire qui résulte de l'épanouissement du tendon d'Achille.

Écartant ensuite successivement les deux bords de cette membrane divisée, vous apercevrez le faisceau vasculo-nerveux, presque toujours situé au-dessous du bord externe.

Cinquième temps. — Un aide écartant les deux lèvres de la plaie jusque dans les parties les plus profondes, prenez avec la pince la gaîne celluleuse de l'artère située entre deux veines, isolez l'artère, déchirez la gaîne celluleuse avec le bout de la sonde cannelée et opérez ainsi sa dénudation dans l'étendue d'un demi-centimètre à un centimètre.

Sixième temps. — Chargez l'artère de dehors en dedans.

Remarque. — Cette ligature est considérée à tort comme une des plus difficiles. Lorsque le membre est bien placé et l'incision faite dans la ligne d'opération, il est rare qu'on ne réussisse pas. Les élèves commettent souvent la faute d'inciser le soléaire obliquement en dehors, c'est-à-dire en dirigeant la pointe de l'instrument vers la table sur laquelle repose le membre. *Il faut tourner le tranchant vers la face postérieure du tibia* pour réussir.

Il vous arrivera quelquefois de ne point rencontrer l'artère au-dessous de l'aponévrose profonde du soléaire. Dans ce cas, il y aura presque toujours une mince couche musculaire adhérente à la face antérieure de cette aponévrose. Vous prendrez alors le bec de la sonde cannelée et vous écarterez ces fibres musculaires pour arriver sur le feuillet aponévrotique qui recouvre les muscles, les vaisseaux et le nerf. Vous continuerez ensuite l'opération comme il a été dit plus haut.

QUATRIÈME LEÇON

<hr>

IV. — Ligature de l'artère péronière.

Cette artère naît du tronc tibio-péronier au-dessous de
l'anneau du soléaire ; elle se porte ensuite en bas et en
dehors, en compagnie de deux veines interne et externe, et
elle pénètre entre le jambier postérieur et l'extenseur propre
du gros orteil, quelquefois dans l'épaisseur même de ce
dernier muscle. Aucun nerf ne l'accompagne ; elle est recouverte par le soléaire.

Vous aurez rarement l'occasion de faire cette opération sur le vivant ; c'est une opération d'amphithéâtre.

Premier temps. — Le malade étant couché sur le
côté sain, la jambe du côté à opérer étant légèrement
fléchie, tracez la *ligne d'opération*, ligne verticale unissant le bord postérieur de la malléole externe à la
partie postérieure du condyle externe du fémur.

Deuxième temps. — Sur la saillie du mollet, mais à sa
partie inférieure, incisez d'un seul coup la peau, dans
une étendue de huit centimètres (dix pour un membre
volumineux).

Troisième temps. — Divisez ensuite l'aponévrose dans
la même étendue (il n'y a ici aucun organe à ménager).

Quatrième temps. — Cherchez le bord externe du

jumeau externe (facile à trouver, parce qu'il ne peut être confondu avec aucun autre muscle). Rejetez-le en dedans; c'est le premier *point de repère*. Vous apercevrez alors le soléaire, second *point de repère*. Cherchez son bord externe adossé au long péronier latéral et faites-le écarter en dedans, sans le diviser. (Il faut éviter de diviser les muscles lorsque cette section n'est pas indispensable.)

Enfoncez le doigt entre le bord externe du soléaire et le long péronier, vous sentirez le bord externe du péroné, *troisième point de repère*.

Le soléaire étant tiré avec soin en dedans, vous apercevrez l'aponévrose qui recouvre les muscles profonds de la région postérieure de la jambe. (Quelquefois on est obligé de détruire les insertions du soléaire au péroné lorsqu'elles s'étendent plus bas que de coutume.)

Portez votre regard sur le bord interne du fléchisseur propre du gros orteil, vous y verrez peut-être les vaisseaux. S'ils n'y sont pas, déchirez le muscle en arrière du péroné, vous trouverez l'artère dans son épaisseur, ou bien, si vous avez fait l'incision assez haut, vous trouverez l'artère au moment où elle atteint la partie supérieure du muscle pour pénétrer dans son épaisseur. *Aucun nerf n'accompagne ces vaisseaux*, quoique M. Farabeuf dise (page 97) que le nerf est situé en dedans. Quel est donc ce nerf?

Le *cinquième* et le *sixième temps* se font ensuite naturellement.

V. — Ligature de l'artère poplitée (fig. 20).

Étendue du canal de Hunter à l'anneau du soléaire, l'artère poplitée est légèrement oblique en bas et en dehors

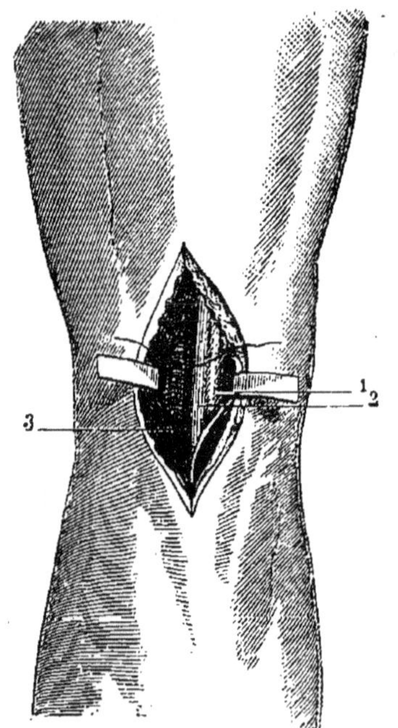

Fig. 20. — Ligature de l'artère poplitée (côté droit).

1. Nerf sciatique poplité interne. — 2. Veine poplitée. — 3. Artère poplitée.

dans sa moitié supérieure, et verticale dans sa moitié inférieure. Elle est profondément située, contre le fémur en haut et le muscle poplité en bas. La veine poplitée est adhérente à son côté postérieur et externe ; le nerf sciatique poplité interne est plus superficiel et plus externe que la veine. Ces trois organes sont plongés au milieu d'une quantité considérable de graisse dans la région dite *creux poplité*.

Premier temps. — Tracez la *ligne d'opération*, ligne verticale selon l'axe du membre, étendue du milieu du tendon d'Achille au milieu du bord inférieur du grand fessier. Le malade ou le cadavre doit être couché sur le ventre.

Deuxième temps. — Après avoir fléchi le genou et marqué la ligne de flexion, faites sur la peau une incision verticale de *huit à dix centimètres*, suivant les sujets. Cette incision dépassera la ligne de flexion du genou de six centimètres en haut et de deux centimètres seulement en bas, ce qui rend l'opération facile. Vous la ferez avec ménagement, dans la crainte de blesser la veine saphène externe, qui est dans presque tous les cas sous-aponévrotique, comme le nerf saphène externe qui l'accompagne.

Le pouce et l'index de 'la main gauche écartant les bords de l'incision cutanée, continuez à diviser le tissu cellulaire jusqu'à l'aponévrose exclusivement.

Troisième temps. — Faites, en dédolant, une boutonnière à l'aponévrose et incisez cette membrane en suivant les préceptes que je vous ai donnés pour les ligatures en général.

Quatrième temps. — L'aponévrose étant divisée, vous rencontrerez une masse graisseuse dans laquelle il faudra chercher le faisceau vasculo-nerveux.

Faites fléchir alors la jambe pour relâcher les organes tendus dans l'extension ainsi que l'aponévrose incisée. Faites écarter en dehors la veine saphène externe, et déchirez doucement avec le bec de la sonde le tissu graisseux dans la direction de la ligne d'opération. Vous ne tarderez pas à rencontrer un nerf volumineux, le *sciatique poplité interne, point de repère.*

Faites porter ce nerf en dehors au moyen d'un écarteur, et portez le bec de la sonde et la pince plus profondément, vous reconnaîtrez les vaisseaux à leur couleur qui tranche sur celle du tissu graisseux.

Cinquième temps. — Le premier vaisseau que vous rencontrerez sera la veine, *très adhérente à l'artère,* ce qu'il ne faut pas oublier. Séparez-la de l'artère et faites-la porter en dehors avec l'écarteur. Saisissez ensuite la

gaîne celluleuse de l'artère que vous avez ainsi isolée,
et déchirez-la avec le bec de la sonde pour en opérer
la dénudation dans une petite étendue.

Sixième temps. — Chargez l'artère de dehors en dedans avec une aiguille de Deschamps ou de Cooper.

Remarque. — Vous vous égarerez facilement si vous
ne suivez pas à la lettre les préceptes que je viens de
vous donner. Il est très important que l'incision de la
peau et de l'aponévrose dépasse de beaucoup en haut
la ligne de flexion du genou, car au-dessous de cette
ligne vous seriez gênés par les jumeaux. Vous remarquerez que dans cette région il n'y a pas de gaîne
fibro-celluleuse spéciale au paquet vasculo-nerveux.
Vous aurez toujours présente à l'esprit l'adhérence des
deux vaisseaux pour ne pas vous exposer à lier la veine
avec l'artère.

VI. — Ligature de l'artère fémorale.

Étendue du milieu de l'espace qui sépare la symphyse pubienne de l'épine iliaque antéro-supérieure à l'anneau du
grand adducteur, et dirigée obliquement en bas, en dedans
et un peu en arrière, cette artère repose dans toute son
étendue sur le pectiné et les adducteurs. Dans le triangle de
Scarpa, elle est recouverte par l'aponévrose, le tissu cellulaire sous-cutané, les ganglions inguinaux superficiels et la
peau. Au sommet du triangle, elle est croisée de haut en bas
et de dehors en dedans par le couturier. A sa partie inférieure, l'artère est contenue dans le *canal de Hunter*, impro-
prement appelé *anneau du grand adducteur*. La veine fémorale est située en dedans de l'artère à la partie supérieure,
et en arrière à la partie inférieure. Au-dessous de l'arcade

crurale, le nerf crural est en dehors, à quelques millimètres de l'artère ; plus bas, la fémorale est accompagnée par le nerf saphène interne, situé en avant et en dehors de l'artère.

Ses branches collatérales naissent à quelques centimètres au-dessous de l'arcade crurale, et l'intervalle qui sépare l'origine de l'épigastrique et de la circonflexe iliaque de celle de la fémorale profonde est rarement de plus de quatre centimètres. Comme cet intervalle est quelquefois plus court, sans que l'on puisse s'en rendre compte exactement avant l'opération, il en résulte que la ligature de la fémorale immédiatement au-dessous de l'arcade crurale est une opération qu'on pratique rarement sur le vivant. L'absence de collatérales dans les trois quarts inférieurs de l'artère fait que le sommet du triangle de Scarpa et l'anneau du grand adducteur sont les *lieux d'élection* pour la ligature de ce vaisseau.

1° *Dans le canal de Hunter, à l'anneau du grand adducteur, au tiers inférieur.*

Premier temps. — Le membre étant placé comme pour la ligature de la tibiale postérieure, c'est-à-dire la jambe fléchie et la cuisse dans l'abduction et la rotation en dehors, tracez la *ligne d'opération*. Cette ligne s'étend d'un point situé à un centimètre en dedans du milieu de l'arcade crurale à la partie postérieure du condyle interne du fémur. Cette ligne droite doit être rigoureusement tracée entre les deux points indiqués, après avoir mis le membre en position.

Deuxième temps. — Sur le trajet de cette ligne, faites à la peau une incision de *huit à dix centimètres* selon l'état d'embonpoint du sujet, et ayez soin que cette incision soit séparée du condyle interne du fémur par un intervalle de huit centimètres.

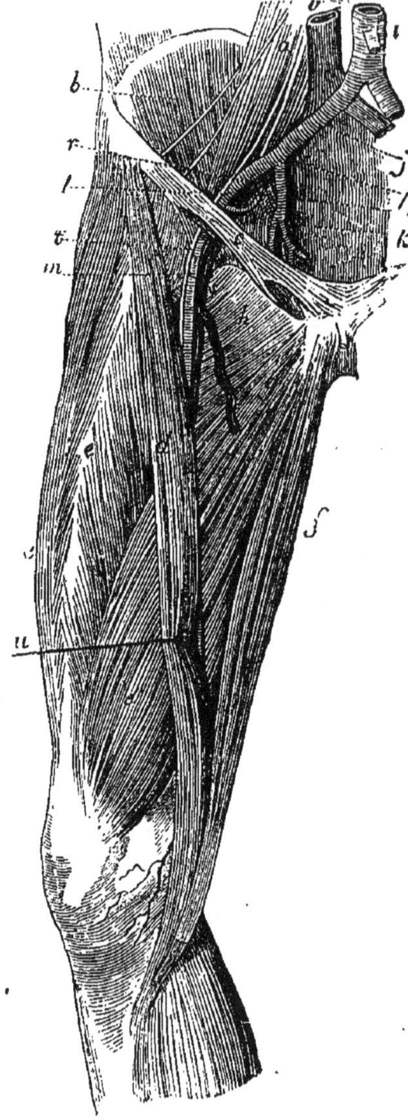

Fig. 21. — Artère fémorale.

c. Arcade crurale. — d. Couturier. — h. Pectiné.
— f. Droit interne. — g. Premier adducteur.
— m. Artère fémorale. — s. Veine.

Prenez garde de blesser la veine saphène interne, et continuez à diviser le tissu cellulaire sous-cutané jusqu'à l'aponévrose fémorale.

Troisième temps. — Sectionnez l'aponévrose selon les règles que je vous ai indiquées dans les généralités.

Quatrième temps. — Cherchez le premier *point de repère*, le *couturier*, de préférence vers le haut de l'incision. Vous le reconnaîtrez à la direction de ses fibres, car c'est le seul muscle de la région dont les fibres soient obliques en bas et en dedans.

Détachez le bord externe du couturier, faites-le porter en dedans au moyen d'un écarteur, et cherchez le *deuxième point de repère*, formé par le tendon du *grand adducteur*. Pour trouver ce tendon, il vous suffira de porter l'extrémité de l'indicateur dans la plaie ; vous sentirez un cordon saillant, dur comme une corde tendue, immédiatement au-dessous du couturier. Ce tendon, d'une couleur blanche caractéristique, est très facile à reconnaître à la vue et au toucher.

Il faut maintenant chercher un *troisième point de repère*, dont on peut se passer à la rigueur, mais dont la présence indique sûrement à l'opérateur la situation de l'artère. Ce point de repère est le *nerf saphène interne*, ou bien une de ses divisions, ou bien de *petits vaisseaux*. Tous ces organes sortent par des ouvertures échelonnées le long du bord antérieur de la corde tendue, formée par le tendon du grand adducteur. On ne les aperçoit pas toujours de prime abord, mais en regardant attentivement le fond de l'incision, on aperçoit aisément la sortie d'un nerf ou d'un vaisseau, si l'on a eu soin de bien mettre à nu le tendon du grand adducteur.

Si vous apercevez un de ces organes, enfoncez la sonde cannelée dans son orifice de sortie, dirigez-en le bec en haut en évitant avec soin le nerf saphène interne dont la section serait fâcheuse, et incisez sur cet instrument la membrane fibreuse que vous aurez soulevée et qui n'est autre que la paroi du canal de Hunter. Si vous n'avez pas reconnu un nerf ou des vaisseaux sur le bord antérieur du tendon du grand adducteur, parcourez la lèvre externe de ce bord en la raclant avec le bec de la sonde, celle-ci pénétrera presque toujours dans une ouverture, et alors vous vous comporterez comme je viens de vous le dire.

Soulevez avec la pince la lèvre externe de l'incision que vous venez de faire au canal de Hunter, vous apercevrez le nerf saphène interne, en arrière duquel est située l'artère.

Cinquième temps. — Après avoir écarté le nerf, vous isolerez l'artère et vous la séparerez de la veine qui est en arrière. Pincez sa gaîne celluleuse, déchirez-la avec le bec de la sonde dans une très petite étendue, et l'artère étant dénudée, vous procéderez à la dernière phase de l'opération.

Sixième temps. — Chargez l'artère de dedans en dehors.

Remarque. — Cette ligature est facile en raison du peu de difficulté que l'on éprouve à trouver les points de repère, et pour vous en donner la preuve, je vais faire cette opération devant vous avec un bandeau sur les yeux. Vous voyez que j'ai réussi, voilà l'artère. On manque souvent l'artère parce qu'on tombe dans l'épaisseur du vaste interne au lieu de pénétrer dans le canal de Hunter. Vous éviterez cette faute en divisant la paroi antérieure du canal contre le tendon du grand adducteur, le long de son bord externe. Vous comprenez l'avantage qu'on a de rencontrer sur la paroi antérieure du canal l'orifice de sortie d'un nerf ou d'un vaisseau. Celui-ci venant nécessairement de l'intérieur du canal est une voie sûre pour faire pénétrer la sonde cannelée jusqu'aux vaisseaux.

2° *Au sommet du triangle de Scarpa.*

Premier temps. — La jambe étant fléchie sur la cuisse, et celle-ci étant portée dans l'abduction et dans la rotation en dehors, tracez la *ligne d'opération*, qui s'étend de la partie postérieure du condyle interne du fémur à un centimètre en dedans du milieu de l'arcade crurale.

Deuxième temps. — Faites à la peau une incision de *six à sept centimètres*, l'extrémité supérieure de cette incision atteindra le point de réunion du tiers supérieur et du tiers moyen de la cuisse. L'incision doit être faite avec ménagement, parce que vous pouvez rencontrer la veine saphène interne, située ordinairement plus en dedans. Continuez à diviser le tissu sous-cutané jusqu'à l'aponévrose, en écartant les lèvres de l'incision avec le pouce et l'index.

Troisième temps. — Incisez l'aponévrose fémorale dans la même étendue.

Quatrième temps. — Le muscle *couturier*, point de repère, étant ordinairement situé au fond de l'incision, cherchez l'un de ses bords, l'interne principalement, détachez-le et faites-le porter en dehors au moyen d'un écarteur. Vous apercevrez une traînée jaunâtre verticale au-dessous du couturier, les vaisseaux y sont cachés.

Faites, en dédolant, un trou à la membrane fibreuse qui recouvre les vaisseaux, divisez-la sur la sonde cannelée. Avec le bec de la sonde vous découvrirez rapidement les vaisseaux.

Cinquième temps. — Vous apercevrez bientôt un vaisseau, c'est l'artère. La veine est située en arrière et en dedans. Saisissez la gaîne de l'artère avec la pince et déchirez-la avec le bec de la sonde cannelée ou avec une autre pince pour dénuder le vaisseau dans une très petite étendue.

Sixième temps. — Chargez l'artère de dedans en dehors.

3° *Au-dessous de l'arcade crurale.*

Premier temps. — Sur le trajet de la *ligne d'opération* indiquée plus haut, faites une incision de *six centimètres,* partant de l'arcade crurale. La peau étant divisée, écartez les lèvres de la plaie avec le pouce et l'index, et continuez la division de la couche sous-cutanée jusqu'à l'aponévrose. Vous rencontrerez des ganglions lymphatiques superficiels que vous ferez écarter. La couche sous-cutanée de cette région est une des plus trompeuses, parce que le tissu cellulaire y est disposé en forme de lamelles tellement épaisses qu'on les prend facilement pour l'aponévrose fémorale. N'oubliez pas ce détail. Lorsque vous arriverez sur l'aponévrose, vous la reconnaîtrez à sa surface lisse et régulière et à sa couleur blanche.

Deuxième temps. — Incisez l'aponévrose dans toute l'étendue de l'incision cutanée, en vous servant de la sonde cannelée et du bistouri.

Troisième temps. — Si vous avez fait l'incision de la peau à un centimètre en dedans du milieu de l'arcade crurale et celle de l'aponévrose au même niveau, l'artère se trouve exactement dans l'axe de l'incision. Cherchez-la donc à cet endroit et prenez garde d'aller en dedans, où vous pourriez blesser la veine. Déchirez le tissu cellulaire avec le bec de la sonde cannelée, vous apercevrez un ruban de couleur blanc jaunâtre, c'est l'artère. Elle ne peut être confondue avec la veine, qui a une couleur rosée ou bleuâtre.

Quatrième temps. — Avec la pince tenue de la main gauche, pincez la gaîne celluleuse ; déchirez-la avec le bec de la sonde cannelée dans une très petite étendue.

Cinquième temps. — Chargez l'artère de dedans en dehors.

VII. — Ligature de l'artère fessière.

Branche de l'iliaque interne, la fessière sort du bassin entre le bord supérieur du muscle pyramidal et la partie la plus élevée de la grande échancrure sciatique ; elle se porte ensuite entre les muscles fessiers en se divisant, après un trajet de cinq millimètres environ, en un grand nombre de branches. Elle s'anastomose avec la circonflexe iliaque et l'ilio-lombaire qui alimentent la région fessière dans les cas de ligature de l'artère fessière.

Premier temps. — Le malade étant couché sur le ventre, la cuisse étant dans l'extension et la rotation *en dedans*, pour tendre le grand fessier, tracez la *ligne d'opération.* C'est une ligne transversale (horizontale quand le sujet est debout), étendue de l'épine iliaque antéro-supérieure à l'épine iliaque postéro-supérieure.

Deuxième temps. — Incisez d'un seul coup la peau *verticalement* dans une étendue de *dix à douze centimè-*

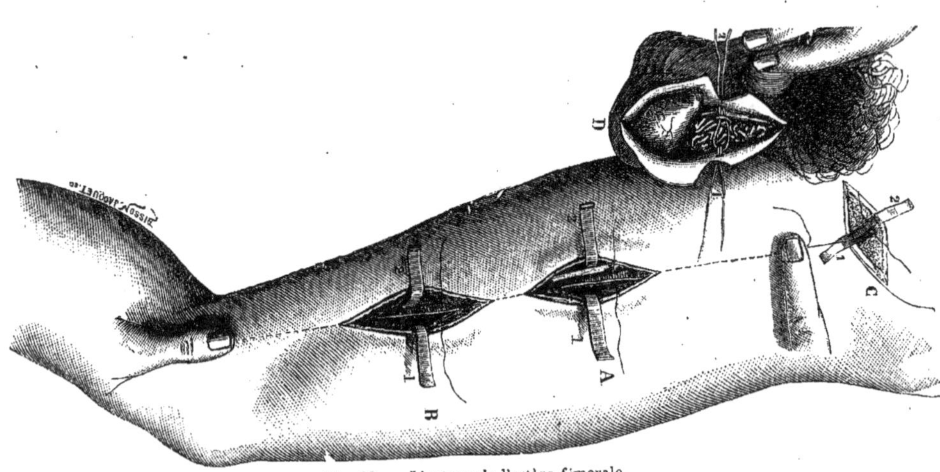

Fig. 22. — Ligature de l'artère fémorale.

A. Ligature de la fémorale au sommet du triangle de Scarpa. — 1, 2. Écarteurs mettant à nu l'artère et la veine. — B. Ligature à l'anneau du grand adducteur. — 1, 2. Écarteurs découvrant l'artère. Les deux doigts tiennent le fil qui indique la direction de la ligne d'opération. — C. Ligature de l'épigastrique ; un fil est passé sous l'artère, et deux crochets écartent les lèvres de la plaie. — D. Opération du varicocèle (procédé de Ricord). — 1, 2. Deux anses de fil introduites chacune par une ouverture et recevant dans leur concavité les deux bouts de l'autre anse.

tres. Cette incision commencera à trois centimètres au-dessous de la crête iliaque et s'étendra jusqu'au bord inférieur du grand fessier ; elle sera située à l'union du tiers interne avec les deux tiers externes de la ligne d'opération. Ce point correspond chez l'homme à cinq centimètres en dehors de l'épine iliaque postéro-supérieure et à dix centimètres et demi environ en dedans de l'épine antéro-supérieure.

Troisième temps. — Divisez l'aponévrose et le muscle grand fessier dans la même étendue, insensiblement, jusqu'à ce que vous arriviez sur l'aponévrose qui double sa face profonde. Comme le bistouri divise les fibres du grand fessier perpendiculairement à leur direction, les lèvres de la plaie s'écartent considérablement sur le vivant, ce qui permet de voir jusqu'au fond. Abandonnez le bistouri, les couches profondes étant trop vasculaires.

Quatrième temps. — Déchirez avec le bec de la sonde cannelée l'aponévrose profonde du grand fessier et portez l'index gauche au fond de la plaie, vers la grande échancrure sciatique. A la résistance des parties profondes, vous reconnaîtrez la partie supérieure de l'échancrure. Faites glisser le doigt au-dessus du pyramidal, entre ce muscle et le moyen fessier, vous arriverez facilement sur le rebord osseux. On sent facilement avec le doigt le paquet vasculo-nerveux qui se réfléchit sur le bord de l'échancrure. Ce paquet est situé à deux centimètres et demi en dehors de l'articulation sacro-iliaque, dont la saillie est sensible au doigt.

Cinquième temps. — Recherchez l'artère, isolez-la et

chargez-la tout près de l'échancrure, afin de ne pas vous exposer à faire la ligature d'une de ses branches.

Remarque. — Quelques chirurgiens incisent le muscle grand fessier parallèlement à ses fibres. C'est se créer à plaisir une difficulté sur le vivant, parce que les deux lèvres de la boutonnière musculaire se rapprochent constamment pendant l'opération. J'aime mieux le diviser perpendiculairement, à l'exemple de M. Bouisson et de Malgaigne ; dans ce cas les lèvres de la plaie s'écartent naturellement.

Le point d'émergence de l'artère fessière, où vous devez porter la ligature, se trouve sur le trajet d'une ligne droite allant de l'épine iliaque postéro-supérieure au grand trochanter.

Il est très rare qu'on soit obligé de faire cette ligature, les injections coagulantes guérissant merveilleusement les anévrysmes de cette artère.

VIII. — Ligature de l'artère ischiatique et de l'artère honteuse interne.

Les artères ischiatique et honteuse interne, nées de l'iliaque interne, sortent du bassin entre le bord inférieur du muscle pyramidal et l'épine sciatique. C'est là qu'il faudrait en faire la ligature. Cette opération se pratique rarement, les anévrysmes de ces artères guérissant bien par les injections coagulantes.

Les *trois premiers temps* de l'opération sont les mêmes que ceux de la ligature de la fessière, vous aurez soin seulement de faire l'incision trois centimètres plus bas, parce que l'artère est séparée du point d'émergence de la fessière par toute la largeur du pyramidal.

Quatrième temps. — Portez votre doigt vers l'épine sciatique, au-dessous du pyramidal. Arrivé sur l'épine, le doigt sentira plusieurs nerfs et vaisseaux. L'artère la plus interne, située le plus souvent en dedans de l'épine sciatique, est l'ischiatique. En dehors de l'ischiatique, vous trouverez le nerf honteux interne, puis en dehors les vaisseaux honteux internes, puis le petit nerf sciatique et le grand nerf sciatique. Vous choisirez donc le vaisseau vers lequel vous désirez porter la ligature.

CINQUIÈME LEÇON

I. — Ligature de l'artère radiale.

L'artère radiale descend obliquement depuis le milieu du pli du coude jusqu'à l'apophyse styloïde du radius, où elle devient postérieure, en traversant la tabatière anatomique. Dans sa moitié supérieure, elle est recouverte par le bord interne du long supinateur dont elle est séparée par une aponévrose assez résistante qui l'applique contre les muscles profonds. Elle est accompagnée par deux veines ; le nerf radial est externe.

Dans sa moitié inférieure, elle est située au fond de la gouttière formée par les tendons du long supinateur et du grand palmaire ; elle est immédiatement recouverte par l'aponévrose qui la sépare de la peau.

Dans la tabatière anatomique, elle est située profondément contre le squelette, avec ses deux veines satellites.

1° *Au tiers supérieur.*

Premier temps. — L'avant-bras en supination reposant par sa face postérieure sur le lit ou une table, tracez la *ligne d'opération*, ligne étendue du milieu du pli du coude à un centimètre en dedans de l'apophyse styloïde du radius (cette ligne, prolongée en haut, est celle de l'humérale).

Deuxième temps. — A cinq ou six centimètres au-dessous du pli du coude, faites, sur le trajet de la ligne d'o-pération, une inci-sion de *six centimè-tres*, en divisant la peau et le tissu cel-lulaire sous-cutané, et en évitant la bles-sure des veines sous-cutanées. Avant de faire l'incision, il faut, sur le vivant, explorer la région pour reconnaître s'il n'existe pas d'anoma-lies artérielles et con-stater la direction des veines sous-cutanées.

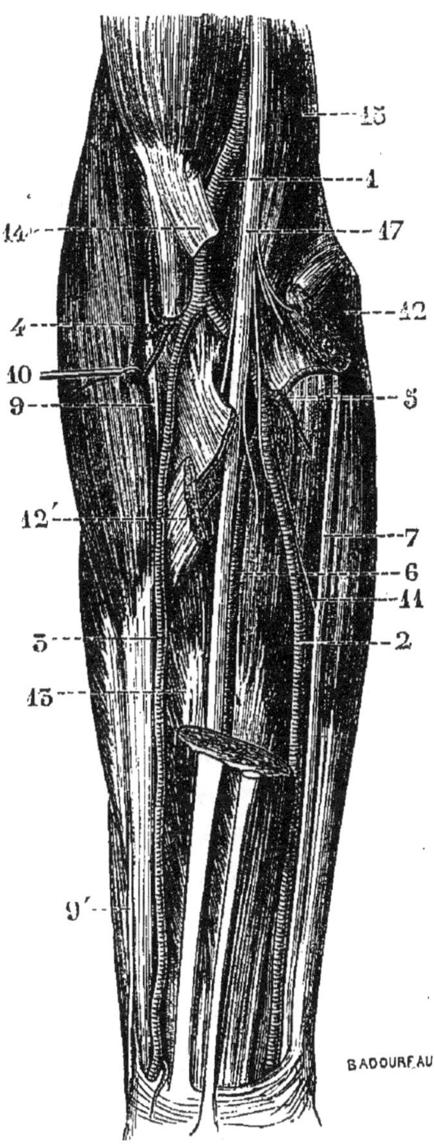

Fig 23. — Artères de l'avant-bras avec l'inter-osseuse antérieure très développée.

1. Humérale. — 2. Radiale. — 3. Cubitale. — 4. Récurrente radiale antérieure. — 5. Ré-currentes cubitales. — 6. In-terosseuse antérieure. — 7. Nerf cubital. — 9. Nerf ra-dial. — 10. Crochet écartant le bord interne du long supi-nateur. — 12. Muscles épitrochléens. — 13. Fléchisseur profond des doigts. — 14. Expansion aponévrotique du biceps. — 15. Brachial antérieur. — 17. Nerf médian.

Troisième temps. — Divisez l'aponévrose dans la même étendue.

Quatrième temps. — Cherchez le *point de repère*, le bord interne du *long supinateur*, dans la plaie même, ou en dehors si le sujet est peu musclé, en dedans si les muscles sont volumineux. Soulevez ce bord et faites-le écarter ; vous apercevrez une traînée jaunâtre verticale, recouverte par un feuillet fibreux, immédiatement au-dessous du bord du muscle. Déchirez ce feuillet avec le bec de la sonde cannelée, ou incisez-le, vous apercevrez les vaisseaux au milieu du tissu cellulo-graisseux.

Cinquième temps. — Isolez l'artère située entre les deux veines, et dénudez-la dans une petite étendue.

Sixième temps. — Chargez l'artère de dehors en dedans.

2° Au tiers inférieur.

Premier temps. — *Ligne d'opération*, comme ci-dessus.

Deuxième temps. — Incision de la peau dans l'étendue de *trois centimètres ;* l'incision doit être faite avec ménagement pour éviter la blessure de l'artère sous-jacente à l'aponévrose.

Troisième temps. — Incision de l'aponévrose dans la même étendue, sur la sonde cannelée, en prenant les plus grandes précautions pour éviter la blessure de l'artère.

Quatrième temps. — Le plus souvent vous rencontrerez l'artère sous l'incision. Si le sujet est gras, il faut déchirer le tissu cellulo-graisseux avec le bec de la sonde cannelée, de haut en bas, et si vous éprouviez quelque difficulté, vous vous rappelleriez qu'il existe là deux points de repère, le tendon du *long supinateur* en dehors et celui du *grand palmaire* en dedans.

Cinquième temps. — Saisissez la gaîne celluleuse de l'artère située entre les deux veines. Dénudez-la dans une très petite étendue.

Sixième temps. — Chargez l'artère de dehors en dedans.

3° Dans la tabatière anatomique.

Premier temps. — Tracez la *ligne d'opération* au côté externe du poignet, depuis l'apophyse styloïde du radius jusqu'à l'extrémité supérieure du premier espace interosseux.

Deuxième temps. — Incisez la peau sur cette ligne dans une étendue de *trois à quatre centimètres*, avec ménagement, pour éviter la veine céphalique du pouce qui se présente dans presque tous les cas. Écartez cette veine et continuez d'inciser le tissu cellulaire jusqu'à l'aponévrose.

Troisième temps. — Incisez l'aponévrose, épaisse à ce niveau, en vous servant de la sonde cannelée et en évitant de blesser et même de dénuder les tendons des muscles qui forment les bords de la tabatière anatomique.

Quatrième temps. — Déchirez le tissu cellulaire profondément, comme si vous vouliez arriver sur le périoste. Évitez cependant de gratter avec trop de force, vous pourriez ouvrir la synoviale. Vous finirez par tomber sur un petit cordon blanchâtre, luisant et aplati sur le cadavre, c'est l'artère.

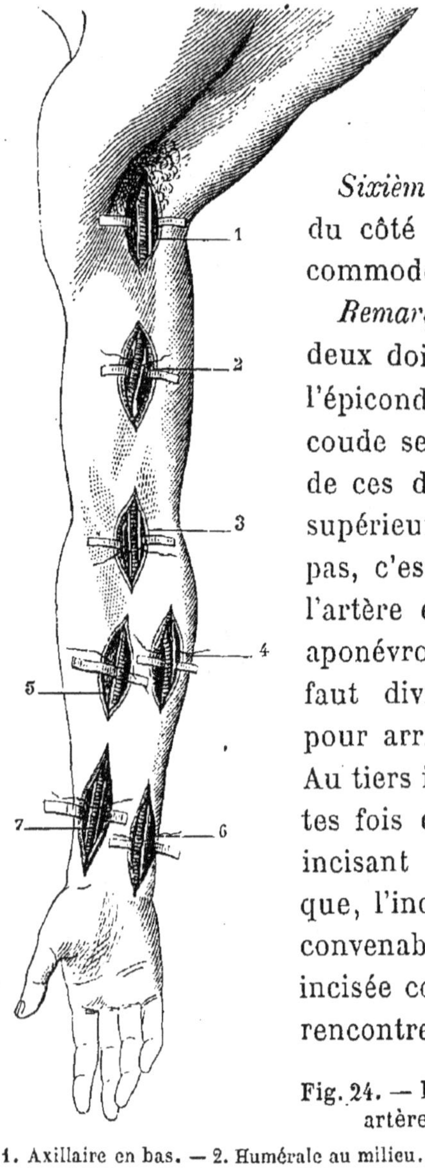

Cinquième temps. — Isolez ce vaisseau et dénudez-le.

Sixième temps. — Chargez-le du côté qui vous sera le plus commode.

Remarque. — Il faut mettre deux doigts sur l'épitrochlée et l'épicondyle; le milieu du pli du coude se trouve à égale distance de ces deux saillies. — Au tiers supérieur, lorsqu'on ne réussit pas, c'est parce qu'on oublie que l'artère est recouverte par une aponévrose épaisse, de sorte qu'il faut diviser deux aponévroses pour arriver sur le vaisseau. — Au tiers inférieur, il arrive maintes fois qu'on divise l'artère en incisant la peau. N'oubliez pas que, l'incision étant faite en lieu convenable et l'aponévrose étant incisée comme il a été dit, vous rencontrez l'artère neuf fois sur

Fig. 24. — Incisions pour la ligature des artères du membre supérieur.

1. Axillaire en bas. — 2. Humérale au milieu. — 3. Humérale au pli du coude. — 4. Cubitale en haut. — 5. Radiale en haut. — 6. Cubitale en bas. — 7. Radiale en bas.

dix sans la chercher, parce qu'elle est immédiatement sous-jacente à l'aponévrose. — Dans la tabatière, souvenez-vous de la profondeur de l'artère et n'imitez pas ceux qui, par étourderie, prennent la veine céphalique du pouce pour l'artère radiale située beaucoup plus profondément. Cette dernière opération se pratique rarement sur le vivant, c'est plutôt une opération d'amphithéâtre.

II. — Ligature de l'artère cubitale.

L'artère cubitale, dans le *tiers supérieur* de l'avant-bras, est oblique en bas et en dedans ; elle est située entre le fléchisseur profond et le fléchisseur superficiel, en arrière du nerf médian. On n'en fait pas la ligature à ce niveau parce qu'il faudrait diviser tous les muscles épitrochléens et qu'on courrait le risque de comprendre le nerf médian dans l'incision.

Dans le *tiers moyen*, l'artère est située à la partie interne de l'interstice qui sépare les deux fléchisseurs communs, en dehors du nerf cubital, recouvert, comme l'artère, par le cubital antérieur.

Dans le *tiers inférieur*, l'artère est située dans l'angle qui sépare le bord externe du tendon du cubital antérieur du fléchisseur superficiel des doigts ; elle est entourée d'une couche de tissu cellulo-graisseux et elle est fixée contre le fléchisseur par une mince aponévrose.

On lie cette artère au tiers inférieur et au-dessus du milieu de l'avant-bras.

1° *Au tiers inférieur.*

Premier temps. — Le membre étant placé dans la supination et reposant sur sa face postérieure, tracez la *ligne d'opération*, depuis l'épitrochlée jusqu'au bord externe de l'os pisiforme. Vous voyez que cette ligne n'indique pas exactement le trajet de l'artère. Il est important de la bien tracer si vous ne voulez pas vous fourvoyer. La ligne d'opération suit le bord antérieur du muscle cubital antérieur.

Deuxième temps. — Après avoir exploré la région sur le vivant, au point de vue des anomalies artérielles et de la position des veines superficielles, vous étant placé en dedans ou en dehors, selon votre commodité, incisez la peau et le tissu cellulaire sous-cutané dans une étendue de *trois à quatre centimètres*, en ayant soin d'éviter les veines sous-cutanées.

Troisième temps. — Divisez l'aponévrose dans la même étendue, sur la sonde cannelée, et avec précaution.

Quatrième temps. — Cherchez le *point de repère* en dedans de l'incision : c'est le tendon du *cubital antérieur*, que vous reconnaîtrez à la présence de fibres charnues sur son bord interne. Déchirez le tissu cellulo-graisseux qui borde en dehors ce tendon, vous y trouverez le faisceau vasculo-nerveux, le nerf étant interne, profondément situé au-dessous du tendon. Chez certains sujets, vous rencontrerez au devant des vaisseaux une véritable aponévrose qu'il faudra diviser.

Cinquième temps. — Vous trouverez trois vaisseaux parallèles, isolez celui du milieu, l'artère, saisissez sa gaîne et dénudez-la.

Sixième temps. — Chargez l'artère de dedans en dehors.

2° *Au-dessus du milieu de l'avant-bras, ou en haut.*

On ne lie pas l'artère plus haut.

Premier temps. — *Ligne d'opération*, position du membre, exploration de la région *ut suprà*. (Inutile de s'accroupir ainsi que cela est dit dans le *Précis* de M. Farabeuf.)

Deuxième temps. — Faites, à sept centimètres au-dessous de l'épitrochlée, une incision verticale de *six centimètres* sur la ligne d'opération, et divisez la peau et tout le tissu cellulaire sous-cutané jusqu'à l'aponévrose.

Troisième temps. — Avec le pouce et l'index de la main gauche, écartez les lèvres de la plaie, vous apercevrez une ligne blanche exactement verticale, située précisément sur le trajet de la ligne d'opération, et qu'il ne faudra pas confondre avec une autre ligne analogue mais plus externe et un peu oblique. Cette ligne est une sorte d'épaississement de l'aponévrose anti-brachiale, c'est l'intersection cellulo-fibreuse qui sépare le muscle *cubital antérieur*, premier *point de repère*, du fléchisseur commun superficiel des doigts.

Incisez l'aponévrose anti-brachiale immédiatement en dehors de cette ligne blanche.

Quatrième temps. — Ayant ainsi séparé le cubital antérieur du fléchisseur superficiel, passez la sonde cannelée sous le cubital antérieur, muscle extrêmement mince, et faites-le écarter en dedans par un aide. A une profondeur de deux centimètres, presque toujours sur la face externe de l'hiatus formé par l'écartement du muscle, très rarement sur la face profonde de celui-ci, vous verrez le second *point de repère :* c'est le *nerf cubital*, cordon blanc vertical situé à la partie interne de l'interstice qui sépare les deux fléchisseurs communs. Pendant le temps de l'opération, il faut fléchir la main du malade afin de relâcher les muscles.

Avec la pince tenue de la main gauche, mais sans saisir le tronc nerveux lui-même, prenez le tissu cellulaire qui l'entoure et attirez légèrement le nerf en dedans, pendant que le bec de la sonde cannelée, dirigé par la main droite, écartera en dehors le fléchisseur superficiel. Neuf fois sur dix vous trouverez les vaisseaux cubitaux en dehors du nerf, couchés sur le muscle fléchisseur commun profond des doigts, pourvu que vous ayez soin de *les chercher vers la partie inférieure de l'incision.* Si vous ne les trouvez pas, portez-vous un peu plus en dehors sans déchirer les muscles, en les écartant seulement, vous les trouverez sûrement.

Cinquième temps. — L'artère, située entre deux veines, se laisse facilement isoler et dénuder.

Sixième temps. — Chargez l'artère de dedans en dehors.

Remarque. — La ligature de la cubitale en bas est une opération véritablement facile. Il ne faut pas oublier la situation un peu profonde de l'artère au-dessous du tendon du cubital antérieur. — La ligature en haut n'offre pas de difficulté si l'on opère selon les préceptes indiqués. Je vous recommande de toujours tracer la ligne d'opération ; si vous vous en écartez de quelques millimètres, vous manquerez presque certainement l'artère. Il est important aussi de bien s'assurer qu'on a divisé l'aponévrose dans le point indiqué, précaution sans laquelle on s'expose à glisser entre l'aponévrose et le cubital antérieur. Dans le quatrième temps, vous éviterez de prendre pour le nerf l'origine du tendon du cubital antérieur situé à sa face profonde et pouvant être pris pour un cordon nerveux, d'autant mieux que le nerf cubital, dans quelques cas, n'est pas apparent et doit être recherché entre les deux fléchisseurs. Après la division de l'aponévrose anti-brachiale, on ne rencontre plus que du tissu cellulaire, de sorte que la pince et la sonde cannelée suffisent pour terminer l'opération. Pour mon compte, je soutiens qu'on peut faire cette ligature les yeux fermés, après la division de l'aponévrose. Je suis prêt à recommencer l'expérience.

Il faudrait en finir avec cette chirurgie de fantaisie recommandée par quelques auteurs qui rendent la pratique des opérations plus difficile qu'elle ne l'est réellement. Voici la gymnastique préconisée par l'un d'eux pour terminer le quatrième temps de la ligature de la cubitale en haut : « Il faut soulever le fléchisseur sublime et se baisser pour regarder dessous. Tout opérateur qui se met en dehors du membre, ou qui, placé en dedans, oublie de se baisser, s'expose à manquer l'artère. » Ce langage nous paraît aussi prétentieux que ridicule ; il semble, en lisant ces lignes, qu'on manquera l'opération si les mouvements ne sont pas bien *joués*. Ne compliquons pas à plaisir, simplifions au contraire.

III. — **Ligature de l'artère humérale.**

L'humérale est située sous le bord interne du biceps, son muscle satellite. Elle est accompagnée par le nerf médian qui passe ordinairement en avant en croisant sa direction (externe en haut, interne en bas). La veine basilique et le nerf brachial cutané interne, accolés l'un à l'autre, sont situés en dedans de l'artère ; ils ont la même direction, ils sont sous-cutanés à la partie inférieure du bras, sous-aponévrotiques à la partie supérieure.

N'oubliez pas que l'artère humérale se bifurque à deux ou trois centimètres au-dessous du pli du coude, vous verrez bientôt pourquoi je vous fais cette observation.

1° *Vers le milieu du bras.*

Premier temps. — Après avoir écarté le membre et l'avoir placé en supination, après avoir exploré le membre au point de vue des anomalies artérielles et de la position des veines superficielles, tracez la *ligne d'opération.* Cette ligne s'étend du sommet du creux de l'aisselle, immédiatement en arrière du grand pectoral, au milieu du pli du coude. (Cette ligne prolongée vers l'apophyse styloïde du radius se confond avec la ligne d'opération de la radiale.)

Deuxième temps. — Sur le trajet de cette ligne et vers sa partie moyenne, faites une incision de *cinq centimètres.* Divisez avec ménagement la peau et le tissu cellulaire sous-cutané jusqu'à l'aponévrose en ménageant les organes sous-cutanés, si vous en rencontrez. Si vous trouvez la veine basilique qu'on pourrait prendre, à la rigueur, pour l'artère humérale, vous la reconnaîtrez au volume peu considérable du nerf brachial cutané interne qui l'accompagne et qui ne saurait être confondu avec le médian, et vous vous rappellerez que vous n'avez pas encore divisé l'aponévrose.

Troisième temps. — Incisez l'aponévrose sur la sonde cannelée en vous conformant aux préceptes que je vous ai donnés aux *Généralités*.

Quatrième temps. — Cherchez le bord interne du *biceps*, premier *point de repère*. Au-dessous de ce bord que vous faites écarter par un aide, vous trouvez un gros nerf, tendu comme une corde et verticalement dirigé ; c'est le *nerf médian*, second *point de repère*.

Faites fléchir l'avant-bras pour relâcher les organes et portez le nerf médian en dedans en saisissant avec la pince le tissu cellulaire qui l'environne, vous apercevrez des vaisseaux entre les deux organes écartés (nerf médian et biceps).

Cinquième temps. — L'artère est parfois accompagnée par deux veines collatérales, mais souvent il n'y en a qu'une. L'artère est remarquable par son épaisseur relativement plus considérable, par son aspect lisse et d'un rose clair, bien différent de celui des veines. Isolez-la et dénudez-la dans une petite étendue.

Sixième temps. — Chargez l'artère de dedans en dehors.

Remarque. — Lorsque la veine basilique est sous-aponévrotique, il est facile de la prendre pour l'artère et de prendre le nerf qui l'accompagne pour le médian. Il faudra vous rappeler le volume du nerf médian et la situation de l'artère sous le biceps, et non en de-

dans. Sur un vieillard maigre et à muscles peu développés, l'erreur sera facile à commettre, si vous ne
vous tenez sur vos gardes.

2° *Au pli du coude.*

L'artère humérale se bifurque dans l'avant-bras, un
peu plus bas que l'expansion aponévrotique du biceps.
Comme la ligature se fait immédiatement au-dessus
de sa bifurcation, c'est pour ainsi dire sur l'avant-bras
qu'il faut faire l'opération.

Premier temps. — Le bras étant écarté du tronc, l'a-
vant-bras étant placé dans l'extension et la supination,
explorez la région et tracez la *ligne d'opération* comme
il a été dit ci-dessus. Ajoutez-y une ligne transversale
indiquant le point de flexion du coude.

Deuxième temps. — Faites à la peau, sur le trajet de
la ligne d'opération, une incision de *cinq centimètres*,
dépassant d'un centimètre en haut et de quatre centimètres en bas la ligne de flexion (ne pas oublier ce
détail).

Évitez la veine médiane basilique, que vous faites
écarter en dedans ou en dehors selon la commodité du
cas. Cette veine écartée, continuez à inciser le tissu
cellulaire sous-cutané jusqu'à l'aponévrose, dont les
fibres nacrées et obliques en bas et en dedans vous indiquent que vous êtes sur l'expansion aponévrotique
du biceps.

Troisième temps. — Faites une ouverture, en dédolant,
à la partie supérieure ou inférieure de cette membrane,

faites glisser la sonde cannelée au-dessous, et opérez-en la section.

Quatrième temps. — Soulevez la lèvre externe de l'incision de l'aponévrose, et déchirez de haut en bas et de bas en haut le tissu cellulaire situé entre cette lèvre et le tendon du biceps; vous apercevrez bientôt deux ou trois vaisseaux. (Il est très important que vous vous portiez en dehors de l'incision et non en dedans où se trouve le nerf médian que vous ne pouvez pas voir, ce nerf étant situé à dix ou douze millimètres en dedans de l'artère.)

Cinquième temps. — S'il y a trois vaisseaux, prenez celui du milieu, isolez-le et opérez sa dénudation dans une petite étendue. S'il n'y en a que deux, prenez celui qui a la couleur la plus claire et les parois les plus épaisses.

Sixième temps. — Chargez l'artère de dedans en dehors.

Remarque. — L'expérience m'a démontré qu'en incisant la peau moitié au-dessus, moitié au-dessous du pli du coude, on ne rencontre pas le plus souvent l'expansion du biceps, ce qui suffit à désorienter quelquefois l'opérateur.

IV. — Ligature de l'artère axillaire.

Étendue de la clavicule au bord inférieur du grand pectoral, l'artère axillaire est située en arrière des pectoraux. En haut, elle est en avant des nerfs du plexus brachial, en bas elle est en arrière et en dehors, et, à ce niveau, le tronc commun de la racine externe du médian et du musculo-cutané et le médian lui-même sont en avant et en dehors, contre le muscle coraco-brachial, tandis que le tronc commun du cubital, du brachial cutané interne et de la racine interne du médian est en dedans et en arrière. Le tronc du nerf radial et du nerf circonflexe sont en arrière et en dehors. La veine axillaire est située en avant et en dedans de l'artère à la partie supérieure, et en dedans à la partie inférieure. En bas, l'artère et la veine sont en dedans du coraco-brachial.

Les vaisseaux acromio-thoraciques sont situés en avant et en haut; la veine céphalique croise l'artère en avant et de dehors en dedans, avant de se jeter dans la veine axillaire.

1° *A la partie inférieure ou dans l'aisselle.*

C'est au niveau du point où l'axillaire prend le nom d'humérale que se fait la ligature. Le procédé est donc le même pour faire la ligature de l'humérale en haut ou de l'axillaire dans l'aisselle.

Premier temps. — Le creux axillaire étant rasé, écartez le bras du tronc, l'avant-bras étant étendu et en supination; tracez la *ligne d'opération* et placez-vous en dedans du membre. Cette ligne est la même que celle de l'artère humérale.

Deuxième temps. — Sur le trajet de cette ligne, faites à la peau de la paroi externe de l'aisselle une incision de *six centimètres*, moitié dans l'aisselle, moitié dans la région du bras, incision dont le milieu correspond par conséquent au bord inférieur du grand pectoral.

Cette incision sera située immédiatement en arrière du grand pectoral, à cinq ou six millimètres tout au plus. Vous pouvez ordinairement diviser la peau et le tissu cellulaire sous-cutané sans rencontrer de veines sous-cutanées. Cependant, comme il en existe exceptionnellement, il est plus prudent de faire cette incision couche par couche.

Troisième temps. — Incisez l'aponévrose sur la sonde cannelée en prenant les plus grandes précautions.

Quatrième temps. — Faites fléchir l'avant-bras pour relâcher les organes, et cherchez le bord interne du muscle *coraco-brachial* qui fait saillie sous la peau, c'est un *point de repère* facile à reconnaître à sa couleur rouge qui tranche sur celle des organes voisins.

Faites écarter ce muscle en dehors par un aide, pendant que vous saisirez avec la pince le tissu cellulaire qui entoure le faisceau vasculo-nerveux de l'aisselle. Portez le faisceau vasculo-nerveux en dedans avec ménagement, et plongez le regard au fond de cet espace résultant de l'écartement des organes. Vous apercevrez en dehors le coraco-brachial, et en dedans, d'avant en arrière, deux troncs nerveux, puis les vaisseaux axillaires. Si vous ne trouvez pas immédiatement ces vaisseaux, écartez doucement le premier et le deuxième nerf, sans rien changer aux manœuvres précédentes, vous réussirez certainement.

Cinquième temps. — Écartez la veine qui se présente la première, saisissez la gaîne de l'artère isolée et dénudez-la.

Sixième temps. — Chargez l'artère de dedans en dehors.

Remarque. — Le procédé que je vous recommande est des plus simples; il consiste, en somme, à aller chercher l'artère dans l'interstice celluleux qui sépare le muscle coraco-brachial des nerfs du plexus brachial.

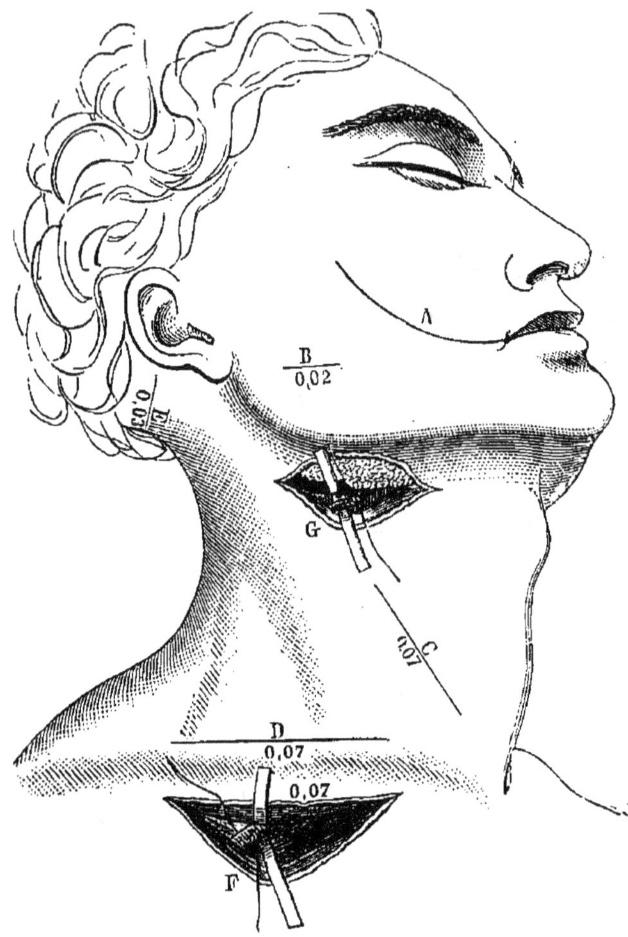

Fig. 25. — Ligature de l'axillaire sous la clavicule.

A. Incision des parties molles pour la résection du maxillaire supérieur (procédé de Velpeau). — **B.** Incision pour la trépanation de la branche du maxillaire ,et la résection du nerf maxillaire inférieur. — **C.** Incision pour la ligature de la carotide primitive. — **D.** Incision pour la sous-clavière. — **E.** Incision pour l'occipitale. — **F.** Incision pour l'axillaire en haut.

Avec ce procédé, il est inutile de reconnaître chaque nerf en particulier, vous cherchez le paquet; et c'est tout. Pour lier l'artère au-dessus des circonflexes, il faudrait faire la ligature à la partie supérieure de la plaie.

2° *A la partie supérieure, ou sous la clavicule.*

Cette opération est délicate, minutieuse, surtout sur le vivant, où il est impossible de faire la ligature sans lier, pendant l'opération, quelques vaisseaux divisés et quelquefois même la veine céphalique.

Premier temps. — La clavicule étant effacée (voyez plus bas *Remarque*) et le coude étant un peu écarté du tronc, tracez la *ligne d'opération*, ligne parallèle à la clavicule et située à un centimètre au-dessous de cet os.

Deuxième temps. — Incisez la peau dans une étendue de *sept à huit centimètres*. — Un intervalle de trois centimètres et demi environ séparera les extrémités de l'incision des deux extrémités de la clavicule. — Cette incision correspondra à la face antérieure du grand pectoral et à la partie antérieure du deltoïde.

Voici le conseil que je vous donne pour faire l'incision de la peau et du peaucier d'un seul coup de bistouri et sans crainte de blesser la veine basilique ; avec les doigts de la main gauche, faites glisser la peau en haut jusqu'à ce que la ligne d'opération se trouve sur la clavicule dans toute son étendue ; faites l'incision jusqu'à l'os et abandonnez la peau à elle-même.

Troisième temps. — Incisez l'aponévrose et les fibres du grand pectoral jusqu'à ce que vous rencontriez profondément une membrane fibreuse, l'aponévrose profonde du grand pectoral. Comme l'incision du muscle doit avoir la même étendue que celle de la peau, je vous engage à bien examiner la partie externe de la plaie, afin d'éviter la blessure de la veine basilique, si vous la rencontrez. N'oubliez pas que cette veine suit le bord antérieur du deltoïde et le bord externe du grand pectoral, dans le tissu cellulaire sous-cutané, ou plus profondément, dans l'interstice celluleux qui sépare ces muscles.

Quatrième temps. — Faites écarter la lèvre inférieure de la plaie cutanée et musculaire et examinez la partie externe et profonde de l'incision. Vous apercevrez en bas une ligne rouge, c'est le bord supérieur du *petit pectoral*, premier *point de repère*.

Ce bord forme, avec la clavicule en haut et la paroi thoracique en dedans, un triangle dans lequel vous devez manœuvrer pour terminer l'opération. Ce triangle, dit *sous-claviculaire*, est rempli par une lamelle fibro-celluleuse descendant de la clavicule, enveloppant le muscle sous-clavier et se dédoublant en bas pour entourer le petit pectoral ; c'est le ligament suspenseur de l'aisselle ou ligament de Gerdy.

L'aide écartant toujours la lèvre inférieure de la plaie, prenez la pince et la sonde cannelée et déchirez cette membrane fibro-celluleuse, que vous diviserez sur la sonde cannelée avec le bistouri si elle est trop résistante. Pour opérer cette déchirure, portez-vous le plus possible en haut contre le muscle sous-clavier et la clavicule. C'est là, en effet, que doit être faite la ligature, au-dessus de l'artère acromio-thoracique.

Évitez de blesser les petits vaisseaux que vous rencontrerez, mais s'ils apportent un obstacle sérieux à l'opération, faites-en la ligature et la section. Vous ménagerez, autant que possible, la veine céphalique, qui se porte en dedans et se jette dans la veine axillaire en formant une courbe à concavité inférieure.

Ne vous pressez pas pour opérer ce temps délicat de l'opération. Vous arriverez bientôt sur un gros tronc veineux, second *point de repère*, qui émerge au-dessous de la clavicule ; c'est la *veine axillaire*.

Saisissez cette veine avec un écarteur et faites-la porter en bas et en dedans avec précaution. Vous remarquerez, sur le vivant, que la veine axillaire se dilate à chaque mouvement d'expiration.

Cinquième temps. — La veine axillaire étant portée en bas avec la veine céphalique, portez la pince et la sonde cannelée à quelques millimètres en arrière et en dehors, vous apercevrez un organe volumineux, de couleur blanchâtre, oblique en bas et en dehors; c'est l'artère axillaire. Les nerfs sont en arrière ; vous ne devez pas vous en préoccuper, vous devez au contraire, si vous ne trouvez pas l'artère, faire vos recherches à quelques millimètres seulement en arrière de la veine. L'artère étant isolée, dénudez-la selon les préceptes indiqués.

Sixième temps. — Chargez l'artère d'arrière en avant, avec une aiguille de Deschamps, en ayant soin de protéger la veine à la sortie de l'aiguille.

Remarque. — Cette ligature est une des plus difficiles, surtout sur le vivant, on est toujours obligé de diviser plusieurs vaisseaux (Malgaigne a vu Dupuytren en lier douze ou treize avant d'arriver sur l'artère). La veine céphalique est un sérieux obstacle; si elle est adhérente au sous-clavier et que vous ne puissiez pas la porter en bas, faites une incision à la gaîne du sous-clavier et passez entre le muscle sous-clavier et la veine céphalique pour aller à la recherche de l'artère. Il est très important de bien placer votre sujet. Si l'omoplate appuie sur le lit ou sur une table, on repousse ainsi la clavicule en avant et on augmente la profondeur des espaces sus-claviculaire et sous-claviculaire. Il faut que l'épaule *porte à faux*, c'est-à-dire que l'omoplate soit en dehors du lit ou de la table, pendant qu'un aide portera le moignon de l'épaule en arrière et un peu en haut. Si l'épaule est bien placée et la clavicule bien effacée, la ligature sera facile.

SIXIÈME LEÇON

C. — LIGATURE DES ARTÈRES DE LA TÊTE

On fait rarement les ligatures des artères de la tête. Comme il faut, en définitive, en connaître le manuel opératoire, je vais vous dire comment se fait la ligature des artères faciale, temporale superficielle et occipitale.

I. — Ligature de l'artère temporale superficielle.

1° Faites une incision verticale de quatre centimètres entre le condyle du maxillaire inférieur et le tragus ; l'incision dépassera le condyle d'un centimètre, en bas, et de trois en haut; cette incision doit être faite avec une extrême prudence, car en haut l'artère est sous-cutanée.

2° Écartez le tissu cellulaire sous-cutané avec le bout d'une sonde cannelée, pendant qu'un aide écarte les deux lèvres de l'incision de la peau.

3° En examinant attentivement, surtout du côté de l'extrémité supérieure de l'incision, on ne peut manquer d'apercevoir l'artère avec le nerf auriculo-temporal.—Dénudez l'artère et faites la ligature.—Ce vaisseau est un peu plus rapproché du condyle que du tragus.

II. — Ligature de l'artère faciale.

1° Cherchez avec le doigt la saillie du bord antérieur

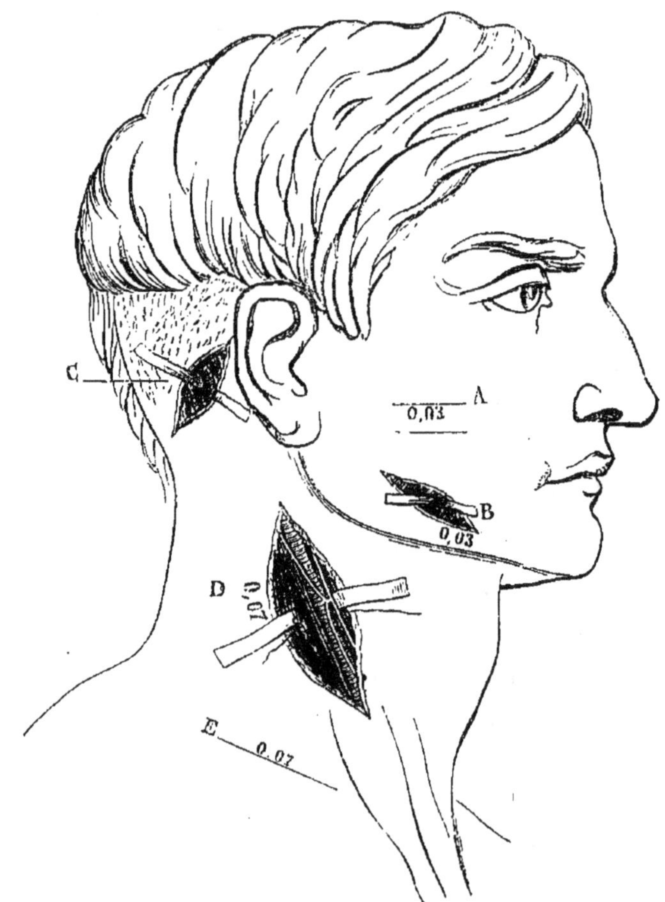

Fig. 26. — Ligature des artères de la tête et du cou.

A. Incision pour découvrir le canal de Sténon. — B. Ligature de l'artère faciale.
— C. Ligature de l'occipitale. — D. Ligature de la carotide primitive. — E.
Incision pour la ligature de la sous-clavière. — Les chiffres indiquent la lon-
gueur des incisions en centimètres.

du masséter sur le bord inférieur du maxillaire inférieur, à trois centimètres en avant de l'angle de la mâchoire.

2° De ce point, tirez une ligne dirigée obliquement vers la commissure des lèvres.

3° Faites sur cette ligne, à partir du bord inférieur du maxillaire, une incision oblique de trois à quatre centimètres.

4° La peau et le peaucier étant incisés, cherchez le bord antérieur du masséter, facile à reconnaître à ses fibres rouges : *c'est le point de repère.*

5° Portez-vous à la partie inférieure de ce bord ; écartez le tissu cellulo-graisseux, et vous apercevrez deux vaisseaux qui affectent la même direction que l'incision de la peau. Prenez le plus flexueux, situé en avant de l'autre, c'est l'artère ; dénudez-la, et faites la ligature.

On peut également faire l'incision perpendiculairement à la direction de l'artère, comme dans la figure 26, mais l'expérience m'a démontré que l'opération est plus facile et moins dangereuse avec l'incision oblique.

III. — Ligature de l'artère occipitale.

1° Faites une incision de quatre à cinq centimètres, oblique en bas et en arrière, à un centimètre en arrière et au-dessous de l'apophyse mastoïde.

2° Divisez ensuite l'aponévrose d'insertion du sterno-mastoïdien et le splénius.

3° Cherchez du doigt le sommet de l'apophyse mas-toïde et en dedans l'apophyse transverse de l'atlas. Cherchez avec la pince et la sonde cannelée entre ces deux apophyses, vous trouverez l'artère sur la face interne du digastrique et vous en ferez la ligature.

D. — LIGATURE DES ARTÈRES DU COU

I. — Ligature de l'artère linguale.

La ligature de l'artère linguale est une opération délicate et que vous ne sauriez exécuter sûrement si vous ne possédez pas des notions suffisantes d'anatomie chirurgicale.

Cette artère naît de la partie antérieure de la carotide externe entre la thyroïdienne supérieure et la faciale ; elle se porte en avant et pénètre dans les parties latérales de la base de la langue de la manière suivante :

A son origine, elle est appliquée sur le constricteur moyen du pharynx et elle s'insinue entre ce muscle et l'hyo-glosse qui la recouvre, à trois ou quatre millimètres au-dessus de la grande corne de l'os hyoïde.

Arrivée à quatre millimètres de la petite corne, elle change de direction et se porte obliquement en haut et en avant, dans l'épaisseur de la langue.

Elle est séparée de la cavité pharyngienne par le constricteur moyen et la muqueuse, et plus loin par le pharyngoglosse et la muqueuse.

Elle est recouverte immédiatement par l'hyo-glosse. Plusieurs organes recouvrent l'hyo-glosse et servent de *points de repère* ou de *ralliement* pour aller à la recherche de l'artère linguale. Parmi les organes recouvrant le muscle hyoglosse, il en existe trois qui limitent entre eux un petit triangle sur le trajet de l'artère linguale : ce sont le tendon du digastrique en bas, le nerf grand hypoglosse en haut et en arrière, et le muscle mylo-hyoïdien en avant.

Ce triangle est masqué par un tissu cellulaire assez dense ; mais lorsqu'on a déchiré ce dernier avec la pince et la sonde cannelée; on aperçoit le triangle dont la surface, de couleur

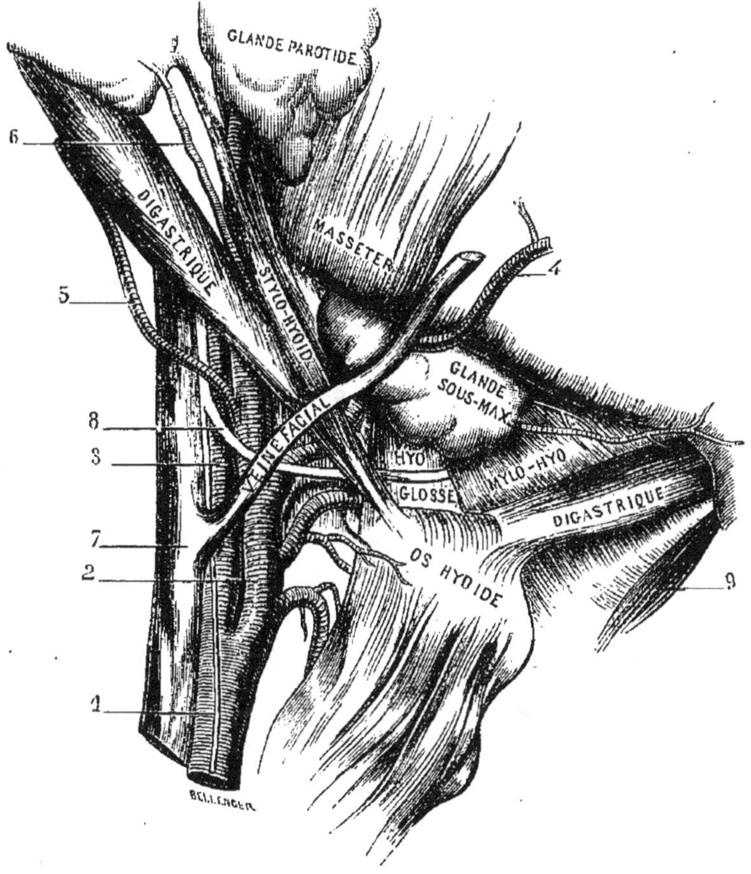

Fig. 27. — Partie latérale du cou, région sus-hyoïdienne.

1, 2, 3. Carotides primitives, interne et externe. — 4. Artère faciale. — 5. Artère occipitale. — 6. Auriculaire postérieure. — 7. Veine jugulaire interne. — 8. Grand hypoglosse.

rouge et formée par l'hyo-glosse, n'a pas un centimètre carré; dont le bord inférieur, concave, est formé par le tendon nacré du muscle digastrique, dont le bord postérieur, profond, aplati et blanchâtre, est constitué par le nerf grand hypoglosse, tandis que le bord antérieur est représenté par le bord postérieur du muscle mylo-hyoïdien.

Le triangle lui-même est recouvert par la glande sous-maxillaire, l'aponévrose cervicale superficielle, le peaucier et la peau.

Les auteurs recommandent la ligature de l'artère linguale dans le petit triangle que je viens de vous signaler. Après vous avoir décrit le procédé des auteurs, je vous décrirai le mien, que vous trouverez, je l'espère, plus simple.

a. — **Procédé des auteurs.**

1° A égale distance de l'os hyoïde et du bord inférieur de la mâchoire, parallèlement à ce bord, faites à la peau une incision de *quatre centimètres*, qui finisse à un doigt du bord antérieur du sterno-mastoïdien ; — 2° Divisez le peaucier et l'aponévrose cervicale ; — 3° Détachez le bord inférieur de la glande sous-maxillaire et faites-le soulever par un aide ; — 4° Reconnaissez le tendon du digastrique formant le bord inférieur du triangle ; — 5° Au-dessus de la concavité de ce tendon, détruisez le tissu cellulaire avec le bec de la sonde cannelée et constatez la présence du mylo-hyoïdien en avant et du grand hypoglosse en arrière ; — 6° Prenez, avec la pince tenue de la main gauche, quelques fibres de l'hyoglosse formant l'aire du triangle et divisez-les avec le bistouri ; — 7° A travers le trou fait avec le bistouri vous apercevrez l'artère qu'il vous faudra saisir avec une aiguille courbe.

b. — **Mon procédé.**

Je ne recommande pas le procédé des auteurs : 1° parce qu'il rend l'opération difficile ; 2° parce que le triangle est quelquefois effacé par suite du déplacement du tendon du digastrique, certains sujets ayant ce tendon à un centimètre au-dessus de l'os hyoïde, tandis qu'il est situé à deux centimètres chez d'autres; 3° enfin, parce que mon procédé ne présente, à mon avis, aucune difficulté.

Premier temps. — Après avoir constaté la présence de la grande corne de l'os hyoïde par la pression sur les deux côtés du cou, après avoir rasé le sujet, si c'est un homme, et l'avoir placé de telle façon que le cou soit étendu, bien éclairé et incliné sur le côté, tracez à l'encre la *ligne d'opération*, ligne horizontale, à peu près parallèle au bord du maxillaire inférieur, à trois ou quatre millimètres au-dessus de la grande corne de l'os hyoïde. (L'os hyoïde est situé dans le sillon qui sépare les régions sus-hyoïdienne et sous-hyoïdienne.)

Deuxième temps. — Sur le trajet de cette ligne, faites à la peau une incision de *quatre centimètres* qui arrivera à un centimètre de la ligne médiane. Écartant ensuite les lèvres de la plaie cutanée avec le pouce et l'index de la main gauche, divisez le peaucier et ménagez la veine faciale que vous pouvez rencontrer à la partie postérieure de la plaie.

Troisième temps. — Assurez-vous par le toucher de la situation de la grande corne de l'os, faites un pli à l'apo-

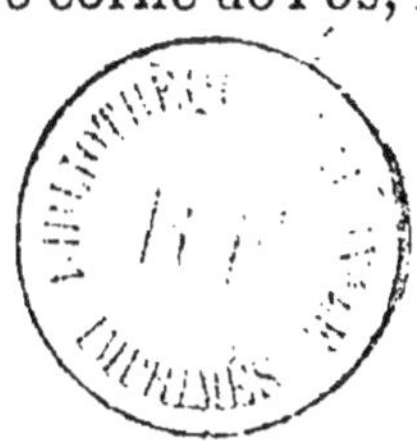

névrose, pratiquez-y une boutonnière, et divisez-la avec précaution sur la sonde cannelée.

Quatrième temps. — Sur quelques sujets, le bord inférieur de la glande sous-maxillaire recouvre la grande corne de l'os hyoïde ; dans ce cas, il faudra relever la glande. Le plus souvent elle n'atteint pas l'os, et la présence de la grande corne indique qu'on est sur le *point de repère*. Avec la pince et la sonde cannelée, déchirez le tissu cellulaire immédiatement au-dessus de la grande corne ; vous apercevrez, à quelques millimètres au-dessus, le tendon du *digastrique* qui pourra, à la rigueur, vous servir de second *point de repère*. Mais ce dernier est inutile, et il vous suffira de constater qu'il y a un muscle à fibres verticales immédiatement au-dessus de la grande corne, entre la grande corne et le ventre postérieur du digastrique. Pincez délicatement les fibres de ce muscle, l'hyo-glosse, avec les pinces tenues de la main gauche, et faites-y une boutonnière avec le bistouri ; vous verrez aussitôt l'artère seule, sans veines et sans nerf.

Cinquième temps. — Dénudez-la avec deux pinces (il est plus facile de se servir de deux pinces que de la sonde cannelée), et chargez-la avec une aiguille de Cooper.

Remarque. — La situation de l'artère linguale ne variant pas, ses rapports avec la grande corne doivent être invariables ; aussi est-il infiniment préférable de prendre cet os pour *point de repère*. Que le digastrique soit plus ou moins haut, peu m'importe, je me contente de découvrir l'hyo-glosse et de le diviser. Avec mon procédé, je n'ai pas de délabrements, je ne décolle pas profondément la glande sous-maxillaire commedans le procédé des auteurs. Enfin ce procédé est d'une exécution facile. J'ajoute qu'on a l'avantage, si l'on se porte vers la partie postérieure de la grande corne, de lier l'artère avant la naissance du rameau dorsal de la langue et de faire, par conséquent, l'hémostase complète dans la moitié correspondante de la langue.

Les seules précautions à prendre sont celles-ci : éviter de blesser la ou les veines superficielles à la partie postérieure de la plaie ; éviter aussi la blessure du grand hypoglosse et de la veine qui l'accompagne à sept ou huit millimètres au-dessus de la grande corne. C'est à égale distance de la grande corne et du nerf qu'on fait la ligature. — Sur le vivant, il faut faire maintenir la grande corne avec une érigne, pour éviter son déplacement par les mouvements de déglutition.

II. — Ligature de l'artère carotide primitive (fig. 28).

Cette artère repose sur les apophyses transverses des vertèbres cervicales, dans l'angle formé par les muscles prévertébraux et les organes de la respiration et de la digestion. La veine jugulaire interne côtoie son côté externe. Elle est recouverte par l'anse nerveuse du grand hypoglosse et les muscles omoplat-hyoïdien et sterno-cléido-mastoïdien, qui la croisent en sens inverse.

A sa partie inférieure, l'artère carotide est recouverte immédiatement par le sterno-thyroïdien et le sterno-hyoïdien, et plus superficiellement par le sterno-mastoïdien (elle répond à l'intervalle qui sépare les deux faisceaux de ce muscle).

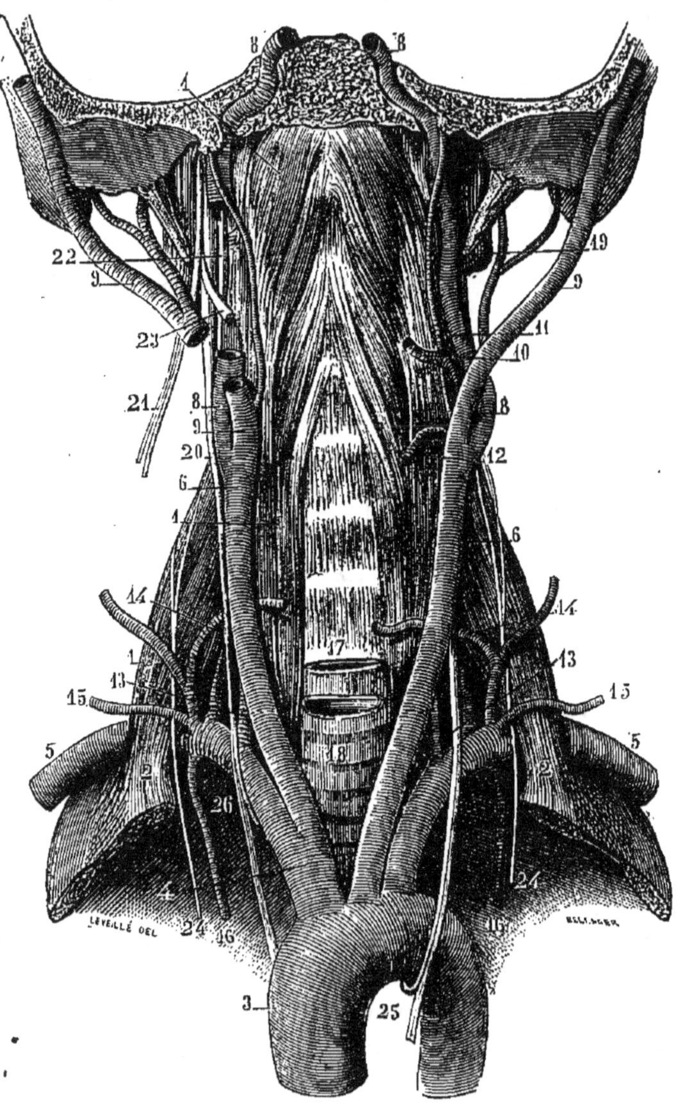

Fig. 28. — Artères du cou.

1. Muscles prévertébraux. — 2. Scalène antérieur. — 3. Aorte. — 4. Tronc brachio-céphalique. — 5. Sous-clavière. — 6. Carotide primitive. — 8. Carotide interne. — 9. Carotide externe. — 10, 11, 12. Branches de la carotide externe. — 13. Vertébrale. — 14. Thyroïdienne inférieure. — 15. Scapulaire supérieure. — 16. Intercostale supérieure. — 17, 18. OEsophage et trachée. — 19. Veine jugulaire interne. — 20. Nerf pneumogastrique. — 21. Branche externe du spinal. — 22. Grand sympathique. — 23. Grand hypoglosse. — 24. Phrénique. — 25. Origine du récurrent gauche. — 26. Origine du récurrent droit.

On lie cette artère de préférence en haut, *lieu d'élection*, mais la ligature peut se faire dans toute son étendue, *lieux de nécessité.*

1° *Au point d'élection.*

Premier temps. — Le cou étant étendu et la tête renversée en arrière, tracez la *ligne d'opération,* le long du bord antérieur du sterno-cléido-mastoïdien. Cette ligne s'étend du lobule de l'oreille à un centimètre en dehors du milieu de la base du sternum. Lorsqu'on suit la ligne des auteurs, de la partie interne de la clavicule à l'apophyse mastoïde, on s'égare quelquefois à cause du peu de précision des indications, et on ne trouve pas l'artère.

Deuxième temps. — Sur le trajet de cette ligne, faites une incision de *six centimètres,* se terminant en haut à la grande corne de l'os hyoïde qu'il faut toucher avant de commencer l'opération. La peau étant divisée, continuez à diviser le tissu cellulaire sous-cutané et le peaucier jusqu'à l'aponévrose.

Troisième temps. — Incisez l'aponévrose dans la même étendue.

Quatrième temps. — Cette incision vous conduit sur le bord antérieur du *sterno-cléido-mastoïdien,* premier *point de repère.* Soulevez ce bord, après avoir fléchi la tête du sujet pour relâcher le muscle, et faites-le écarter en dehors. Vous apercevrez l'*omoplat-hyoïdien,* deuxième *point de repère,* qui croise l'artère de haut en bas et de dedans en dehors. Portez-vous au-dessus de ce muscle, et divisez sur la sonde cannelée la gaîne fibreuse du faisceau vasculo-nerveux du cou. Vous serez surpris par le volume considérable de la jugulaire interne sur le vivant, surtout pendant l'expiration ; faites écarter cette veine légèrement en dehors (sur le cadavre il est inutile de toucher la veine) et portez votre pince et votre sonde cannelée *en dedans, contre le larynx, profondément, dans l'angle* formé par le larynx et le corps thyroïde d'une part et la colonnne vertébrale d'autre part. Écartez du bout de la sonde cannelée le tissu cellulaire, et vous ne tarderez pas à apercevoir un gros cordon, de couleur blanchâtre, uniforme, c'est l'artère carotide primitive. Sur le vivant, on est guidé par les battements de cette artère volumineuse. On n'aperçoit pas l'anse nerveuse du grand hypoglosse, située plus bas.

Cinquième temps. — Isolez le vaisseau et déchirez sa gaîne celluleuse sur une petite étendue. La dénudation doit être bien complète afin d'éviter de comprendre le nerf pneumogastrique dans la ligature.

Sixième temps. — Chargez l'artère de dehors en dedans et assurez-vous que vous n'avez pas pris le nerf. Le fil doit être appliqué à un ou deux centimètres au-dessous de la bifurcation de l'artère.

Remarque. — Dans les ligatures des artères du cou, il faut user le moins possible du bistouri, qui servira à diviser la peau et l'aponévrose et qui ne sera ensuite employé que dans le cas où la sonde cannelée et la pince ne suffiraient pas. — A ceux qui éprouveront quelque difficulté à trouver l'artère dans l'angle formé par la colonne vertébrale et les organes médians, nous dirons que les tubercules antérieurs des apophyses transverses des vertèbres limitent en dehors le plan osseux sur lequel reposent ces vaisseaux. Cette série de tubercules se termine en bas par celui de la sixième vertèbre cervicale, *tubercule carotidien* de Chassaignac situé à six centimètres au-dessus de la clavicule. — Sur le cadavre cette ligature se fait sans difficulté si l'on a soin de se maintenir contre le larynx et le corps thyroïde. — Sur le vivant, la seule difficulté est le volume de la jugulaire interne qu'il faut soigneusement écarter pour éviter sa blessure.

2° *Au point de nécessité.*

Ce point peut se trouver sur tout le trajet de l'artère au-dessous de l'omoplat-hyoïdien. On peut descendre plus bas à gauche, jusqu'à la base du sternum. Dans tous les cas, il faut laisser au moins deux centimètres entre la ligature et l'origine de l'artère. J'ajoute que cette ligature est exceptionnelle.

Premier temps. — Tracez la *ligne d'opération*, qui se compose : 1° d'une ligne verticale partant de l'extrémité interne de la clavicule et se dirigeant en haut ; 2° d'une ligne horizontale se portant de la même extrémité osseuse sur la ligne médiane.

Deuxième temps. — Après avoir exploré avec soin la région au point de vue des veines sous-cutanées et des anomalies artérielles, faites deux incisions de la peau, l'une de *six centimètres* vers la ligne verticale à partir de l'extrémité externe de la clavicule, l'autre de *trois centimètres* et s'étendant de l'extrémité inférieure de la première à la ligne médiane. Ces deux incisions limitent un lambeau triangulaire.

Troisième temps. — Divisez le faisceau sternal du muscle le long de l'incision verticale, couche par couche, jusqu'à sa face profonde, et faites tirer en dedans la lèvre interne de l'incision. Vous rencontrerez alors une autre couche musculaire formée par le muscle sterno-hyoïdien, et quelquefois aussi par le sterno-thyroïdien. Divisez insensiblement cette couche musculaire. (Vous pourriez également faire tirer en dedans ces muscles en même temps que la lèvre interne de la plaie.)

Quatrième temps. — Laissant alors le bistouri, prenez la sonde cannelée et la pince, et déchirez le feuillet fibro-celluleux sous-jacent qui recouvre les veines thyroïdiennes. Faites écarter ces veines en dedans. Portez-vous alors en dedans, du côté de la trachée-artère, *point de repère*, et cherchez le vaisseau entre la trachée et la jugulaire interne.

Cinquième temps. — L'artère étant isolée et la veine écartée en dehors, dénudez-la complètement dans une petite étendue.

Sixième temps. — Chargez l'artère de dehors en dedans et évitez de prendre le nerf pneumo-gastrique avec le vaisseau.

SEPTIÈME LEÇON

III. — Ligature des artères carotides interne et externe.

La même opération sert pour les deux artères.

Ces deux artères naissent de la carotide primitive un peu au-dessus du bord supérieur du cartilage thyroïde ; elles se portent en haut contre la paroi du pharynx et disparaissent bientôt, après un trajet d'environ quatre ou cinq centimètres, l'une en arrière de la glande parotide, l'autre dans l'épaisseur de cette glande. C'est vers le milieu de ce trajet qu'on en fait la ligature.

La carotide interne est externe à son origine, puis elle est postérieure à la carotide externe qu'elle contourne. Elle ne fournit aucune branche collatérale, tandis que la carotide externe en fournit un grand nombre.

Les deux carotides sont accompagnées par une veine, la jugulaire interne est en dehors de la carotide interne et la jugulaire externe en dehors de la carotide externe.

Les deux carotides sont recouvertes par le muscle stylo-hyoïdien, le ventre postérieur du digastrique et la partie inférieure de la courbe décrite par le grand hypoglosse, courbe dont la hauteur varie. Elles sont recouvertes en outre par une aponévrose assez résistante, par des ganglions lymphatiques plus ou moins nombreux, par le peaucier, et elles correspondent au bord antérieur du sterno-cléido-mastoïdien. Ajoutons qu'elles sont encore recouvertes par plusieurs veines collatérales se jetant dans la jugulaire externe.

Le nerf pneumogastrique est situé en arrière et en dehors de la carotide interne.

Premier temps. — Tracez la *ligne d'opération* de la partie postérieure du lobule de l'oreille à la fourchette du sternum, à un centimètre de la ligne médiane.

Deuxième temps. — Faites une incision de la peau longue de *six centimètres*. L'extrémité inférieure de l'incision sera située à deux centimètres au-dessous de la grande corne de l'os hyoïde (l'os hyoïde se trouve dans le sillon qui sépare les régions sus-hyoïdienne et sous-hyoïdienne). Écartez les lèvres de la plaie avec le pouce et l'index et divisez le peaucier et le tissu cellulaire jusqu'à l'aponévrose, en ayant soin de ménager, si vous la rencontrez, la jugulaire externe qui descend de l'épaisseur de la parotide sur la face externe du sterno-mastoïdien.

Troisième temps. — Incisez l'aponévrose sur la sonde cannelée, et n'oubliez pas d'y faire au préalable une boutonnière en dédolant.

Quatrième temps.—Cherchez le bord antérieur du *sterno-mastoïdien, point de repère ;* écartez-le légèrement quoiqu'il gêne bien peu vos manœuvres. Cherchez au-dessus un second point de repère, le *ventre postérieur du digastrique* (je me trouve toujours bien d'indiquer aux élèves ce point de repère). Au-dessous du digastrique, situé à la partie supérieure de la plaie, vous verrez le grand hypoglosse, qui constitue un troisième point de repère dont vous pouvez fort bien vous passer. Enfin vous avez sous les yeux le faisceau vasculaire.

Cinquième temps. — Choisissez la carotide sur laquelle vous voulez porter la ligature et n'oubliez pas que l'interne est en dehors. Mais comme on peut avoir déplacé les artères pendant l'opération, il est préférable de les distinguer par un autre caractère. La carotide interne ne fournit pas de branches collatérales. Cherchez donc une collatérale quelconque, elle vous conduira infailliblement sur la carotide externe.

L'artère carotide externe n'est plus en contact, à ce niveau, avec la veine jugulaire externe, il est donc facile de l'isoler et de la dénuder. La carotide interne est en contact avec la jugulaire interne, qu'il faut rejeter en dehors avant de procéder à la dénudation de l'artère. Cette dénudation devra être parfaite à cause du pneumogastrique et des nombreux nerfs vaso-moteurs qui l'enlacent.

Sixième temps. — Chargez l'artère et faites la ligature. Peu importe le lieu où l'on place le fil sur la carotide interne, vous vous assurerez simplement que vous n'avez pas lié le nerf pneumo-gastrique. Il n'en est pas de même pour l'autre ; on fait généralement la ligature entre la thyroïdienne supérieure et la linguale. L'intervalle qui sépare ces deux vaisseaux a rarement plus d'un centimètre, aussi vous aurez soin d'appliquer le fil tout près de la linguale. Si l'intervalle existant entre la ligature et les collatérales qui sont au-dessus, linguale et faciale, vous paraissait trop restreint, vous pourriez faire en même temps la ligature de ces collatérales.

Remarque. — On réussit toujours cette opération,

mais on est considérablement gêné par les veines du voisinage. Pour les éviter, il ne faut pas vous presser et vous devez rejeter méthodiquement ces vaisseaux à mesure que vous les rencontrerez.

IV. — Ligature du tronc brachio-céphalique.

L'opération est la même que celle de la carotide primitive dans les *points de nécessité*, avec cette différence que l'opération ne peut se faire qu'à droite, puisqu'il n'y a ordinairement qu'un tronc artériel. Le *cinquième* et le *sixième temps* exigent les plus grandes précautions. Pour dénuder, vous suivrez de haut en bas la carotide primitive, et vous arriverez sur l'angle de réunion de cette artère et de la sous-clavière. Faites porter en avant le tronc veineux brachio-céphalique droit, saisissez la gaîne du tronc artériel et dénudez. Vous passerez ensuite le fil au moyen de l'aiguille de Deschamps ou de Cooper, selon que l'une ou l'autre vous paraîtra plus commode pour le cas particulier. La ligature doit être placée tout près de la bifurcation de l'artère.

V. — Ligature de l'artère sous-clavière.

L'artère sous-clavière est à cheval sur la première côte. Elle offre : 1° une portion interne, *en dedans des scalènes*, reposant sur le sommet du cul-de-sac supérieur de la plèvre, en arrière de la veine correspondante et de la terminaison de la jugulaire interne ; 2° une portion moyenne, la plus élevée, *entre les scalènes*, reposant sur la première côte, séparée de la veine sous-clavière par toute l'épaisseur du scalène antérieur et en rapport en arrière avec les nerfs du plexus brachial; 3° une portion externe, *en dehors des scalènes*, reposant sur le premier espace intercostal, en arrière de la

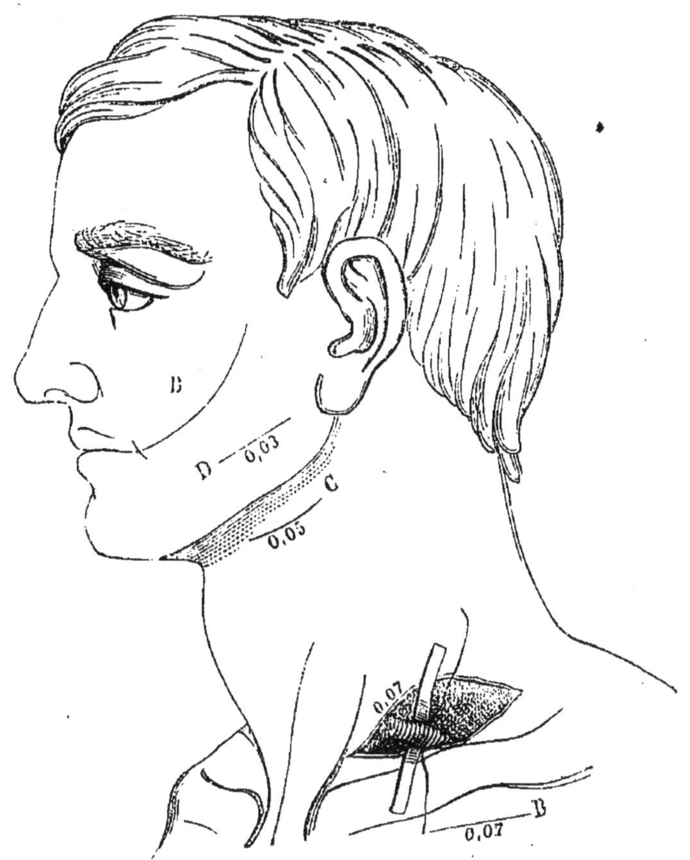

Fig. 29. — Ligature des artères de la tête et du cou.

A. Ligature de l'artère sous-clavière. — B. Incision courbe pour la résection du maxillaire supérieur. — C. Incision pour la ligature de la linguale. — D. Incision pour la ligature de la faciale.
Les chiffres indiquent la longueur des incisions en centimètres.

veine qui la sépare de la clavicule. Cette dernière portion de l'artère, sur laquelle on fait ordinairement la ligature, est recouverte par l'omoplat-hyoïdien, l'aponévrose cervicale et

7

le peaucier; elle est située en avant des nerfs du plexus brachial. Je ne vous parle pas des vaisseaux scapulaires ; le plus souvent on ne les voit pas parce qu'ils ont une direction à peu près parallèle à celle de l'incision ; si vous les rencontriez, vous les feriez écarter.

1° *En dehors des scalènes.*

Premier temps. — La tête du malade est placée dans l'extension, la face tournée du côté opposé à celui où l'on opère, la région bien éclairée. L'omoplate du côté de l'opération doit porter en dehors du lit ou de la table sur laquelle on opère, de telle sorte qu'un aide puisse effacer la clavicule en la portant en arrière et un peu en haut. Évitez surtout que l'omoplate appuie sur le lit ou la table, la clavicule serait projetée en avant et augmenterait considérablement la profondeur de l'artère. Toutes ces précautions prises, tracez la *ligne d'opération* parallèlement à la clavicule, à un centimètre au-dessus de cet os.

Deuxième temps. — Faites à la peau sur le trajet de cette ligne une incision de *sept centimètres*, dont l'extrémité interne sera éloignée de l'articulation sterno-claviculaire par un intervalle de deux centimètres et demi. Je vous recommande ici les précautions que je vous ai indiquées pour l'incision de la peau dans la ligature de l'axillaire au-dessous de la clavicule, c'est-à-dire de faire glisser, avec la main gauche, la ligne d'opération jusque sur la clavicule, pour inciser la peau directement sur l'os.

Troisième temps. — L'incision cutanée et celle du peaucier étant ainsi faites sans que vous ayez couru aucun risque de blesser quelque organe, incisez sur la sonde cannelée une aponévrose étendue du sterno-mastoïdien au trapèze, et agissez prudemment pour ne point blesser la veine jugulaire externe. Ordinairement, vous apercevrez cette veine après la division du premier feuillet aponévrotique. Faites écarter cette veine en dehors et en bas, et portez-vous à la partie interne de la plaie. Si le sterno-mastoïdien vous paraît un peu large, n'hésitez pas à diviser en travers son bord externe. Cette division du muscle n'offre aucun inconvénient, elle facilite la recherche de l'artère ; je la conseille ordinairement dans mes cours.

Quatrième temps. — Après la division de l'aponévrose, l'écartement de la veine jugulaire externe et la section du sterno-mastoïdien, portez l'extrémité de l'index gauche vers le côté interne de la plaie et cherchez immédiatement en arrière du sterno-cléido-mastoïdien le *point de repère*, c'est-à-dire le *scalène antérieur*, que le doigt reconnaît facilement à sa rigidité (il est vertical et tendu comme une corde). Aucun autre organe ne peut être confondu avec ce muscle. Ce n'est donc que par surcroît de précaution que vous pourrez chercher un deuxième *point de repère* sur son bord externe, le *nerf phrénique*. Parcourez avec le doigt la surface du scalène en descendant jusqu'à son extrémité inférieure : vous serez arrêté par la première côte, et votre doigt sentira un tubercule osseux, le *tubercule de Lisfranc*, troisième *point de repère*, situé à deux centimètres et demi en arrière de l'extrémité interne de la clavicule, directement en arrière du point de réunion du tiers interne et du tiers moyen de cet os. (Le volume de ce tubercule est fort variable ; si vous ne le rencontrez pas, arrêtez-vous au point d'insertion du scalène sur la première côte.)

Cinquième temps. — Lorsque votre doigt sera arrivé sur la première côte, placez le bout de l'ongle sur le tubercule, la pulpe du doigt regardant l'articulation sterno-claviculaire, et la face dorsale de l'ongle appuyant un peu sur le scalène. Dans cette position, le doigt est placé entre la veine sous-clavière, située en avant, et l'artère située immédiatement en arrière du scalène, et par conséquent de l'ongle. Avec le bec de la sonde cannelée tenue de la main droite, portez-vous derrière l'ongle resté en place et écartez en dehors, sans vous presser, les ganglions et la graisse. Touchez la première côte avec le bec de la sonde cannelée en arrière de l'ongle et examinez avec soin le fond de la plaie, vous ne tarderez pas à apercevoir, sur le cadavre, un cordon blanchâtre aplati sur la première côte, c'est l'artère ; il faut en faire la ligature sur la première côte.

Sixième temps. — Isolez l'artère, saisissez sa gaîne, déchirez-la et faites la dénudation du vaisseau.

Septième temps. — Chargez-la d'arrière en avant avec l'aiguille de Deschamps, en vous aidant de l'index du côté gauche, qui protégera la veine sous-clavière. Au moment de passer l'aiguille, vous pouvez vous aider de l'indicateur gauche, qui attirera l'artère en avant et que vous reporterez sur la veine aussitôt que l'artère sera chargée.

Remarque. — Ce procédé est de Lisfranc ; il est préférable à tous les autres. Cette opération demande beaucoup de soin sur le vivant, à cause de la présence de veines volumineuses. Si vous suivez les règles que je viens de vous tracer, et si vous vous tenez à l'angle interne de la plaie, vous arriverez facilement sur l'artère.

2° *Entre les scalènes.*

Pour lier l'artère sous-clavière entre les scalènes, on commence l'opération comme-ci-dessus, mais au quatrième temps, après avoir rencontré le scalène antérieur et la première côte, vous diviserez le scalène en travers, avec un bistouri boutonné, près de son insertion à la côte. Tàchez de voir jusqu'au fond de la plaie afin de ménager la veine sous-clavière en avant, le phrénique en avant et en dedans, les artères thyroïdiennes inférieures et vertébrales en dedans et en arrière. Ce muscle divisé se rétractera, et vous apercevrez l'artère au fond de la plaie ; elle repose sur la première côte, en avant et au-dessous des nerfs du plexus brachial. Elle est horizontale à ce niveau, et même oblique en haut et en dehors, tandis que les nerfs que l'on peut apercevoir sont obliques en bas et en dehors. Vous dénuderez l'artère et vous la chargerez comme pour la ligature en dehors des scalènes.

Remarque. — Je préfère diviser le muscle selon le procédé de Dupuytren. Celui de Malgaigne, qui conseille la section un peu plus haut, fibre par fibre, n'est pas plus facile et il expose autant à la blessure des vaisseaux et bien plus à celle du nerf phrénique qui est de plus en plus externe à mesure qu'on se rapproche des insertions à la colonne vertébrale.

3° *En dedans des scalènes.*

Cette opération ne se pratique plus à cause du voisinage de la plèvre et d'autres organes importants, et aussi à cause de la présence des nombreuses branches collatérales. Cependant si vous vouliez faire cette ligature, vous auriez recours au procédé de la ligature de la carotide primitive en bas, que je vous ai indiqué dans la dernière leçon.

VI. — **Ligature de l'artère vertébrale.**

Cette ligature n'a été faite qu'une fois sur le vivant par Maisonneuve ; il ne fit pas une opération réglée puisqu'il lia l'artère dans la plaie. La rareté de cette opération explique le nombre de procédés qui ont été proposés. Voici celui que je préfère sur le cadavre.

Je vous conseille de commencer l'opération comme si vous vouliez faire la ligature de la carotide primitive à la partie inférieure. Cherchez le *tubercule carotidien* signalé par Chassaignac (tubercule antérieur de l'apophyse transverse de la sixième vertèbre cervicale), écartez la carotide primitive et la jugulaire en dedans, et cherchez l'artère plus bas, au moment où elle va s'engager dans l'apophyse transverse de la sixième vertèbre cervicale.

Il faut manœuvrer avec précaution pour ne pas blesser les veines de la région.

Vous arriveriez également sur l'origine de l'artère en opérant comme pour la ligature de la sous-clavière entre les scalènes ; vous trouveriez facilement l'origine de la vertébrale, sur laquelle vous feriez porter la ligature. Mais je vous recommande le premier procédé, même sur le vivant, parce que la ligature sera située à une certaine distance du tronc artériel d'où procède la vertébrale.

E. — LIGATURE DES ARTÈRES DU TRONC

I. — **Ligature de l'artère mammaire interne.**

Cherchez avec la pulpe du doigt le plus large des espaces intercostaux près du sternum ; c'est ordinairement le deuxième ou le troisième.

A son extrémité antérieure, tout près du sternum, faites une incision oblique de *quatre à cinq centimètres*, étendue de l'articulation chondro-sternale, qui est au-dessus, jusqu'au bord inférieur du même espace, à deux centimètres en dehors du sternum.

La peau étant incisée, divisez le grand pectoral, puis avec beaucoup de précautions la mince couche tendineuse et musculaire appartenant au muscle intercostal interne, l'externe n'existant pas à ce niveau.

Avec la pointe de la sonde cannelée, écartez un peu le tissu cellulo-graisseux situé au-dessous de ce muscle : vous apercevrez l'artère et la ou les veines mammaires dirigées verticalement, à cinq ou six millimètres en dehors du bord du sternum.

Remarque. — Quand la région est bien éclairée on reconnaît qu'il n'y a plus rien à diviser lorsqu'on ne voit plus de fibres et qu'on rencontre du tissu cellulo-graisseux. Cette opération doit être faite avec précaution, dans la crainte de blesser la plèvre sous-jacente. Dans le deuxième espace intercostal, vous rencontrerez quelquefois contre l'artère un ganglion lymphatique très volumineux, ce dont il faut être prévenu.

II. — Ligature de l'artère iliaque externe.

L'artère iliaque externe, étendue de l'iliaque primitive (vers la symphyse sacro-iliaque) à la fémorale (au niveau de l'arcade crurale), suit le bord interne du psoas, au-dessus du détroit supérieur du bassin. La veine iliaque externe est en dedans de l'artère à la partie inférieure et en arrière à la partie supérieure. Ces deux vaisseaux, recouverts par le péritoine, sont appliqués contre le psoas par un dédoublement du fascia iliaca.

Premier temps. — Après avoir reconnu par le toucher la présence de l'arcade crurale, de l'épine pubienne et de l'épine iliaque antéro-supérieure, tracez la *ligne d'opération*, commençant à *un centimètre en dedans du milieu* de l'arcade crurale, se portant en dehors parallèlement à l'arcade crurale et à un centimètre au-dessus, et remontant, en dedans de l'épine iliaque antéro-supérieure, jusqu'à une hauteur de trois centimètres environ. Cette ligne décrit un croissant à concavité interne et supérieure dont la longueur totale mesure *neuf centimètres*, six pour la branche interne et trois pour l'externe.

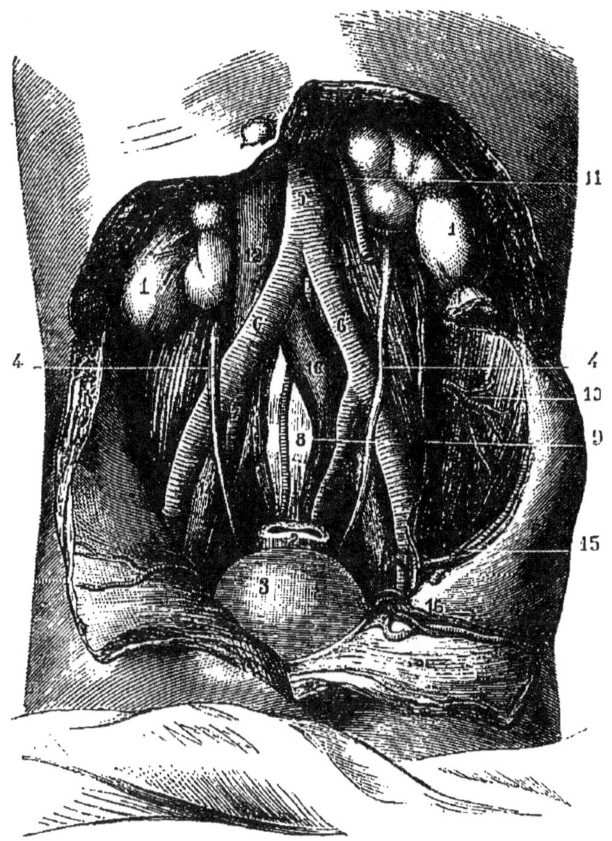

Fig. 30. — Artères iliaques.

1. Intestins. — 2. Rectum. — 3. Vessie. — 4. Uretère. — 5. Aorte. — 6. Iliaque primitive. — 7. Iliaque interne. — 8. Iliaque externe. — 9. Vaisseaux spermatiques. — 10. Artère ilio-lombaire. — 11. Mésentérique inférieure. — 12. Veine cave inférieure. — 13. Veine iliaque primitive. — 14. Veine iliaque externe. — 15. Artère circonflexe iliaque. — 16. Vaisseaux épigastriques.

Deuxième temps. — Incisez, sur toute la longueur de cette ligne, la peau et le tissu cellulaire sous-cutané

7.

jusqu'aux fibres du muscle grand oblique, parallèles, nacrées et obliques en bas et en dedans. Dans cette région le tissu cellulaire sous-cutané est comme aponévrotique ; il est bon d'être prévenu, parce qu'on pourrait se croire sur le grand oblique avant d'y être arrivé.

Troisième temps. — Ce temps est, pour ainsi dire, mathématique. Les fibres blanches du grand oblique étant reconnues, incisez-les dans toute l'étendue de l'incision cutanée ; vous apercevrez au-dessous une couche de fibres musculaires dont la couleur rouge tranche sur celle du grand oblique qui a été divisé. Incisez à leur tour, et par petits coups successifs, ces fibres appartenant au petit oblique et au transverse. Faites éponger avec soin sur le vivant, et vous verrez nettement, aussi bien que sur le cadavre, après la division des fibres charnues, un plan fibro-celluleux d'un blanc grisâtre, le *fascia transversalis*, véritable point de repère.

Quatrième temps. — Le fascia transversalis étant découvert dans toute l'étendue de l'incision, laissez de côté tous les instruments et ne vous servez plus que des doigts. Placez l'extrémité des deux indicateurs dans la plaie, perpendiculairement à sa direction, et refoulez en arrière, en haut et un peu en dedans le fascia transversalis et le péritoine. Le plus souvent ce refoulement sera facile, et si vous vous rapprochez de l'extrémité interne de la plaie, vos doigts sentiront dans les parties profondes un bord dur, volumineux et arrondi : c'est le bord du psoas, sur lequel reposent les vaisseaux iliaques·

externes. On peut sentir l'artère rouler sous le doigt.

Vous devez comprendre ce qu'il faut de prudence pour ce temps de l'opération. Un mouvement brusque vous expose à blesser le péritoine. Je vous recommande aussi d'opérer le refoulement de cette membrane surtout du côté interne.

Chez quelques sujets, chez les hommes principalement, le fascia transversalis est résistant et ne cède.pas aux doigts qui cherchent à le refouler. Dans ces cas, vous ferez une boutonnière à cette membrane, en dédolant, et vous la diviserez avec précaution sur la sonde cannelée. Puis le refoulement du péritoine n'offrira aucune difficulté.

Cinquième temps. — Faites écarter en haut la lèvre supérieure de la plaie, vous verrez l'artère, aisée à reconnaître, sur le cadavre, à sa couleur blanc rosé qui tranche sur celle de la veine qui est en dedans, et du muscle qui est en dehors. Isolez l'artère, déchirez sa gaîne celluleuse comme il a été dit aux généralités et faites la dénudation. Quelquefois l'artère est entourée d'une couche de tissu cellulo-graisseux qu'il faut déchirer avant d'apercevoir le vaisseau.

Sixième temps. — Chargez-la de dedans en dehors avec une aiguille de Deschamps.

Remarque. — Cette opération est délicate, mais non difficile. Il faut apporter le plus grand soin à la division des couches de la paroi abdominale et au refoulement du péritoine. On pourrait certainement faire cette ligature les yeux fermés, après l'incision des muscle petit oblique et transverse.

Il est inutile, je pense, de vous faire remarquer que le canal inguinal n'est pas ouvert pendant cette opération. Vous n'apercevez pas l'artère épigastrique située un peu en dedans. L'artère sous-cutanée abdominale pourra être divisée ; vous en ferez la ligature ou la torsion sur le vivant.

Le procédé que j'emploie est celui de A. Cooper, il a l'avantage de ne point exposer à la blessure du péritoine, et de ménager tous les organes importants qui avoisinent l'iliaque externe : canal déférent chez l'homme, ligament rond chez la femme, artère épigastrique. Malgaigne accuse ce procédé de favoriser des hernies consécutives. C'est de la pure théorie. Qu'on me montre une hernie à la suite de cette opération. Du reste, ce procédé est précieux, parce qu'il permet de lier l'artère sur toute sa longueur et même de porter la ligature sur l'iliaque interne et sur l'iliaque primitive s'il en est besoin.

Le procédé de Bogros consiste à diviser la paroi abdominale, parallèlement à l'arcade crurale et immédiatement au-dessus. Avec ce procédé, il n'y a pas de péritoine à décoller, mais on ne peut placer la ligature que tout à fait à la partie inférieure.

Dans le procédé d'Abernethy, on divise la paroi abdominale par une incision presque verticale, suivant la direction de l'iliaque externe. Malgaigne l'a modifié en portant la partie supérieure de l'incision un peu en dehors. A mon avis, la blessure du péritoine est plus à craindre dans ces deux derniers procédés,

III. — Ligature de l'artère iliaque interne,

L'opération est la même que pour l'iliaque externe. Voici les seules différences : comme il faut pénétrer plus profondément et qu'il faut, par conséquent, une voie plus large, il suffit de prolonger en haut, de *deux centimètres*, la branche externe de l'incision en croissant. Le reste de l'opération se fait comme pour l'iliaque externe.

Au moment où l'aide soulèvera avec un écarteur la lèvre supérieure de l'incision, vous refoulerez le péritoine en dedans et en haut, dans la direction de l'iliaque interne. Vous trouverez cette artère en suivant l'iliaque externe jusqu'à son origine ; elle plonge dans le bassin où vous la découvrirez et où il vous sera facile d'en faire la dénudation et de la charger.

IV. — Ligature de l'artère iliaque primitive.

Vous emploierez le même procédé que pour l'iliaque interne. Il ne sera pas même utile d'agrandir l'incision de la paroi abdominale.

Ce serait encore le même procédé si vous vouliez lier l'aorte comme exercice d'amphithéâtre. Seulement, dans ce dernier cas, il faudrait encore agrandir l'incision en haut et en dehors et redoubler de précautions à la fin de l'incision des muscles, plus voisins du péritoine à ce niveau.

V. — Ligature de l'artère épigastrique.

Rendez-vous bien compte de la situation de l'arcade crurale, de l'épine iliaque antéro-supérieure et de l'épine du pubis. Explorez bien la région sur le vivant. Faites ensuite une incision de la peau et du tissu cellulaire sous-cutané, à un centimètre au-dessus de l'arcade crurale et parallèlement à cette arcade. L'incision aura *quatre centimètres ;* son extrémité externe correspondra exactement au milieu de l'arcade et sa partie moyenne à l'artère épigastrique elle-même.

La peau et le tissu cellulaire étant incisés, divisez les muscles de la paroi abdominale, comme je vous l'ai dit pour l'iliaque externe. Faites ensuite la division du fascia transversalis sur la sonde cannelée, s'il est résistant, ou bien déchirez-le. Vous rencontrerez une certaine quantité de graisse jaunâtre, au milieu de laquelle vous trouverez l'artère, que vous dénuderez et chargerez.

HUITIÈME LEÇON

DES AMPUTATIONS EN GÉNÉRAL

On appelle *amputation* une opération par laquelle on retranche une plus ou moins grande étendue de l'extrémité d'un membre ou le membre tout entier.

Remarque. — Permettez-moi de vous donner un conseil, mes chers élèves. Aujourd'hui vous savez faire les ligatures, et pas un d'entre vous, j'en ai la certitude, ne manquerait une artère. Eh bien, je ne crains pas de vous le prédire, il y en a probablement parmi vous qui ne parviendront à réussir les amputations qu'avec une grande difficulté. Je vais vous en dire la raison : vous n'étudiez pas assez les règles générales du manuel opératoire des amputations. C'est là une faute capitale que vous devez éviter de commettre, je vous engage donc à bien étudier les *amputations en général*, et surtout le *manuel opératoire des diverses méthodes*, avant de commencer les opérations en particulier. Si les ligatures vous paraissent plus faciles, c'est parce que vous êtes forcés de connaître les règles générales des ligatures pour en faire une seule, et qu'il n'y a pas plusieurs méthodes pour faire ces opérations.

Division. — Vous devez en distinguer deux espèces :
1° les amputations dans la *continuité* des os ; 2° les opérations dans la *contiguité.* Les premières sont les *amputations* proprement dites, elles comportent l'usage de
la scie, du sécateur si l'os est de petit volume. Les autres sont les *désarticulations.*

Les procédés étant sensiblement les mêmes pour les
deux espèces d'amputations, et ne différant que par
la section ou la non section des os, les règles générales
que je vais exposer devant vous seront applicables
aux amputations proprement dites et aux désarticulations.

Le manuel opératoire des amputations n'est pas aussi
simple que celui des ligatures, je vous le répète. Ces
dernières comprennent chacune un ou deux procédés,
rarement plus. Il n'en est pas de même pour les amputations, dans lesquelles nous aurons souvent à distinguer
non seulement les *procédés* particuliers de tel ou tel
auteur, mais encore des *méthodes* générales d'où déri-
vent les divers procédés.

Méthodes. — Les méthodes sont les modes divers
d'après lesquels l'amputation peut être pratiquée. Ce
sont des modes opératoires, des manières d'opérer.
Ainsi, quand on pratique une opération en divisant
circulairement les parties molles, on ampute par la
méthode circulaire. Si l'amputation est faite en conservant au delà de l'os divisé une portion plus ou moins
considérable des parties molles, formant des *lambeaux,*
on fait l'opération par la *méthode à lambeaux.*

Procédés. — Les procédés sont, pour ainsi dire, des

variétés dans les méthodes. Chaque méthode se compose ordinairement de plusieurs procédés. Ainsi, dans la méthode à un lambeau, vous trouverez les procédés à lambeau externe, à lambeau postérieur, etc. Le procédé prend quelquefois le nom de l'auteur qui a modifié la méthode ; c'est ainsi que, dans la méthode circulaire, on distingue les procédés d'Alanson, de Desault, etc.

RÈGLES GÉNÉRALES APPLICABLES A TOUTES LES MÉTHODES

Je dois vous dire quelques mots de la division des parties molles, de la section des os, de la réunion, du pansement et de la cicatrisation.

Nous étudions ici principalement le manuel opératoire des diverses opérations, et nous ne nous occupons pas du côté clinique. Je dérogerai à cette règle aujourd'hui, et je vous parlerai avec quelques détails du pansement, parce que cette importante question de chirurgie est à l'ordre du jour, et aussi parce qu'il me semble bon de réunir en un seul chapitre et de mettre pour ainsi dire en regard les nouveaux pansements qui ont opéré une véritable révolution en chirurgie. Lorsque je vous aurai fait connaître ces nouveaux pansements, les services qu'ils rendent, vous direz certainement avec moi : la chirurgie du dix-neuvième siècle est la *chirurgie de la conservation et du progrès*.

Quels que soient la méthode et le procédé employés, vous terminerez une opération de la même manière dans tous les cas. C'est principalement par la division des parties molles et surtout de la peau que se distinguent les méthodes et les procédés. Nous en parlerons en étudiant les méthodes en particulier.

A l'amphithéâtre, on se préoccupe médiocrement du résultat de l'opération, et pourvu que l'os soit suffisamment recouvert par les parties molles, on se déclare satisfait.

Malheureusement on n'apporte pas assez de soins dans le manuel opératoire des opérations d'amphithéâtre. Je vous engage à avoir toujours présente à l'esprit cette pensée que les exercices opératoires sur *le cadavre* n'ont d'autre but que de vous mettre à même d'exécuter les mêmes opérations sur *le vivant*. Cette recommandation presque naïve est, hélas! nécessaire. Je dois donc vous faire connaître en détail les diverses phases des opérations en vous priant de toujours songer au résultat de l'opération au point de vue du malade.

A ce point de vue rien n'est indifférent dans les amputations. La section des parties molles a pour but de recouvrir l'os, d'empêcher les altérations consécutives et de fournir plus tard à l'extrémité osseuse un coussin protecteur de parties molles. Elle a pour but aussi d'éviter que la cicatrice gêne le malade. Enfin vous ne devez pas oublier que le plus souvent la portion de membre amputée sera remplacée par un appareil prothétique qui doit être supporté par le malade.

Si vous n'opérez pas sur le cadavre en songeant à ce que vous feriez sur le vivant, vous serez tout étonnés, plus tard, d'être obligés de recommencer une opération, parce que l'os ne sera pas recouvert de parties molles, parce que la cicatrice, recevant la pression de l'os, sera douloureuse et ne laissera aucun repos au malade, etc., etc. On ne recommence pas sans remords une opération de cette gravité.

§ 1. — Ischémie préliminaire.

De tout temps, les chirurgiens ont cherché à éviter au malade des pertes de sang pendant les amputations. Ils y parvenaient généralement en faisant comprimer par un aide l'artère principale du membre ou en se servant d'un compresseur ; mais la compression, même bien faite, de l'artère ne mettait pas à l'abri de l'hémorrhagie.

Un grand progrès a été réalisé dans cette voie et l'on obtient une ischémie parfaite au moyen de la *compression élastique* par l'appareil d'Esmarch. La réglementation d'une *bande élastique*, qui permet de ne pas dépasser le but utile de la compression, a donné d'excellents résultats à M. Houzé de l'Aulnoit, professeur de clinique chirurgicale à la Faculté de médecine de Lille.

Appareil d'Esmarch.

Ce moyen d'hémostase, produisant l'ischémie (de ἴσχειν, arrêter, et αἷμα, sang) du membre à amputer est de date toute récente, et il n'est entré dans la pratique chirurgicale française que depuis 1874.

Il consiste essentiellement dans l'emploi d'une *bande élastique* d'un tissu spécial et d'un *lien en caoutchouc* de résistance convenable, garni d'attaches métalliques à ses extrémités.

Voici comment vous procédez à la pose de l'appareil.

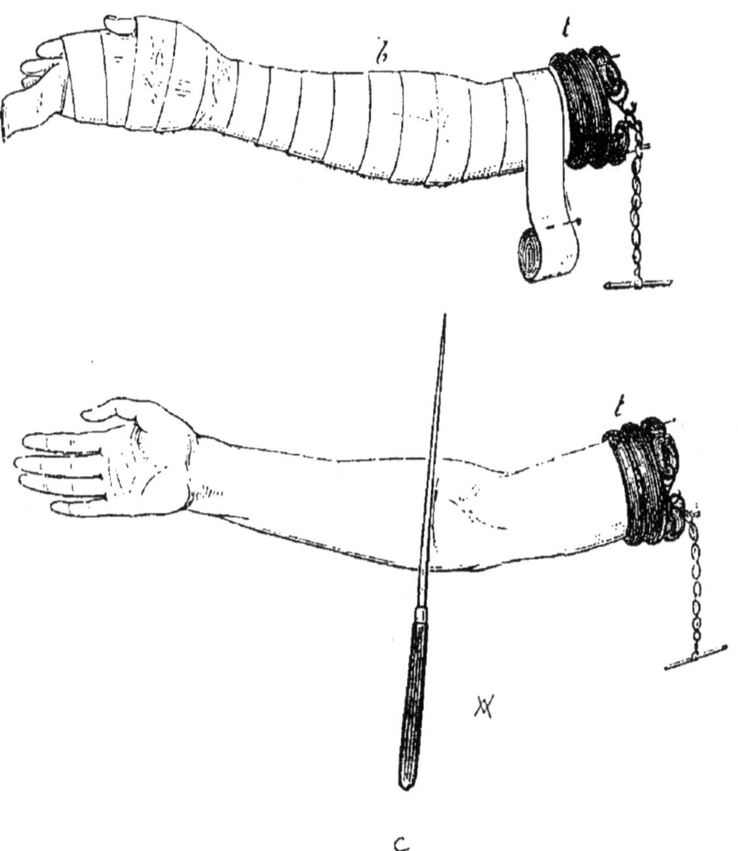

Fig. 31. — Application de l'appareil d'Esmarch.

Supposons qu'il s'agit de l'avant-bras : pendant que le malade est soumis à la chloroformisation, vous enveloppez la main d'une couche de ouate dans le but de répartir également la compression à l'extrémité du membre. Vous appliquez ensuite méthodiquement la bande élastique, comme s'il s'agissait d'un bandage roulé ordinaire, depuis les doigts jusqu'au milieu du bras. Ayez soin de laisser le chef initial libre, vous verrez bientôt pourquoi.

Il faudra à chaque tour n'exercer qu'une traction assez légère de façon à ne produire qu'une compression peu énergique. Ne faites pas de *renversés ;* chaque *doloire* ne doit empiéter sur celle qui précède que d'un tiers ou de la moitié de sa largeur. *Ce premier temps de l'application de l'appareil détermine le reflux dans la circulation générale du sang contenu dans le membre.*

Parvenu à une certaine hauteur au-dessus du point que vous voulez opérer, arrêtez le bandage et appliquez sur les dernières circulaires de la bande trois ou quatre tours du *lien élastique* vigoureusement tendu, que vous fixerez facilement à l'aide du crochet et de la gourmette. *En accomplissant ce second temps qui termine l'application de l'appareil, vous assurez d'une façon définitive l'anémie du membre. Le lien comprime exactement les parties molles et les vaisseaux ; le sang ne peut dès lors arriver dans la partie étranglée.*

Prenez alors la bande par son chef initial, déroulez le bandage de bas en haut jusqu'au point d'application du lien compressif, et découvrez ainsi la partie du bras rendue exsangue. L'opération s'exécutera ensuite exactement comme sur le cadavre. L'opération terminée, les ligatures seront faites en se guidant sur les données anatomiques. Cette précaution prise, enlevez le lien élastique. La plaie prend un aspect vermeil, la circulation se rétablit, mais il se produit une hémorrhagie capillaire souvent gênante. S'il en est encore besoin, on applique les dernières ligatures.

Cette méthode a de sérieux avantages :

1° Elle ne fait perdre à l'opéré qu'une quantité de sang insignifiante, presque nulle dans la plupart des cas. Elle diminue donc, dans des proportions notables, l'anémie consécutive, et elle facilite, par conséquent, la guérison.

2° La méthode d'Esmarch permet la suppression de l'aide le plus important ; elle permettra donc souvent de faire sur place, c'est-à-dire à la campagne ou dans les petits hôpitaux, des opérations qu'on n'oserait ou qu'on ne pourrait y entreprendre sans ce précieux secours.

3° On trouve dans l'emploi de ce procédé de grandes facilités pour la pratique de certaines opérations ; on a l'avantage incontestable de ne pas voir le champ opératoire constamment masqué par l'écoulement sanguin ; on n'est plus obligé de recourir sans cesse aux éponges.

En résumé : extension de l'intervention chirurgicale, économie du sang de l'opéré, facilités opératoires et économie de temps, tels sont les avantages de la compression élastique.

Remarque. — Quand on a une opération à pratiquer sur un membre qui est le siège d'infiltrations purulentes, on ne doit pas chercher à en chasser complètement le sang ; si l'on comprime fortement avec la bande élastique des parties présentant cette condition, on risque de faire pénétrer le pus dans les mailles du tissu cellulaire, et l'on peut s'exposer ainsi à de fâcheux accidents.

Dans ce cas, dit Esmarch, je me contente, avant de placer le lien circulaire autour du membre, d'en faire refluer le plus de sang possible en faisant tenir ce membre élevé pendant quelques instants. La même contre-indication existe dans les cas de gangrène, car on pourrait en chasser les principes septiques dans la circulation.

On pourrait craindre que le refoulement de tout le sang d'un membre dans le torrent circulatoire qui a une capacité limitée entraînât des suites fâcheuses ; on est bien vite rassuré à cet égard par les nombreux cas où la méthode a été employée par Esmarch et ses imitateurs, sans qu'on ait observé de ce chef un seul accident, et entre autres par celui d'un homme chez lequel ce mode de compression fut appliqué à la fois aux deux membres inférieurs.

Procédé de M. Houzé de l'Aulnoit.

Frappé du grave danger auquel l'appareil d'Esmarch expose les malades par suite d'une trop forte compression, notre confrère a recommandé le 25 mai 1875, à la Société de médecine du Nord, une simple bande de caoutchouc.

1° Il place le membre à amputer dans la direction verticale, l'extrémité libre en haut, cherchant à diminuer ainsi l'impulsion du sang. L'élévation du membre a été recommandée dans ce but depuis bien longtemps, afin de diminuer l'intensité des inflammations (H. Larrey), afin d'ischémier le membre et d'éprouver moins de gêne par l'hémorrhagie capillaire dans les amputations (Vanzetti, Lister, Guyon, Verneuil). J'ajoute, en passant, que ce moyen est un puissant hémostatique dans le cas d'hémorrhagie ; mais il s'agit ici d'amputation.

2° Lorsque M. Houzé juge le membre suffisamment ischémié, ce qui a lieu après quelques minutes, il applique sa *bande réglementée* qui remplace avec avantage le tube d'Esmarch.

Elle s'applique en général au quart inférieur du bras, pour les amputations de l'avant-bras et des doigts, au quart supérieur pour les amputations du bras.

Quand on opère sur la jambe, elle doit être appliquée au quart inférieur de la cuisse.

Cette bande en caoutchouc vulcanisé mesure une longueur de 60 centimètres, une largeur de 4 centimètres, et une épaisseur de 1 millimètre. Quand elle a été enroulée 4 fois sur un bras d'une circonférence de 20 centimètres, elle augmente sa longueur primitive de 20 centimètres, puisqu'elle atteint $4 \times 20 = 0^m,80$.

Cette augmentation de longueur de 20 centimètres exige une tension de 1,000 grammes. Or, d'après la formule de la pression : P = 2 fois la tension $\times$ le nombre des tours.

$$\text{On a P} = 2 \times 1,000 \ \text{gr.} = 2,000 \ \text{gr.}$$
$$\text{les } 2,000 \ \text{gr.} \times 4 = 8,000 \ \text{gr.}$$

La pression est donc de 8 kilogrammes.

Avec le tube d'Esmarch, aucun moyen ne permet d'apprécier la pression qu'on exerce sur un membre.

En admettant qu'avec ce tube d'un mètre on fasse

sur le même membre six tours, on aura pour longueur $1^m,20$ ou une tension de 1,700 gr., et d'après la formule de la pression $2\,T \times n^1 = 20,400$ gr., près de 20 kilogrammes et demi.

De là une pression de 12 kilog. 400 gr. en trop qui aura pour conséquence de *déchirer les aponévroses intermusculaires*, de *paralyser les nerfs vaso-moteurs*, d'où *hémorrhagies en nappe* après l'opération, et de détruire la contractilité musculaire, d'où des lambeaux trop courts, les muscles restant flasques, mous et ne pouvant se contracter.

Résultats de l'application de cet appareil. — L'opération est terminée, dit M. Houzé de l'Aulnoit (communication écrite), il s'agit d'empêcher, pour les amputations des doigts et des orteils, l'écoulement du sang par les artères divisées. C'est alors que j'ai songé à faire le pansement à la période ischémique, c'est-à-dire pendant l'application de la bande, sans me préoccuper des artères. En conséquence je mets le membre dans une position verticale, j'applique une calotte de diachylon, quelques pièces de pansement, j'immobilise le membre dans une gouttière; puis je retire mon lien constricteur appliqué sur le bras ou sur la cuisse.

En 1876, notre savant confrère pratiqua avec son procédé d'hémostase l'amputation de la jambe, au tiers supérieur, sur un enfant de 4 ans et demi, et celle de l'avant-bras sur une femme de 43 ans. Ces pansements furent faits pendant la période anémique, on ne lia aucune artère et il n'y eut pas la moindre hémorrhagie. La compression du bandage suffit ensuite à empêcher l'écoulement sanguin par les artères divisées.

Depuis 1876, il a fait plus de vingt amputations de doigts au pied ou à la main sans jamais avoir observé immédiatement après les opérations la moindre hémorrhagie ni chez les enfants, ni chez les adultes.

Il n'est pas probable qu'on serait dispensé, en employant ce moyen d'hémostase, de lier des artères comme la fémorale et même l'humérale ; je crois néanmoins qu'il est appelé à rendre de grands services lorsqu'il sera plus répandu et qu'on l'aura expérimenté. C'est pour cela, et aussi pour rendre justice à l'un de nos meilleurs chirurgiens, que je me fais un devoir de vous le signaler.

§ 2. — Instrument tranchant.

On se sert du bistouri pour les petites amputations, on prend le couteau pour les régions ayant un certain volume, et même pour ces dernières, aujourd'hui, il y a des chirurgiens qui se servent uniquement du bistouri.

Manière de le tenir. — S'il s'agit d'une petite opération, le bistouri ou le petit couteau est tenu en *première position*, c'est-à-dire comme une *plume à écrire*, le tranchant en bas. Vous le tiendrez en *cinquième position*, comme un *archet de violon*, pour faire de petites incisions transversales, sur la face dorsale des doigts et des orteils, par exemple. Si la région sur laquelle vous opérez offre un certain volume, vous tiendrez le couteau en *troisième position*, c'est-à-dire comme un *couteau à découper* (fig. **1, 4, 6**).

§ 3. — **Division de la peau.**

Vous devez prendre de grandes précautions dans l'incision de la peau :

1° La lame de l'instrument devra être toujours *perpendiculaire* à la surface que vous voulez diviser, afin d'obtenir un bord taillé carrément;

2° Vous n'oublierez pas que le couteau, ainsi que je vous l'ai dit en parlant des ligatures, n'agit point en pressant, mais bien *en sciant*. Vous devez donc, pour le faire agir, exécuter des mouvements de va-et-vient dans les points où vous voulez inciser ;

3° Vous éviterez de faire des *queues*, recommandation que je vous ai déjà faite à propos des ligatures, et qui a ici une importance capitale, surtout pour les incisions qui se rencontrent à angle plus ou moins aigu, lors de la formation des lambeaux (voy. page 11).

Pour faire les incisions de la peau et les lambeaux, il faut vous aider des doigts de la main gauche, mais vous ne vous servirez pas de pinces. Il en sera de même pour les parties profondes ; l'usage de la pince offre des inconvénients, elle contond et déchire les tissus vivants.

Je ne vous dirai rien en ce moment de la division des parties molles sous-cutanées, parce que je dois en parler en étudiant avec vous chaque méthode en particulier.

J'ajouterai quelques mots. Lorsque vous faites une opération, il faut y consacrer le temps nécessaire ; à quoi sert la rapidité de l'exécution puisque l'anesthésie vous permet d'opérer avec lenteur et sécurité, et sans douleur pour le malade? Ce n'est pas à dire cependant que vous deviez tenir le malade sous le couteau pendant des heures entières.

§ 4. — Section des os.

Quelle que soit la méthode employée, la section des os se fait toujours de la même manière.

Division du périoste. — Je me réserve de vous dire comment on se comporte à l'égard du périoste en vous parlant plus tard du procédé d'amputation de M. Houzé de l'Aulnoit (voy. *Méthode à un lambeau*).

Protection des parties molles. — Avant de faire agir la scie, vous aurez soin d'entourer la surface de la plaie d'amputation, qu'il y ait ou non des lambeaux, avec un linge ou une compresse dont le bord, bien appliqué, ne laissera dépasser que l'os à enlever.

S'il y a deux os, vous fendrez deux fois l'extrémité d'une longue compresse, ou simplement d'une large bande, de manière à former trois languettes ou *chefs*. Le chef du milieu, plus étroit, sera passé dans l'espace interosseux, tandis que les deux autres embrasseront le reste de la plaie d'amputation. Les trois chefs étant appliqués sur la plaie, vous n'apercevrez plus que les deux os.

Position du chirurgien. — Autrefois, les chirurgiens attachaient une grande importance à la manière dont était placé l'opérateur pendant qu'il se servait de la scie. Aujourd'hui on est moins exigeant, et on s'accorde généralement à dire que le chirurgien doit se placer le plus commodément possible. A mon avis, certains opérateurs poussent cette permission jusqu'à la licence, et il n'est pas douteux pour moi que cette manière de faire porte atteinte à la dignité du chirurgien, si elle ne compromet pas le résultat de l'opération.

Voici la règle : s'il s'agit d'une portion de membre où il n'existe qu'un seul os, bras, cuisse, le chirurgien se place généralement en dehors, tandis qu'il se placera en dedans lorsqu'il y a deux os, comme à l'avant-bras et à la jambe. Mais nous verrons qu'on commet souvent des infractions à cette règle.

Les pieds étant rapprochés et dirigés selon l'axe du membre du malade, la face externe de votre jambe gauche regardant le membre à amputer, prenez la scie de la main droite en la tenant par la poignée, l'index embrassant la partie métallique de l'instrument la plus rapprochée de la poignée. Vous agirez de la manière suivante :

Vous appuierez l'ongle du pouce de la main gauche sur le point où devra porter la scie. La main droite sera élevée et l'avant-bras fléchi ; la scie sera dirigée non horizontalement, mais verticalement comme dans la figure 32. Vous ferez mordre la scie sur l'os jusqu'à une profondeur de 2 à 3 millimètres. Vous aurez ainsi *tracé la voie*. Vous continuerez la section de l'os par des mouvements de va-et-vient.

Fonction de l'aide. — Vous aurez soin de faire maintenir par un aide la partie que vous devez amputer. Il

8.

est préférable que l'aide maintienne la partie inférieure même de l'os qui doit être divisé, et non le segment qui est au-dessous à cause de la mobilité des articulations. L'aide soutiendra seulement le membre, en ayant soin de le maintenir suivant son axe longitudinal, et en évitant que le poids du membre ne fasse rompre l'os avant sa section complète. Il doit également éviter de le soulever, car le chirurgien éprouverait de la difficulté à faire jouer la scie comprimée par les deux surfaces de section.

Manière de scier l'os. — Pour bien scier les os, il faut qu'à chaque mouvement de va-et-vient la lame de l'instrument fasse une excursion complète, et non pas une petite course de deux ou trois centimètres. Cette manière de scier sur place est mauvaise et peu expéditive. Vous devez aussi prendre la précaution de placer la scie dans une *direction* exactement *perpendiculaire* à l'axe de l'os. Les mouvements de l'instrument, assez lents au début de la section, doivent être accélérés lorsque la raie est faite, et ralentis petit à petit à mesure qu'on approche de la fin. Si vous mettez en pratique les conseils que je vous donne, vous ne produirez pas d'*éclats*. On appelle éclat le prolongement osseux, irrégulier, qui termine la section de l'os, lorsque celui-ci a été rompu par éclatement sous l'influence d'une traction mal faite, de la pesanteur du membre, etc.

En se plaçant à la manière classique, en dedans du membre quand il y a deux os à scier, en dehors quand il n'y en a qu'un, l'aide tient tantôt le segment que le chirurgien doit enlever et tantôt celui qui reste. Mais j'aime mieux, comme plusieurs chirurgiens, me placer de telle façon que ma main gauche retienne les chairs

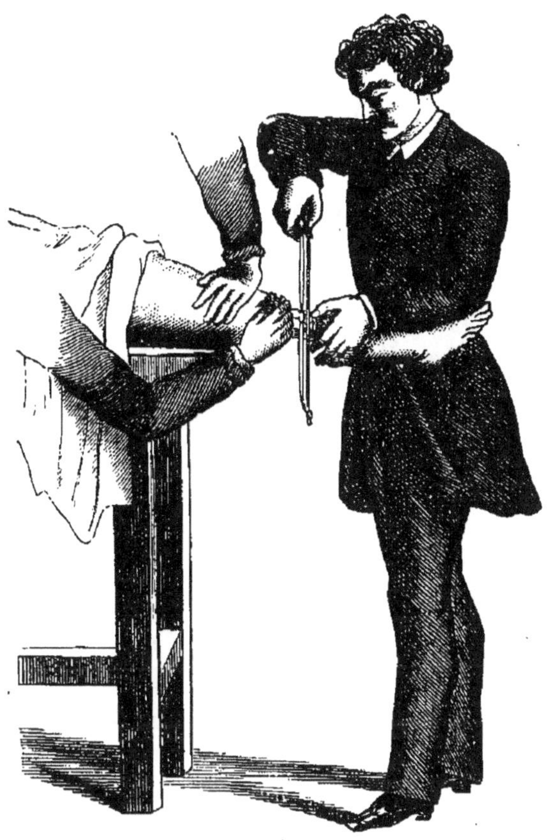

Fig 32. — Position du chirurgien pendant la section des os.

du malade et que l'aide soutienne la partie qui doit être enlevée.

Manière de scier deux os. — Lorsque vous aurez à diviser deux os, comme à la jambe et à l'avant-bras, vous commencerez par tracer la raie sur l'os le plus fixe, tibia ou cubitus. La voie une fois tracée et la scie étant toujours dirigée perpendiculairement, vous l'inclinerez sur l'os le plus mobile, péroné ou radius, et vous en achèverez la section. Puis vous terminerez celle de l'os fixe sur lequel vous avez tracé la voie, en vous comportant comme dans les cas où il n'y a qu'un os à diviser. Ayez soin de maintenir la lame de la scie dans la voie tracée sur l'os fixe pendant tout le temps que durera la division de l'os voisin.

NEUVIÈME LEÇON

§ 5. — Pansement.

Hémostase définitive. — La section des os étant opérée, vous devez procéder au pansement. Commencez par étancher le sang, et faites ce qu'on appelle l'*hémostase définitive*.

L'hémostase peut se faire de plusieurs manières :

1° La *pratique des anciens chirurgiens*, nos maîtres, consistait à faire cesser momentanément la compression et à chercher l'extrémité des artères d'où jaillissait le sang. Vous n'aurez pas besoin de vous préoccuper ici de la dénudation des artères comme dans les ligatures, .vous pincerez avec la pince ordinaire, ou mieux avec la pince à verrou, les parties molles qui entourent l'espèce de cratère d'où sort le sang, et si vous avez pincé le bout du vaisseau, ce que vous reconnaîtrez à la cessation de l'hémorrhagie, vous ferez appliquer un fil par un aide.

Le fil de chanvre ciré, et mieux de catgut, étant passé autour de la pince, l'aide fait un nœud très lâche (fig. 34, 1) vers les mors de la pince, sans ébranler celle-ci. Au moment de serrer ce nœud, il le fait passer adroitement et sans secousses au-dessous des

mors, de manière à serrer les parties molles tenues
par les pinces. Pour serrer le nœud sans exercer de
traction, l'aide enroule les extrémités du fil autour du dernier ou des deux derniers doigts de chaque
main et il tire en appliquant les deux pouces (fig. 33),

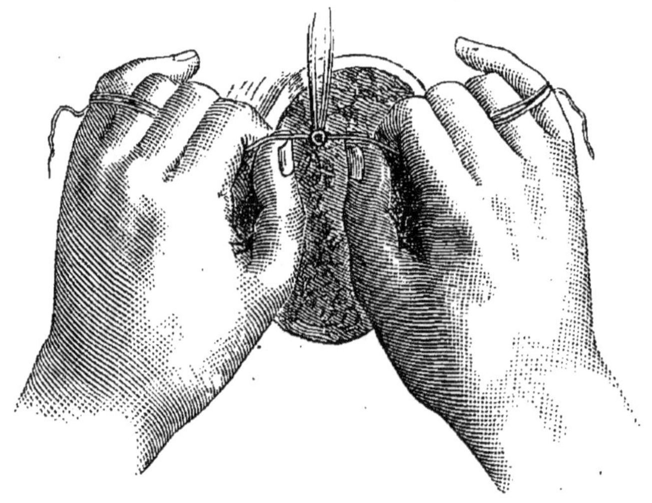

Fig. 33.

ou le bout des deux doigts indicateurs, près du vaisseau à lier, sur le fil auquel ils forment une sorte de
poulie de réflexion.

L'aide fera ensuite un second nœud de la même
manière et dans le même sens pour lui donner plus de
solidité (fig. 34, 2). Quelques chirurgiens se contentent
de faire d'un seul coup le double nœud (fig. 34, 6),
appelé *nœud du chirurgien*.

La ligature étant faite, on coupe l'un des chefs du fil
près du vaisseau lié et on conserve l'autre pour extraire
la ligature le jour où elle tombera.

A mesure que vous faites les ligatures, un aide
éponge la plaie avec une éponge mouillée à l'eau froide

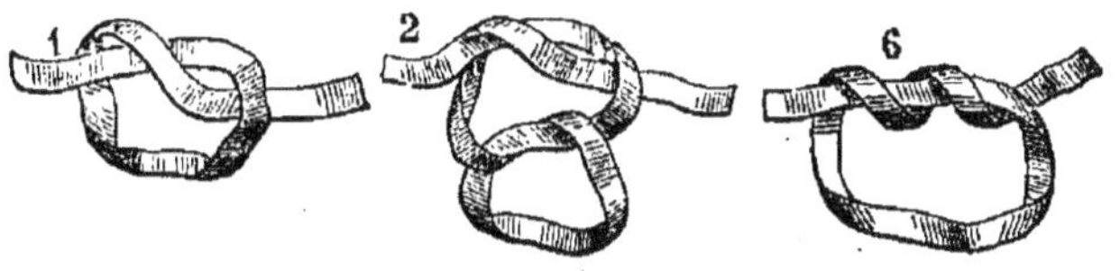

Fig. 34. — Différents nœuds.

1. Nœud simple. — 2. Nœud double. — 6. Nœud de chirurgien.

et fortement exprimée (pour éponger il faut presser
avec une certaine force sur la surface saignante et
laisser l'éponge se dilater sous les doigts et absorber
le sang avant de la retirer; cependant la pression,
l'abandon de l'éponge et le retrait, tout cela ne
demande pas plus d'une seconde).

2° *Forcipressure*. — Quelques *chirurgiens modernes*
continuent à pratiquer ce mode d'hémostase, je crois
que ce sont les plus rares. Aujourd'hui on se sert le
plus habituellement des pinces hémostatiques, et cette
méthode porte le nom de *forcipressure*.

M. Péan se sert aussi de pinces à plateau mobile
contre les hémorrhagies en nappe. La figure 36 en
montre un exemple, c'est la pince de Cintrat. Il suffit
de la voir pour en comprendre le mécanisme.

Voici quelle est la pratique de M. Péan, qui a employé
le premier les *pinces hémostatiques à pression continue*, et
qui en a fait fabriquer de divers modèles par un habile
fabricant, M. Mariaud (fig. 35). A mesure qu'un vaisseau est divisé, il applique une pince hémostatique

qu'il abandonne et qui agit en comprimant à la manière d'un ressort. Il existe près de l'anneau de la pince une crémaillère à trois crans (fig. 35, A, B), qui permet d'augmenter, si cela est nécessaire, le degré de pression

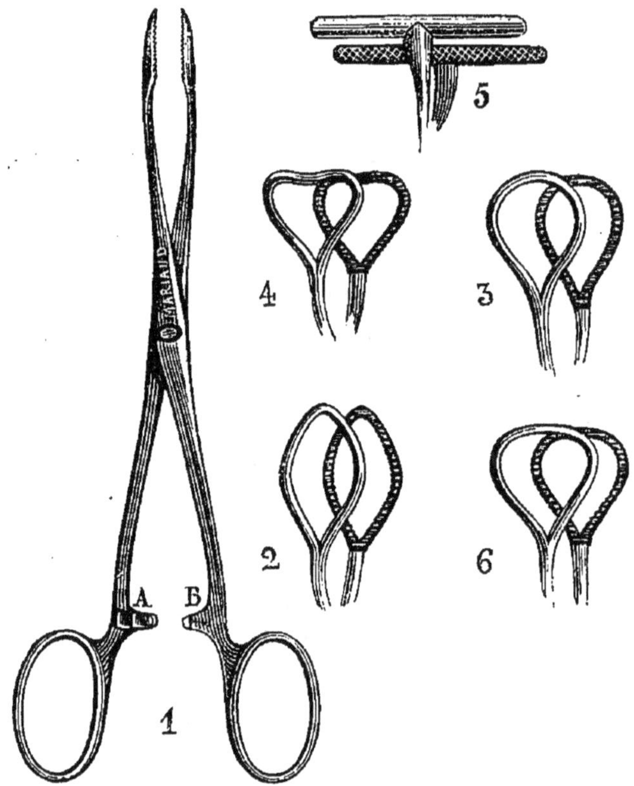

Fig. 35. — Pinces hémostatiques de M. Péan.

1. Pince hémostatique ordinaire à pression continue, à crémaillère. — 2, 3, 4, 6. Différents modèles à mors, fenêtrés, agissant dans une plus grande étendue. — 5. Pince en T pouvant pincer plusieurs vaisseaux à la fois.

exercé sur le vaisseau et de comprimer dans une plus grande étendue. Vous comprenez qu'il faut se munir d'un certain nombre de ces pinces lorsqu'on doit pratiquer une opération. M. Péan en emploie quelquefois plus de cent dans une seule ovariotomie. L'emploi des pinces hémostatiques abrège beaucoup la durée d'une opération. On les laisse en place pendant quelques minutes et, quand on ne recherche pas la réunion immédiate, on peut les laisser jusqu'à vingt - quatre heures. Lorsqu'on les enlève, même au bout de quelques minutes, il est assez fréquent de voir l'hémorrhagie arrêtée, de sorte qu'il n'est utile de lier que les artères les plus volumineuses.

3° *Torsion*. — En Angleterre on ne lie plus guère les artères, on les tord. Cette pratique est peu usitée en France. Je vous engage cependant à l'étudier, elle me paraît appelée à prendre place définitivement dans le manuel opératoire des amputations. La torsion a l'avantage, lorsqu'elle est bien faite, de faire l'hémostase sans laisser de corps étrangers dans la plaie, et elle ne nécessite pas un grand outillage, puisqu'une pince suffit. Quelques-uns d'entre vous m'ont assisté dans l'ablation d'un sein volumineux, ils ont vu que j'ai

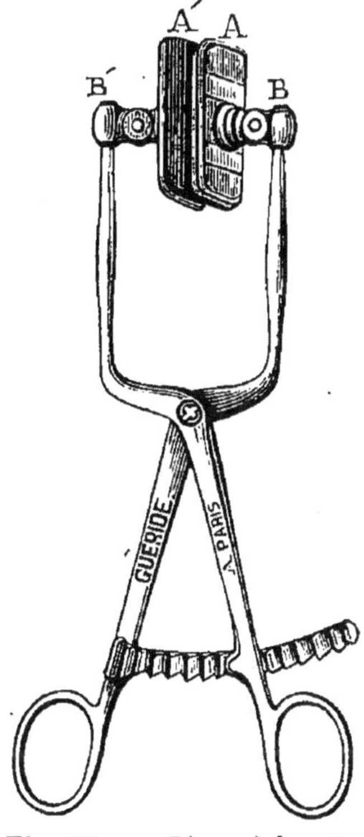

Fig. 36. — Pince hémostatique à crémaillère et à plateau mobile de Cintrat.

tordu les artères, que je n'ai pas posé une seule ligature, et que j'ai obtenu la réunion immédiate par la compression des parties molles de chaque côté de l'incision et par la suture des bords de la plaie.

La plaie étant bien abstergée par le lavage à l'eau froide, pure ou légèrement alcoolisée, et *débarrassée des moindres parcelles de sang et de corps étrangers*, vous l'examinerez attentivement et vous vous servirez des ciseaux pour enlever tout ce qui ne présente aucune chance de vivre et pourrait apporter un obstacle quelconque à la cicatrisation. C'est ainsi que vous réséquerez les bouts de tendons qui font saillie à la surface de la plaie, ou des fragments déchiquetés de muscles. On appelle cela *faire la toilette* de la plaie d'amputation.

Réunion. — Vous procéderez ensuite à la réunion, et la conduite que vous aurez à tenir sera différente selon que vous chercherez à obtenir la *réunion primitive, immédiate*, ou la *réunion médiate*, c'est-à-dire la réunion sans suppuration ou après suppuration.

Jusque dans ces dernières années, les chirurgiens des grands centres, de Paris en particulier, ont vainement recherché la réunion immédiate, qui ne s'obtenait que dans des cas si exceptionnels, que quelques-uns considéraient cette pratique comme coupable.

Et comment auraient-ils obtenu cette réunion immédiate? Après l'amputation, on réunissait les bords de la plaie par une suture entrecoupée, on maintenait le tout avec des bandes de diachylon et le moignon était recouvert tant bien que mal par un énorme gâteau de charpie, sans aucun but, sans aucun principe. Au bout

de trois jours la suppuration était établie, c'est ce
qu'on désirait !! On levait alors le pansement et on le
renouvelait tous les jours jusqu'à ce qu'une complication, ayant puisé son origine dans la plaie, vînt empor-
ter le malade, ou jusqu'à ce que celui-ci guérît, malgré
cette pratique désastreuse. On se demande comment
un seul malade pouvait guérir par un semblable traitement. Si nous voulions maintenant placer un amputé
dans les plus mauvaises conditions, nous traiterions sa
plaie par ce procédé. Le relevé de 852 amputations
dans les hôpitaux de Paris, pendant cinq ans, à partir
du 1ᵉʳ janvier 1856, a donné 332 morts, soit 2 sur 5.
(Malgaigne, *Méd. op.*, 8° édition, t. I, p. 487.) C'est
effrayant !

Aujourd'hui, grâce aux nouveaux pansements, qui
tendent à être de plus en plus adoptés, la réunion immédiate est devenue pour ainsi dire la règle dans les
plaies d'amputation. C'est elle que vous devrez rechercher.

Il serait oiseux de chercher à démontrer le pas im-
mense qu'a fait la réunion primitive des plaies. C'est
là certainement *la plus importante des conquêtes de la
chirurgie moderne.*

En dehors des grandes villes, c'est-à-dire de l'*encombrement*, on peut espérer la réunion immédiate à la
suite de l'amputation, quelle que soit l'espèce de pansement employé, mais cela ne veut pas dire que les pansements nouveaux, tels qu'on les fait aujourd'hui, doivent être rejetés de la pratique des petites villes et des
campagnes, bien au contraire.

Qu'est-ce qui empêchait autrefois la réunion immédiate de se produire à la suite des amputations dans les salles d'hôpitaux ou dans tout autre lieu où il y avait *encombrement* de malades ?

C'était l'air assurément; mais les uns accusaient les *miasmes* invisibles et insaisissables, répandus dans l'air; les autres une altération spéciale des liquides de la plaie, ou la production par les chairs blessées d'un poison spécial, la *sepsine*, dont l'absorption produisait des accidents graves.

Puis est venue la théorie des *germes*, et M. Pasteur, qui s'est occupé de ces questions avec autant de talent que de persévérance, nous dit que des *corpuscules animés*, ou *germes*, sont répandus à profusion dans l'atmosphère, se fixant sur la plaie et pénétrant dans le sang qu'ils altèrent.

La *théorie des germes* a été adoptée par un grand nombre de praticiens. Deux des chirurgiens qui croyaient aux germes ont inventé un mode de pansement qui paraît combattre efficacement l'action de ces êtres microscopiques, dont le contact avec les plaies d'amputation produisait des effets si désastreux. Lorsque ces pansements sont bien appliqués, ils empêchent le plus souvent le développement des redoutables complications qui se montraient si fréquemment autrefois à la suite des amputations : érysipèle, infection purulente, etc. L'air qui entoure les amputés serait leur plus grand ennemi.

Qu'y a-t-il de vrai dans ces théories ? Celle que soutient M. Le Fort est-elle plus acceptable, lorsqu'il assure que les complications des plaies d'amputation sont dues à une sorte d'inoculation, de contagion provoquée par les doigts du chirurgien, les instruments, la charpie? Ce quelque chose que M. Le Fort regarde comme l'agent de la production et de la transmission de l'infection purulente a reçu de lui le nom de *contage*. Je laisse aux chirurgiens placés à la tête des grands services hospitaliers le soin de résoudre cette question. Je dois avouer toutefois que la théorie des germes me séduit et que je suis tout à fait partisan des nouveaux pansements.

MM. Maisonneuve et Jules Guérin, persuadés que la présence du pus est cause des accidents, enlèvent ce liquide, par l'aspiration continue, à mesure qu'il se présente. J'ai suivi la pratique de M. Maisonneuve et je dois à la vérité de dire qu'il y avait dans son service moins de complications des plaies que dans les autres, où l'on faisait quotidiennement le détestable pansement au cérat et à la charpie. Mais ne faut-il pas attribuer cette diminution dans le nombre des érysipèles, des infections purulentes, etc., à ce que la plaie était à l'abri du contact de l'air, car pour faire l'aspiration il fallait envelopper le moignon d'un manchon de caoutchouc dans lequel on faisait le vide?

Les chirurgiens qui ont employé le pansement à l'alcool ont voulu empêcher l'altération des liquides à la surface de la plaie. Ce mode de pansement diminue la suppuration et le nombre des accidents consécutifs, mais son mode d'action n'est pas comparable à celui des pansements qui ont pour but d'empêcher les germes d'arriver jusqu'à la plaie ou de les détruire. Le pansement qui empêche la pénétration des germes est le *pansement ouaté* de M. Alphonse Guérin ; celui qui les détruit est le *pansement antiseptique* de Lister. Le pansement par la *méthode de Bordeaux* recherche uniquement la réunion primitive par l'affrontement et l'occlusion, en dehors de toute théorie.

Je ne prétends pas qu'avec un pansement ordinaire bien fait on ne puisse obtenir une réunion immédiate, je crois le contraire ; mais je vous affirme, en me fondant sur mon expérience personnelle et sur celle des chirurgiens les plus autorisés, que les nouveaux pansements auxquels je viens de faire allusion ont considérablement diminué la fréquence des accidents des plaies d'amputation, et conséquemment la mortalité.

MÉTHODE DE M. BOURGADE, DE CLERMONT-FERRAND.

Avant d'entrer dans la description des nouveaux pansements, je veux vous donner une preuve de l'action de l'air sur les plaies, et je suis persuadé que vous resterez convaincus, comme moi, que l'air des lieux où sont accumulés les hommes renferme quelque chose qui engendre les accidents qu'on est convenu d'appeler les *accidents de plaies*. Cette preuve, je la trouve dans un travail lu au *Congrès médical international de Paris*, 1868, par un de nos chirurgiens les plus distingués et les plus modestes de la province. Je veux parler de M. le docteur A. Bourgade, professeur à l'École de médecine de Clermont-Ferrand. Ce travail date de douze ans ; à cette époque nous ne connaissions pas le pansement ouaté et nous étions loin des progrès réalisés depuis.

Nous savons que les plaies sous-cutanées guérissent rapidement et sans suppuration, à l'abri de l'air. Nous n'ignorons pas que les plaies faites avec les caustiques ne présentent pas les accidents de celles que fait l'instrument tranchant. M. Bourgade, subissant l'influence des chirurgiens de son temps, s'est appliqué, non pas à obtenir la réunion primitive, mais *à recouvrir la plaie d'une sorte de cuirasse imperméable, de manière à empêcher l'action directe de l'air sur les tissus.* La cuirasse était destinée à tomber, mais alors la plaie se trouvait naturellement protégée par une couche de produit plastique. Eh bien, sur 95 cas de plaies d'amputation ou d'ablation de tumeurs, M. Bourgade a eu 95 succès. On n'obtient pas autant de nos jours. Ces succès méritaient d'être cités. Cependant ils sont à peine connus, peut-être parce que M. Bourgade est un Français, et de plus, un Français de la province. Moi qui ne fais aucune différence entre les chirurgiens de Paris et ceux de la province et qui ai horreur de ce qui est injuste, je proclame bien haut, avec autant de plaisir pour moi que de reconnaissance pour les auteurs, ce que d'autres passent sous silence. Je dois dire cependant que j'ai vu cette année M. Richet avoir recours à la méthode Bourgade, dans une amputation de cuisse.

Il est certain que je ne vous proposerai pas de substituer la méthode de M. Bourgade aux nouveaux pansements, mais je voulais vous faire remarquer les succès étonnants obtenus par notre savant confrère, alors qu'il n'était question ni du pansement ouaté, ni du pansement de Lister, ni du pansement selon la méthode de Bordeaux. Je vous engage néanmoins à lire la méthode de M. Bourgade, vous y apprendrez certainement quelque chose.

« Trois faits de premier ordre, dit M. Bourgade, me paraissent dominer essentiellement toute l'histoire des accidents généraux graves qui se produisent à la suite des opérations chirurgicales.

« 1° Ces accidents ne s'observent *pas* ou ne s'observent que *très rarement* dans les campagnes isolées, tandis qu'ils se montrent *très fréquemment* dans les villes et presque habituellement dans les hôpitaux, les camps, les ambulances, etc.; en un mot, au sein de toutes les agglomérations humaines.

« 2° Même dans ces dernières conditions défavorables, ils ne se produisent que *très exceptionnellement* à la suite de l'application des caustiques ; on les voit survenir *souvent* au contraire après l'action de l'instrument tranchant.

« 3° Une fois développés, ils sont presque toujours au-dessus des ressources de l'art.

« Ainsi donc, innocuité presque complète :

« 1° *Hors des agglomérations d'hommes ;*

« 2° *Hors de l'emploi du couteau,* c'est-à-dire quand il n'y a pas production de section vive des tissus, peau, muscles, vaisseaux, nerfs, os, ou du moins lorsqu'il n'en résulte pas une surface saignante, largement exposée à toutes les influences extérieures.

« Qu'y a-t-il donc de si spécialement fâcheux dans ces cas, que ces deux seules circonstances, *agglomération humaine* et *surface sanglante*, soient seules suivies d'accidents graves ?

« C'est que dans toute agglomération humaine il se produit des miasmes, des émanations, des ferments, un je ne sais quoi enfin, mais quelque chose, que la chimie n'a pas encore pu saisir, que l'observation des faits force à admettre et que la pathologie accepte.

« C'est que d'un côté, à la surface de toute plaie récente et pendant un certain temps, l'absorption s'exerce avec activité et peut faire passer dans le torrent circulatoire des particules toxiques ; et que, d'un autre côté, les inflammations sont fréquentes à la suite de la division des os, des vaisseaux, des muscles, en un mot de tous les tissus, lorsque ces derniers sont privés de leur enveloppe protectrice et se trouvent ainsi exposés directement à l'action de tous les agents morbigènes.

« Ces tissus, au contraire, sont-ils détruits de manière à conserver une enveloppe préservatrice, comme dans les sections sous-cutanées, ou à la suite de l'application d'un caustique, lequel, lui aussi, en mortifiant une couche de ces tissus, en produisant une eschare qui ne se détache qu'après un assez long intervalle, constitue comme un opercule protecteur et isolant aux parties sous-jacentes : alors il n'y a plus de contact avec les particules morbifiques, et par suite plus d'accidents.

« Et ce sont si bien ces deux conditions, *production de miasme* ou *de ferment,* et *dénudation de la plaie,* qui favorisent ou produisent le développement des accidents, que si l'une des deux vient à manquer, le danger est conjuré.

« Que l'on place le malade *hors* de tout foyer de production de matière miasmatique fermentescible, presque toujours la plaie, bien que dénudée et exposée à l'air, guérira bien.

« Qu'on le mette, au contraire, dans un foyer de production de matière morbigène, par exemple dans une salle de blessés, et qu'on le traite par des caustiques, la plaie faite ainsi guérira encore.

« Mais qu'on réunisse les deux conditions fâcheuses, *foyer morbigène* et *dénudation de la plaie,* et le plus souvent les accidents éclateront.

« Voilà, si je ne m'abuse, les deux vérités qui ressortent le plus clairement de l'observation clinique et de l'analyse des faits. »

En lisant ces lignes, on ne peut s'empêcher de faire une remarque : si M. Bourgade avait songé à la réunion primitive, en même temps qu'à l'ennemi suspendu dans l'air, il aurait découvert le pansement ouaté ou le pansement de Lister. Le langage que tenait, il y a douze ans, notre savant confrère, est celui que nous tenons encore aujourd'hui.

Comme les plaies qui résistent le mieux à l'action de ces milieux morbigènes sont celles que les caustiques ont engendrées, le problème à résoudre se réduit à ces termes, selon M. Bourgade :

Rendre inoffensives, autant que si elles étaient produites par les caustiques, les plaies faites par l'instrument tranchant.

Il s'agissait donc de rechercher une substance, agissant

9.

chimiquement à la surface des plaies, de manière à les placer dans les conditions demandées.

C'est au *perchlorure de fer à* 30 *degrés*, au perchlorure de la solution normale de Pravaz, que M. Bourgade s'est adressé.

Mode d'action du perchlorure de fer. — Que se passe-t-il lorsqu'on applique sur une plaie récente une forte couche de perchlorure de fer?

« Si la surface est encore sanguinolente, le perchlorure de « fer coagulera instantanément les liquides répandus à la « surface de la plaie, qui se trouvera recouverte d'une sorte « de collodion plus ou moins adhérent à la surface des « chairs..... Mais si la plaie est au préalable bien abstergée, « la liqueur chloro-ferrique, ne trouvant pas assez de liquide « albumineux pour être saturée, portera son action sur la « substance même des tissus, et il y aura une véritable « action caustique, c'est-à-dire désorganisation et destruc- « tion des parties solides. Cette action, il est vrai, ne s'exer- « cera que sur une couche si mince et si superficielle, à « cause de la richesse des parties en albumine et en fibrine, « qu'il n'y aura pour ainsi dire pas de perte de substance, « mais le fait n'en existera pas moins. » (Burin-Dubuisson, *Traité sur le perchlorure de·fer*, p. 99.)

« ..... Il se formera une eschare noirâtre superficielle, « ferme et bien limitée, où il est facile de retrouver, vers « les couches profondes, les éléments histologiques des « tissus frappés de mort. » (Ch. Sarrazin, *Dict. de méd. et de chir.*, t. VI, p. 581.)

« Si l'on examine ce qui s'est passé du côté des vaisseaux ca-pillaires, dit M. Bourgade, on trouve le sang coagulé dans l'intérieur de ces vaisseaux et la circulation arrêtée. Dans les veines la même chose se produit; il se forme, à l'ouverture béante des vaisseaux, un caillot obturateur, qui bientôt contracte des adhérences avec les parois vasculaires et amène graduellement l'oblitération du vaisseau à son extrémité périphérique. »

Des injections faites sur des animaux, sacrifiés huit et dix jours après l'application du perchlorure de fer sur une surface d'amputation, aussitôt après la chute de la couche escharotique, — injections faites avec soin, avec du mercure, de manière à pénétrer le plus loin possible, — ont permis à M. Bourgade de constater que, au bout de ce temps, l'oblitération des vaisseaux veineux est effectuée jusqu'à une hauteur de un centimètre à un centimètre et demi au-dessus de la surface de la plaie. Les mêmes injections, faites au bout du même temps, sur les vaisseaux d'une plaie non soumise au perchlorure de fer, sont loin de donner les mêmes résultats. Combien de fois, d'ailleurs, dans les autopsies, n'a-t-on pas constaté qu'au bout d'un temps même plus long, l'ouverture des vaisseaux était encore béante et baignant dans le pus fourni par la plaie?

Ainsi, le perchlorure de fer à 30 degrés, appliqué sur une surface sanglante, y *coagule* instantanément tous les liquides, arrête la *circulation* dans les capillaires, obture l'ouverture des veines, et produit de plus une eschare superficielle, mais durable, puisqu'elle ne se détache pas avant le huitième jour.

Mode d'emploi. — Voici comment le perchlorure est employé par M. Bourgade :

« Dès que l'opération est terminée, les ligatures faites, *la plaie soigneusement abstergée* et ne donnant plus de sang ; en un mot, lorsque le moment est venu de procéder au pansement, je recouvre la surface sanglante, dans toute son étendue, de *plumasseaux* ou de *bourdonnets de charpie*, tous *fortement imbibés d'une solution de perchlorure de fer à 30 degrés, pure*, et je veille à ce que l'action du liquide chloro-ferrique se produise sur toutes les parties de la plaie, sur les os, aussi bien que sur les muscles, le tissu cellulaire, l'ouverture des vaisseaux principalement, en un mot, sur toutes les parties divisées.

« Je recouvre le tout d'un gâteau de charpie mouillée, pour affaiblir, par l'action de l'eau, l'excès de solution ferrique qui pourrait couler et agir trop fortement sur les bords de la peau incisée.

« Le perchlorure de fer ne tarde pas à *se combiner avec les tissus* dénudés, et d'une manière si intime, qu'*au bout de douze heures*, l'adhérence est complète et qu'il faudrait tirer assez fortement pour détacher les plumasseaux.

« Il se forme ainsi sur la plaie un magma solide, une *cuirasse* dure, épaisse et adhérente, qui tient à la fois du coagulum et de l'eschare, et qui soustrait complètement la partie recouverte de cette manière à l'action des agents extérieurs.

« Lorsque l'application a été faite convenablement, ce n'est en général que du sixième au huitième jour, d'autres fois seulement vers le dixième, et exceptionnellement même plus tard, que la suppuration commence à s'établir, et que les plumasseaux de charpie se mettent à se détacher graduellement et peu à peu. Ils laissent alors à nu une surface d'un gris noirâtre, tout à fait semblable à une eschare ; celle-ci bientôt se détache à son tour, graduellement, laissant voir une plaie rose, vermeille, déjà recouverte de bourgeons charnus en pleine voie d'organisation.

« Cette plaie, que je fais panser avec du vin aromatique, ne suppure jamais beaucoup ; les bourgeons charnus qui la recouvrent sont de bonne nature ; doués d'une assez grande vitalité, ils ne fournissent que du pus louable et en quantité relativement minime ; aussi la guérison arrive-t-elle à son terme sans entrave. Souvent il devient facile, surtout après une opération à lambeaux, d'affronter les surfaces suppurantes et d'obtenir de rapides réunions secondaires.

« Depuis près de cinq années, j'ai appliqué d'une manière générale le pansement par le perchlorure de fer à toutes les plaies résultant d'opérations d'une certaine importance, dans mon service hospitalier, et, depuis cette époque, j'ai vu disparaître complètement de mes salles ces graves complications auparavant si communes.

« D'où pourraient provenir de si remarquables résultats, s'ils n'étaient pas dus à ce nouveau mode de pansement, puisque rien n'est changé dans les autres conditions matérielles ou morales des opérés ?

« Plusieurs de mes collègues ont, à mon exemple, employé la même méthode, et chaque fois qu'ils ont suivi les règles que j'ai posées, sans exception, ils ont obtenu des succès.

« Mais ces succès ne s'obtiennent qu'en employant le perchlorure de fer largement et hardiment, à forte dose et à un degré de concentration suffisant. Agir différemment, c'est se préparer des revers. »

Conclusions. — « De ce qui précède, dit M. Bourgade, il me semble résulter que l'application d'une solution pure de perchlorure de fer à 30 degrés, faite en couche suffisante sur toute plaie résultant d'une opération, aussitôt que cette opération est terminée et la plaie soigneusement lavée et abstergée, paraît prévenir la plupart des accidents graves qui en sont souvent la suite, et qui sont de nature à entraîner la mort.

« Elle paraît les prévenir en mettant les plaies *dans des conditions analogues à celles qui sont produites par les caustiques.*

« C'est, du moins, ce qu'il m'est permis de conclure d'une expérience de près de cinq années, et de l'observation de 95 malades, ayant tous subi des opérations regardées comme sérieuses et pouvant entraîner la mort, et qui, *tous sans exception*, ont guéri sans avoir éprouvé d'accidents graves.

« Toutefois je n'ignore pas qu'une expérimentation plus vaste, faite par des mains plus habiles, dans d'autres lieux et même dans d'autres climats, est nécessaire pour donner à cette méthode une valeur et une autorité qui lui manquent ; c'est pour cela que j'ai cru devoir porter cette question devant cette assemblée, qui compte d'illustres représentants de la science du monde entier.

« J'appelle cette expérimentation de tous mes vœux. Elle seule peut éclairer la question de cette vive lumière qui fait éclater la vérité à tous les yeux.

« Car, à l'exemple de l'illustre médecin qui écrivait autrefois à Rome : « Je n'ai point oublié, moi aussi, que *in aere claro-montense scripsi.* »

Je tiens à le répéter, si j'ai exposé la méthode de M. Bourgade, tout en recommandant les nouveaux pansements, c'est, d'une part, pour rendre hommage au mérite de notre distingué confrère, et, d'autre part, pour vous mettre à même de vous pénétrer de cette vérité que, *dans les centres de population, les plaies puisent dans l'air les éléments des accidents graves qui occasionnent si fréquemment la mort des amputés.* J'ajouterai cependant que, en considérant l'énorme succès de l'application du perchlorure de fer selon la méthode de M. Bourgade, je ne vois pas pourquoi on ne l'expérimenterait pas sur une grande échelle, de manière à savoir s'il vaut mieux rechercher la réunion primitive avec les nouveaux pansements, ou la réunion secondaire avec le perchlorure de fer.

Passons maintenant aux nouveaux pansements des plaies d'amputation.

§ 6. — Nouveaux pansements, ou pansements de la réunion primitive.

J'ai à vous faire connaître successivement le *pansement ouaté* de M. A. Guérin, le *pansement antiseptique* de Lister, et le *pansement mixte* de l'école de Bordeaux.

Malgré la place qu'exigera la description de ces pansements, je crois, Messieurs, qu'elle ne peut se trouver mieux que dans un *Cours de médecine opératoire*. Vous me permettrez de vous les faire connaître dans tous leurs détails, étant donnés leur grande importance et les services qu'ils rendent. Du reste, je dois ajouter qu'ils me paraissent suffisamment décrits dans les ouvrages classiques. Voici où vous pourrez en trouver des aperçus ou des descriptions plus ou moins complètes : 1° pour le *pansement ouaté*, Raoul Hervey, *Archives de médecine*, 1871, et *thèses* de Paris, 1873 ; *Note* de M. Mossé, interne des hôpitaux, dans *Réunion primitive et pansement des grandes plaies*, par le professeur Azam, de Bordeaux, 1879 ; *Discours* de M. A. Guérin à l'Académie de médecine *sur le Traitement des plaies*, mars 1878 ; 2° pour le *pansement de Lister*, Just Lucas-Championnière, *Chirurgie antiseptique*, Paris, 1876 ; 3° pour la *méthode mixte de Bordeaux*, le *Mémoire* de M. le professeur Azam cité plus haut.

J'emprunterai à ces diverses sources les points principaux de ma description.

1° PANSEMENT OUATÉ DE M. A. GUÉRIN.

Le but de ce pansement, je vous l'ai déjà dit, est de soustraire la plaie au contact de *l'air impur*, et d'*arrêter les germes de l'atmosphère au moyen d'un énorme filtre de ouate*. Vous pourrez l'employer dans toutes les plaies, mais il ne doit être question ici que des plaies d'amputation.

Soins préalables. — La plaie doit être bien *nettoyée* dans toute son étendue, au moyen de lavages à l'eau tiède et toujours à grande eau, sans jamais toucher la plaie avec la compresse dont on se sert ; on lave pour enlever le sang et faire saigner les vaisseaux qui pourraient être fermés momentanément par un caillot. Après cette ablution, les aides se lavent les mains et le chirurgien lave alors à l'*eau phéniquée* au 20me, non seulement la plaie, mais la totalité du membre. On essuie ensuite la partie sur laquelle doit porter le pansement et on la sèche en appuyant légèrement le linge. Il faut, en essuyant, aller « dans le sens des veines », afin d'éviter le refoulement du sang vers les parties déclives. Une fois que toutes les ligatures sont faites, il est bon, avant d'appliquer la ouate, d'*attendre quelques instants* pour s'assurer que le moignon n'a pas de tendance à saigner ; cette précaution est surtout utile à la suite des opérations dans lesquelles on a employé la bande d'Esmarch comme moyen hémostatique ; on sait, en effet, que rien n'est moins rare que les hémorrhagies en nappe après l'ablation de celle-ci.

Objets nécessaires pour le pansement. — Il faut avoir à sa disposition de la *ouate* de bonne qualité en larges bandes, que l'on pourra diviser au besoin, et des *bandes de toile*, de six à douze mètres de longueur et de cinq à six de largeur, ayant une assez grande résistance.

Précaution importante. — Vous comprenez, étant donnée la théorie du pansement, que la ouate et les bandes ne doivent pas séjourner dans les salles d'hôpitaux, qu'elles doivent être, au contraire, soigneusement enveloppées et mises dans un endroit sec et fermé à l'abri du contact de l'air. Lorsqu'on applique le pansement, il est bon également de s'éloigner de l'air impur des salles et de se placer dans des pièces spéciales.

M. Guérin attache une grande importance à supprimer le plus promptement possible tout contact de l'air. Aussi, dès que le lavage antiseptique a eu lieu, il applique une poignée de ouate sur le moignon en attendant que les bandes soient apportées.

Application du pansement. — Lorsque la plaie est bien préparée, que l'hémostase est bien complète, on en réunit les bords par une *suture* à points séparés. Souvent on se contente de les affronter, parce que la compression de la ouate suffit pour les maintenir en contact.

Rôle des aides. — Un aide est employé uniquement au moignon, il est chargé de le maintenir absolument immobile. D'autres aides soutiennent le membre. Une *immobilité absolue* est vivement recommandée jusqu'à la fin du pansement.

L'application du pansement comprend deux temps :

Premier temps : Application de la ouate. — 1° Comme M. Guérin fait le plus souvent deux lambeaux, il fait précéder l'application des premières bandes de deux plaques épaisses de ouate qu'il applique sur les deux lambeaux. Puis il applique les premières bandes de ouate qui ont environ 8 centimètres de largeur et 30 à 40 centimètres de longueur, selon le volume du membre.

Le milieu de ces bandes est placé sur le moignon et leurs extrémités sont ramenées sur la surface du membre au-dessus du moignon. On dispose ainsi deux autres bandes semblables, se croisant sur le moignon. Les extrémités de ces bandes de ouate sont fixées par une autre de même dimension qu'on enroule par-dessus.

2° Ces bandes une fois fixées, le chirurgien coiffe le moignon et entoure le membre d'une grande bande de ouate, en évitant de lui imprimer des secousses. La quantité de ouate employée doit être telle que le membre ainsi empaqueté ait acquis au moins le triple de son volume.

Les bandes doivent être préparées d'avance et leurs dimensions, celles de la grande bande principalement, varient selon le volume du membre à recouvrir et selon le point où a été faite l'amputation.

Ainsi, dans toute amputation, la ouate doit envelopper le membre jusqu'à une certaine distance au-dessus de l'articulation qui précède le moignon ; dans l'amputation de l'avant-bras, le pansement enveloppe la moitié inférieure du bras ; dans celle de la jambe, il entoure la moitié inférieure de la cuisse ; dans celle de la cuisse, il faut envelopper, non seulement l'aine, mais la partie inférieure de l'abdomen ; dans celle du bras, il faut entourer le haut de la poitrine, etc.

Sans cette précaution, le pansement glisserait et les mouvements permettraient l'accès d'un air impur non filtré à travers les mailles de la ouate.

Second temps : Application des bandes. — 1° On commence par faire quelques tours de bandes *très peu serrés*, destinés à maintenir la ouate et à dessiner la forme de l'appareil. La bande doit exercer une compression également répartie par toute sa surface, ce qui n'arriverait pas si elle était serrée dès les premiers tours.

2° Les autres bandes sont ensuite enroulées du moignon vers la racine du membre, comme pour la compression élastique avec l'appareil d'Esmarch. A mesure qu'on applique des tours de bandes sur le moignon et sur le membre, il faut en augmenter la constriction. La dernière doit exercer une constriction très énergique et toujours également répartie sur tout le moignon.

Cette constriction, qui n'est jamais très forte, s'oppose, dit M. Guérin, à la stagnation des liquides.

M. Guérin ne fait ni suture superficielle, ni suture profonde ; il n'emploie plus le drain qu'il plaçait autrefois au fond de la plaie. « Cette compression, dit M. Azam, fait l'office des deux sutures en maintenant solidement affrontés les lambeaux et la peau, et cet affrontement amène la *réunion primitive*. »

M. Guérin attache à cette compression une importance capitale. « Si je guéris mes amputés mieux qu'on ne les guérissait autrefois, c'est que dans mon pansement les parties molles et les os sont fixés dans l'immobilité la plus absolue. » (*Discours à l'Académie*, p. 11.)

Le nombre de bandes employées par M. Guérin est considérable ; il en faut en moyenne treize, de dix mètres chacune. On reconnaît que l'appareil est terminé quand le malade n'accuse plus, ou du moins n'accuse que fort peu de douleur lorsqu'on frappe sur le membre pansé ; alors, on fixe, au moyen de quelques points de couture, les bandes entre elles, afin que les circulaires ne glissent point les uns sur les autres.

« Quand le pansement a été ainsi fait avec le plus grand soin, le membre est si bien emballé, que l'on peut lui imprimer les mouvements les plus violents sans éveiller la moindre douleur. » (Guérin, *Discours à l'Académie*, p. 20.)

Quand tout est fini, on porte le malade dans son lit. Le pansement doit reposer à plat, sans coussins, sans gouttière ; on l'entoure d'un cerceau, pour empêcher le poids des couvertures. Puis l'on place simplement au-dessous du membre un drap plié, afin que, si du sang ou tout autre liquide pathologique suintait à travers la ouate et les bandes, il soit possible de savoir immédiatement à quoi s'en tenir : on devra donc s'assurer régulièrement si le drap est toujours propre.

Soins consécutifs. — Dans les quelques heures qui suivent le pansement, il y a parfois des douleurs qui cessent progressivement ; il ne faut donc point s'en inquiéter tout d'abord ; mais si elles étaient trop vives, si elles allaient en augmentant, il ne faudrait pas hésiter à enlever le pansement qui a été irrégulièrement fait. Il ne faut pas oublier, en effet, qu'un des plus grands avantages de ce pansement, selon M. Guérin, est de faire cesser la douleur.

Il n'est pas rare de voir, quelques heures, un jour, deux jours après l'application, du sang paraître à la surface du pansement ; il faut savoir tout d'abord que la ouate se laisse très facilement traverser par les liquides ; on ne doit donc point s'alarmer et croire à l'existence d'une hémorrhagie dès qu'on voit une tache rouge sur les bandes superficielles ou sur le linge placés au-dessous de l'appareil. Des faits cliniques très nombreux ont montré qu'une bien faible quantité de sang suffit pour produire ce résultat. Aussi ne doit-on point s'effrayer, et, sans toucher à ce qui a été déjà fait, on doit placer un carré de ouate un peu épais au-dessus de la tache et enrouler une ou deux bandes de toile, de manière à le fixer en ce point. Le plus souvent cela réussit à arrêter l'écoulement du sang. Dans le cas où il continuerait, il faudrait défaire le pansement pour s'assurer si quelque ligature n'a pas cédé, ou s'il y en a encore quelqu'une à faire.

Les jours qui suivent l'application de l'appareil, la *température et le pouls doivent être pris régulièrement, matin et soir* : ces deux éléments permettent au chirurgien de savoir ce que devient la plaie qu'il ne peut voir ; si la fièvre est modérée, si elle ne dépasse en durée, ni en élévation, la réaction qui, se manifestant après tous les traumatismes, a été désignée sous le nom de *fièvre traumatique*, on peut être rassuré. Dans le cas contraire, il faudrait enlever le pansement, qui très probablement pèche par quelque endroit.

« Dès le lendemain ou le surlendemain de l'application du pansement, dit M. Guérin, la ouate a perdu de son élasticité et les bandes ne compriment plus le membre au même degré que le premier jour. Si on laisse les choses en cet état, le pus, s'il s'en forme, glisse le long du membre et tend à se porter à sa racine, si l'on n'a pas pris la précaution de faire que l'extrémité libre du moignon soit la partie la plus déclive.

« En tout cas, les pièces du pansement, cessant d'être collées contre la peau par la compression, ne s'opposent plus à ce que les poussières de l'air passent par l'interstice résultant du changement qui s'est opéré.

« C'est alors que le pus se décompose et développe sur la peau une rougeur érythémateuse que les chirurgiens inexpérimentés considèrent comme un accident de ma méthode. C'est un accident, mais un accident d'un pansement mal fait. C'est encore à cette condition qu'est due la mauvaise odeur dont se plaignent ceux qui se contentent d'un à peu près.

« Si l'on veut empêcher que l'air non filtré arrive sur la plaie, il faut chaque jour, pendant la première semaine, examiner le pansement et ajouter une ou deux bandes chaque fois que la compression paraîtra insuffisante. »

Le pus n'a pas d'odeur. — Lorsqu'on est obligé de défaire le pansement, on constate avec étonnement que le pus de la plaie est absolument *sans odeur.* Lorsqu'on le défait au bout d'un mois, il n'en a pas davantage. M. Pasteur a examiné ce pus sur les malades de M. Guérin et il n'y a pas trouvé de vibrions.

Levée de l'appareil. — Il n'y a pas de règles absolues quant au temps pendant lequel on doit laisser en place un appareil ouaté ; cependant, *en moyenne, il faut compter de vingt à vingt-cinq jours;* s'il est bien supporté, on peut le laisser plus longtemps ; au contraire, s'il est mal toléré, on peut être amené à l'enlever plus tôt.

A la longue, la ouate prend parfois une légère odeur qu'on peut combattre par divers moyens.

Il ne faut pas oublier que l'appareil ouaté est un *pansement rare,* et quand il n'y a pas de réaction générale, il ne faut point céder trop facilement au malade et partager le désir qu'il a de voir ce qui se passe sous son appareil.

Au moment de l'enlever, il faut transporter le malade dans une salle spéciale, en dehors des salles communes. L'appareil doit être défait avec précaution : les couches superficielles de ouate se déroulent facilement, les profondes sont adhérentes, agglutinées avec la peau par le pus et le sang de la plaie ; il faut les défaire avec beaucoup de ménagement, après les avoir arrosées d'eau tiède ; jamais on ne doit tirer brusquement sur elles.

L'état de la plaie indique si on doit refaire un autre pansement ouaté, ou au contraire le laisser à l'air en le préservant au moyen de quelques procédés simples.

Voilà le pansement ouaté, tel qu'il est pratiqué par M. Guérin.

Avantages du pansement. — Les avantages qu'il présente sont, en somme, les suivants :

1° *Filtration de l'air* par l'intermédiaire de la ouate empêchant les miasmes d'arriver jusqu'à la plaie, et ne laissant passer que l'air dépouillé de germes ;

2° *Compression* élastique régulière ;

3° *Immobilisation* dans une position favorable ;

4° Création d'un *milieu à température constante* à la surface des moignons ou des plaies (la ouate est un très mauvais conducteur) ; une température constante qui, d'après les travaux de M. Martin, ancien interne des hôpitaux et élève de Claude Bernard, est indispensable à la greffe des parties qui ont été complètement détachées du corps ;

5° *Rareté des pansements.*

Il est applicable à toutes les plaies. — Le pansement ouaté est applicable à toutes les plaies dues à un traumatisme accidentel ou chirurgical ; il est principalement utile à la suite des amputations, résections, fractures ou luxations compliquées, ouvertures des gaînes synoviales, plaies par écrasement des extrémités, brûlures.

Le pansement ouaté peut être appliqué sur toutes les parties du corps ; toutefois, sur le thorax et sur le tronc, la compression qu'il nécessite constitue une certaine difficulté, excepté cependant chez les femmes qui sont habituées à avoir la taille serrée dans un corset.

Dans les blessures des membres, si l'on veut tenter la conservation du membre, il faut enfermer, comme cela a été dit plus haut, les membres blessés dans la ouate, en partant de l'extrémité libre du membre. Les doigts et les orteils doivent être séparés par des morceaux de ouate, afin que la compression qu'ils subiront au contact les uns des autres, à la fin du pansement, ne soit pas trop pénible.

Dans les cas de plaies des articulations, d'ouvertures de gaînes tendineuses, de fractures compliquées, M. Guérin applique presque toujours un carré de ouate sur la lésion. Pour les écrasements de doigts, il entoure de ouate la partie blessée et il applique son pansement en le faisant remonter jusqu'au coude ou au genou.

Cet appareil suffit à maintenir les fragments en contact et à faire l'occlusion de la plaie dans les fractures compliquées de plaie.

Résultats du pansement ouaté. — En dehors de son *Discours à l'Académie*, M. Guérin n'a malheureusement publié aucun travail sur son mode de pansement, et par conséquent aucune statistique. Cependant ses internes ont fait le relevé des grandes opérations pratiquées par lui et pansées par sa méthode.

Pendant quatre ans, de 1874 à 1877, M. Guérin a fait 23 amputations ou résections. Sur ce nombre, 20 sont complètement guéris et les 3 morts n'ont pas été causées par l'opération : un malade était hémophile, il est mort d'hémorrhagie ; un autre est mort d'un épanchement de sang dans l'abdomen à la suite d'une fracture du bassin ; le troisième mourut de phthisie six mois après l'opération.

A cette statistique, il faut ajouter celle de 1879 comprenant deux amputations de cuisse et deux amputations de bras avec guérison, et une résection du tiers inférieur du tibia, suivie de mort par hémorrhagie consécutive. Nous arrivons à un total de 28 grandes opérations suivies 4 fois de mort pour causes étrangères à l'opération. En comptant même, ce qui ne serait pas juste, ces insuccès, cela nous donne une proportion de 1 sur 7, résultat magnifique si nous le comparons au relevé des amputations faites dans les hôpitaux de Paris, par Malgaigne, et qui a fourni une mortalité de 2 sur 5 (page 147).

« Jamais, dit M. Guérin (*Discours à l'Académie*, mai 1878), on ne verra dans mes salles un malade affecté d'infection purulente. »

« .....Les chirurgiens qui se sont donné la peine de voir ce qui se fait actuellement dans mon service savent que jamais on ne voit ni infection purulente, ni érysipèle se développer chez les opérés que j'ai traités par ma méthode. »

2° PANSEMENT ANTISEPTIQUE DE LISTER.

Parmi les chirurgiens qui pratiquent ce pansement avec le plus de succès, je dois citer M. le Dr Lucas-Championnière, chirurgien des hôpitaux de Paris. Cette description est faite d'après des notes qu'il a bien voulu me fournir, et dont je le remercie au nom de mes lecteurs.

Tout chirurgien qui veut faire le pansement de Lister, dit M. Lucas-Championnière, doit se souvenir des préceptes suivants :

1° Les germes répandus dans les milieux ambiants sont l'origine des accidents des plaies ;

2° Pour supprimer ces accidents, tous ces germes doivent être détruits ou entraînés au loin.

En outre, le chirurgien qui veut atteindre le mode le plus parfait de réparation des plaies doit savoir que celle-ci est entravée :

1° Par toute irritation directe, topiques, corps étrangers ;

2° Par les germes atmosphériques agissant comme irritants ;

3° Par l'accumulation des liquides derrière les lèvres de la plaie, ce que M. Lister appelle l'*excès de tension*.

Pour arriver au premier résultat, on prend toutes les grandes précautions de la méthode : purification du malade, des instruments, des pièces de pansement ; formation d'une atmosphère sans germes vivants ; entretien de cette atmosphère autour de la plaie.

Les précautions à prendre pour rendre cette chirurgie aussi parfaite que possible, pour assurer la suppression de la suppuration, sont les suivantes :

Réunion de la plus grande étendue des plaies ;

Protection par un taffetas imperméable à l'acide phénique, dont l'action *permanente* serait à redouter ;

Suppression de tous corps étrangers septiques, et emploi de ligatures absorbables.

Les précautions contre les germes seulement irritants sont constituées par l'usage de la substance antiseptique.

Les précautions contre l'excès de tension sont le drainage très soigné avec des tubes de caoutchouc ou autres, en prenant toutes les précautions pour que ceux-ci ne servent ni de corps irritants, ni de réceptacles pour des substances susceptibles de se putréfier.

1° Pansement de Lister. — Soins préliminaires du pansement. — Les germes qui se rencontrent dans l'atmosphère se rencontrent également à la surface des corps qui y sont plongés ; aussi, tout ce qui doit venir au contact d'une plaie doit être purifié des germes, des organismes vivants déposés à la surface.

Certains objets surtout contiennent de ces organismes vivants développés en plus grande abondance, comme les *éponges*, par exemple, et les objets usuels où peuvent séjourner des matières putréfiables.

Tous ces objets seront préparés de façon à être ramenés à un état de salubrité parfaite, à être privés d'êtres vivants et de germes ; et ce résultat sera obtenu en plongeant les parties dans un *bain fermenticide*.

Deux solutions aqueuses jouent un grand rôle dans le pansement : la solution d'acide phénique à 5 grammes pour 100 grammes d'eau, ou *solution forte*, et la solution à 2^{gr},50 pour 100 grammes d'eau, ou *solution faible*.

Les *instruments* sont plongés assez longtemps avant l'opération dans la solution forte. Il est bon de frotter leur surface avec un linge ou une éponge pour les humecter dans toute leur étendue et dans toutes les anfractuosités.

Les *éponges* sont maintenues en permanence dans cette solution forte. Avant de les remettre à l'opérateur, l'aide doit les exprimer avec soin.

Tout objet devant être mis en contact avec la plaie ou ses environs sera purifié de la même manière.

Le champ opératoire, le point où l'opération sera faite et les parties voisines seront nettoyés avec soin au moyen d'une éponge imprégnée de solution forte.

L'action de l'eau phéniquée forte est suffisante pour les *instruments* ; la précaution de les frotter est utile cependant, parce que l'eau glisse à leur surface, et que les anfractuosités contiennent quelquefois des matières putrides. Pour le cas de certains instruments à extrémités irrégulières, pour les daviers, par exemple, M. Lister juge utile de les plonger dans de l'*huile phéniquée* contenant un dixième d'acide phénique.

Les *mains* de l'opérateur et de ses aides qui viendront au contact de la plaie et des instruments doivent être purifiées à leur tour, et toutes les fois qu'elles seront sorties pour une cause quelconque de l'atmosphère phéniquée où on doit opérer, elles devront être purifiées à nouveau. Pour cela la solution forte réellement caustique n'est pas nécessaire. Les mains étant proprement tenues, il suffit de les plonger dans la solution faible.

En somme, *toutes les précautions sont prises*, tout ce qui touchera la plaie est *aseptique*, privé d'éléments de septicité.

Préparation de l'atmosphère phéniquée.— Pour éviter l'action des germes innombrables qui voltigent dans l'air et qui ne manqueraient pas de se répandre sur la plaie pendant l'opération, M. Lister avait d'abord cherché à défendre de son mieux la plaie de l'accès de l'air libre, opérant derrière une compresse recouverte d'huile phéniquée, recouvrant la plaie le plus rapidement possible, etc. Mais tout cela lui parut insuffisant, jusqu'au jour où il eut l'heureuse idée de créer autour de la plaie, de la région à opérer, une atmosphère antiseptique. La *pulvérisation de l'eau phéniquée en un jet puissant* au-dessus du champ opératoire lui a permis de réussir pleinement.

Pendant l'opération. — Point d'autres précautions spéciales au cours d'une opération. Les éponges sont imbibées de solution faible, si l'on veut, au cours de l'opération ; mais lorsque celle-ci sera terminée, il faudra opérer des lavages avec la solution forte. Ces lavages donnent au sang et aux muscles une couleur grise ou chocolat clair et caractéristique, et c'est là une précaution capitale à ne point négliger.

Après l'opération. — Lorsqu'on aura terminé l'opération, il faudra continuer à entretenir autour de la plaie une atmosphère antiseptique, et c'est là le but qu'on poursuit avec la *gaze antiseptique*, élément essentiel du pansement.

La plaie devra vivre dans une sorte de fourreau constitué par la gaze antiseptique. Elle cède l'acide phénique qui se volatilise peu à peu, surtout au contact des corps chauds. En recouvrant cette gaze d'une toile imperméable, le *mackintosh*, on limite à la plaie l'atmosphère phéniquée ; on maintient cet acide phénique autour de la plaie. En outre, on est assuré que les liquides versés par la plaie devront parcourir tout le pansement pour arriver à l'air libre. S'il en était autrement, ils parcourraient la gaze tout droit pour arriver à l'air. Là, ils s'infecteraient par l'accès des germes, et si le trajet était court, l'infection pourrait se propager aux liquides à travers le pansement, quoiqu'il fût antiseptique.

Il résulte de cette disposition un phénomène curieux et

facile à observer. Quand on défait un pansement lors des premiers jours, il y a généralement beaucoup d'écoulement. S'il s'agit, par exemple, d'un membre qui repose sur un coussin, celui-ci, imprégné de liquides à l'air libre, peut répandre une mauvaise odeur. On défait le pansement d'où s'est fait tout cet écoulement ; il contient du liquide en plus ou moins grande abondance ; ses feuillets en sont tachés, imprégnés, *mais il ne répand aucune odeur.*

Application du pansement. — 1° *Affrontement.* — M. Lister cherche la réunion la plus rapide possible des plaies ; aussi, après avoir lavé la plaie avec les solutions phéniquées fortes, enlevé tous les vestiges de sang et lié les artères de la surface de la plaie avec des *fils absorbables de catgut, fait-il toujours immédiatement une suture des lèvres de la plaie.* Cette suture est généralement faite avec le fil d'argent, et ressemble à toutes les sutures à points séparés, dites entrecoupées. *Mais, en outre, il applique volontiers une suture profonde,* constituée par un grand fil d'argent qui vient s'enrouler à ses deux extrémités, sur une plaque de plomb, après l'avoir traversée. Lorsque celle-ci est serrée, elle supporte tout l'effort ; la tension et le gonflement ne se manifestent pas sur les lèvres mêmes de la plaie, dont la réunion est obtenue plus rapidement et plus solidement.

Les ligatures faites avec du catgut sont perdues dans la plaie.

2° *Application du tube à drainage.* — Les liquides doivent toujours, et de tout point, s'écouler facilement au dehors. M. Lister assure toujours cette condition, il laisse en plusieurs points une ouverture assez étroite ; il place, dans ces points, des tubes à drainage et il attache une grande importance à ce procédé. On peut dire que M. Lister ne pratique jamais un pansement sans mettre les *tubes de Chassaignac,* comme il a la gracieuseté de les appeler dans son service, pour rendre hommage à notre éminent compatriote ; mais il les emploie d'une manière un peu différente de celle habituellement suivie chez nous. Il ne fait pas passer une anse d'un point à un autre ; il introduit un tube debout dans l'ouverture, assez long pour se terminer juste au ras de la plaie. A l'extrémité externe sont fixés deux fils destinés à le retenir et à le tirer au dehors à chaque pansement.

3° *Application du protecteur.* — La ligne de réunion, les angles de la plaie laissés libres ne doivent point être atteints par des substances irritantes, sous peine de formation de granulations et de suppuration. On peut et on doit sans doute les laver, au pansement, avec des solutions même fortes ; mais il ne faut pas que des substances irritantes restent en contact avec les points dénudés. Or, le pansement va dégager l'acide phénique constamment. Pour interdire son action sur ces parties dénudées, on emploie le *protective* ou *silk.*

C'est une étoffe de soie très mince, *sorte de taffetas gommé*, revêtu de vernis copal et de dextrine, absolument imperméable à l'acide phénique. On coupe dans cette étoffe verte et souple une bande étroite dépassant très peu les limites de la plaie, et on met par-dessus la gaze antiseptique. Voici, du reste, comment on procède. Le morceau de *protective* taillé est mouillé dans l'eau phéniquée faible pour le débarrasser de tout germe, car il n'a lui-même aucune propriété antiseptique. On le place sur la plaie, il ne doit la dépasser que très peu pour que les liquides arrivent le plus immédiatement possible à la gaze, et, par conséquent, à la substance antiseptique.

4° *Application de la gaze antiseptique.* — Puis on prend quelques fragments de *gaze antiseptique*, tissu analogue à celui de notre tarlatane (1), on les trempe dans la solution faible,

____

(1) La *gaze antiseptique* se prépare ainsi : la gaze de coton est coupée en morceaux de 6 mètres de longueur sur un mètre de largeur, et chauffée pendant deux ou trois heures dans l'eau bouillante, contenue dans une boîte d'étain. Puis on étend cette étoffe sur des planches et on la mouille avec le mélange suivant : 1 partie

et on les place directement sur le *protective*. Cette précaution est nécessaire, bien que la substance soit antiseptique, parce que la gaze ne cède l'acide phénique que lentement, et des germes peuvent s'être déposés, pendant l'exposition à l'air, qu'il est nécessaire de détruire immédiatement.

Pour la même raison, on mouille légèrement, avec la même solution faible, la surface du pansement qui s'appliquera sur la peau.

Cette pièce principale du pansement se compose, en général, de *huit feuilles de gaze* superposées.

5° *Placement du mackintosh.* — Entre la septième et la huitième feuille on place l'*imperméable* ou *mackintosh,* avec la surface lisse tournée vers la plaie.

L'imperméable doit être placé entre les dernières feuilles du pansement, parce que sans cela il ne fait pas assez corps avec lui, il forme des godets sous lesquels l'air passe, s'infiltre, et on a des phénomènes d'infection dans le pansement, qu'on évite par cette précaution.

Le *mackintosh* est un tissu imperméable fait de coton et de caoutchouc. A sa place, on peut mettre du papier guttapercha.

Cette étoffe a pour but de s'opposer à ce que le pus se fasse jour jusqu'à la superficie de l'appareil, et se décompose à l'air. La présence du *mackintosh* force le pus à s'étendre de tous côtés dans la gaze, qui le pompe et le désinfecte. Si le pus apparaît cependant tout à fait à la superficie de l'appa

d'acide phénique cristallisé ; 5 parties de résine commune ; 7 parties de paraffine compacte.

La résine a pour but d'empêcher la vaporisation de l'acide phénique, et la paraffine donne de la consistance à l'étoffe, qui resterait molle sans la présence de cette substance.

On place alors de nouveau cette étoffe, ainsi mouillée, dans la boîte d'étain, durant deux ou trois heures, en ayant soin de mettre des poids dessus pour que le mélange pénètre bien toute la masse et toutes les parties de l'étoffe.

Cette étoffe-lien est conservée, une fois séchée, dans du papier parchemin.

10.

reil, c'est-à-dire l'imbibe en entier, il est temps de renouveler le pansement.

Le pansement sera fixé en place à l'aide de bandes faites de la gaze antiseptique; ces sortes de bandes sont d'une commodité extrême; ne glissant pas, elles sont très solides et résistantes. Cette résistance est telle que l'on peut, pour certaines résections, celles du coude surtout, se passer d'attelles en adaptant ces bandes convenablement; on les fixe avec des épingles anglaises, ou en nouant deux bouts déchirés.

Soins et pansements consécutifs. — On immobilisera de son mieux le point blessé en conseillant la position qui favorise le plus l'écoulement. On renouvellera le pansement en général au bout de vingt-quatre heures, plus rarement au bout de quarante-huit.

En effet, pour peu que la plaie ait une certaine étendue, elle donne lieu à un écoulement de sérosité considérable. Cet écoulement immédiat, abondant déjà après toute grande opération, est plus grand peut-être après celles effectuées par cette méthode, probablement en vertu d'une action spéciale de l'acide phénique sur les tissus.

On découvrira cette fois la plaie en prenant les mêmes précautions pour l'atmosphère, les mains, les instruments. Puis on verra si les parties sont tendues. Si elles ne le sont point, on peut laisser les tubes en place pour ce premier pansement. Si elles sont tendues, il faut les retirer pour les vider des caillots; par de douces pressions, s'il y a quelques liquides accumulés, on les fera sortir.

On lave légèrement la plaie ou le moignon avec la solution forte. Si elle était irritée, même légèrement, on emploierait la solution faible; puis on replace soigneusement les tubes. On examine avec soin les points de suture pour les relâcher s'il est nécessaire. Puis, comme pour le premier pansement, on place :

1° Le *protective*, après l'avoir trempé dans la solution faible ;

2° Quelques morceaux de gaze humectés d'un peu de solution faible ;

3° Le pansement, huit feuilles de gaze ; entre les deux dernières feuilles, l'étoffe imperméable ;

4° La bande de gaze.

Ce pansement doit dépasser beaucoup la région opérée.

Le pansement n'est pas un *pansement rare*, il est fait souvent au début, et plus tard plus rarement. Ce qui guide surtout pour le lever, c'est l'abondance de l'écoulement. S'il y avait quelque douleur, il serait encore indiqué de le lever.

Quand l'écoulement se fait à l'extrémité du pansement et le tache, il est prudent de le lever pour éviter toute chance de propagation de putréfaction.

Si l'on voyait apparaître quelque odeur, il faudrait être absolument en défiance, car le pansement ne doit jamais avoir d'odeur.

M. Lister coupe très promptement les fils pour éviter la tension des parties qu'ils maintiennent. Mais, pour que celles-ci ne soient pas absolument privées de soutien, il laisse souvent les fils en place. Cela donne un peu d'appui aux lèvres de la plaie.

A chaque pansement, on retire les tubes à drainage ; on les lave dans une solution forte pour les débarrasser du sang ou des matières puriformes qu'ils contiennent ; puis, chaque fois, il faut diminuer leur longueur, car la plaie se répare rapidement dans la profondeur, et les chasse en quelque sorte. Après les avoir coupés, on les remet en place. Il faut aussi les remplacer par des tubes de plus petit calibre, s'ils sont volumineux, et diminuer peu à peu.

Lorsque l'on voit qu'il ne se fait plus d'écoulement du tout, on retire le tube et la plaie extérieure se ferme ; il faut toutefois se garder de le retirer trop tôt, car les liquides s'accumuleraient très vite et feraient des abcès.

Il faut recommander absolument d'employer des tubes

assez volumineux. Leur paroi doit être très épaisse, sans quoi ils s'affaissent, et leur propriété de drainage devient illusoire.

Il est bon de les placer à l'avance dans un vase contenant de l'eau phéniquée forte; le caoutchouc s'imbibe très bien d'acide phénique et reste absolument aseptique, même quelque peu antiseptique.

D'autres précautions restent à prendre pour assurer l'écoulement des liquides. Il faut prendre garde à la position des membres, ne pas élever les moignons autant qu'on le fait généralement. A chaque pansement, il faut s'assurer que l'écoulement se fait bien, presser sur les lèvres de la plaie; si on suppose l'existence de culs-de-sac, les presser doucement avec une éponge; si des points de suture semblent trop serrés, les couper; si même, sur l'un d'eux, on voyait des traces manifestes d'inflammation, il ne faut pas hésiter à plonger la pointe d'un bistouri et à faire sortir les quelques gouttes de pus accumulées, et à placer un petit tube à drainage.

DIXIÈME LEÇON

3° PANSEMENT DES CHIRURGIENS DE BORDEAUX.

Ce mode de pansement n'appartient pas exclusivement à un seul chirurgien; tous les chirurgiens de l'école de Bordeaux l'ont employé presque en même temps, collectivement, pour mieux dire. D'après M⁺ Azam, ce serait M. Labat qui aurait commencé à mettre en pratique, dès 1860, et avec succès, quelques-unes des idées qui constituent cette méthode. C'est à M. le professeur Azam que revient le mérite de l'avoir répandue; c'est lui qui l'a fait connaître dans divers Congrès, à la Société de chirurgie (1874), et à l'Académie de médecine (1877).

Le mémoire de M. Azam (1) contient une phrase que nous relevons. En parlant de la révolution opérée en France par M. A. Guérin, il dit : *Heureusement, ce dernier l'a faite à Paris, car c'est là seulement qu'en France elles réussissent.* Notre confrère a raison, et nous reconnaissons avec lui que les travaux venus de la province ne reçoivent pas toujours l'accueil qui leur serait dû. Ah! il n'en est pas de même lorsqu'ils viennent de l'étranger, de l'Allemagne principalement. Si un Prussien daigne parler ou écrire, on ne peut trouver d'expressions assez flatteuses pour faire son éloge, et ce n'est que plus tard qu'on s'aperçoit qu'on a loué un plagiaire. Je me fais un véritable plaisir de faire connaître aux élèves

(1) *Réunion primitive et pansement des grandes plaies*, 1879. Bordeaux, Féret et fils.

studieux de nos Facultés les résultats si importants qu'obtiennent les chirurgiens de Bordeaux avec leur mode de pansement dit *méthode de Bordeaux*.

Depuis dix ans seulement que cette méthode de pansement est employée, on a pu grouper 262 opérations qui n'ont fourni que 16 morts, soit 6,10 pour 100, résultat magnifique obtenu par MM. Denucé, Labat, Lannelongue et Azam, professeurs à la Faculté de médecine de Bordeaux; Girard, professeur suppléant; Dudon, Demons, Lande, Baudrimont, professeurs agrégés; Pourteyron de Saint-Vincent de Connezac, et Pozzi, professeur agrégé à la Faculté de médecine de Paris.

Ces 262 opérations se décomposent ainsi : amputations de cuisse, 42 ; de jambe, 44 ; de bras, 3 ; de pied, 2 ; d'avant-bras, 11 ; résections, 3 ; désarticulations, 12 ; ablations de tumeurs, 111. Autres opérations, 34. Les 16 morts ont suivi 8 fois l'amputation de cuisse, 4 fois celle de jambe, et 4 fois l'ablation d'une tumeur. Ces chiffres éloquents se passent de commentaires.

Manuel du pansement. — Nous diviserons le manuel du pansement en plusieurs temps, afin de nous mieux faire comprendre, et nous supposerons une plaie d'amputation à lambeaux.

Premier temps. — L'amputation étant finie, faire l'hémostase aussi parfaite que possible, et enlever les caillots de sang par un lavage complet.

Les ligatures sont faites avec le fil ciré ordinaire, mais ces fils ne tombant jamais avant le dixième jour, M. Azam reconnaît que les fils en catgut phéniqué de M. Lister pourraient être employés avantageusement.

Deuxième temps. — Prendre un gros tube à drainage préalablement lavé dans l'eau chaude pour en ôter l'excès de sulfure de carbone, placer la partie moyenne de ce tube tout à fait au fond de la plaie, à la base du lambeau ou de l'un des lambeaux, entre cette base et l'extrémité de l'os scié. Relever les extrémités de ce tube sur le membre et les fixer sur la peau au moyen de bandelettes au collodion, de telle sorte que tout mouvement soit impossible. *Ce drain ne devra jamais être déplacé avant son extraction définitive.*

Tous les chirurgiens de Bordeaux n'emploient pas le tube à drainage de la même manière. M. Labat, à l'exemple de M. Lister, ne fait sortir qu'une extrémité du tube, par l'angle le plus déclive de la plaie. M. Lande remplace ce tube par un faisceau de fils.

Troisième temps. — Affronter le plus exactement possible les lambeaux entre eux, ou le lambeau au reste de la plaie, s'il n'y a qu'un lambeau. Fixer ces lambeaux au moyen d'une suture enchevillée placée le plus près possible de leur base (trois points de suture suffisent à la cuisse ; il n'en faut qu'un ou deux pour les segments de membre moins volumineux).

Cette suture est faite avec un fil d'argent recuit qu'on introduit au moyen d'une aiguille à manche ou tubulée. On en fixe les deux bouts à des fragments de sonde de quatre ou cinq centimètres de longueur. Mais, comme les tissus présentent un certain gonflement, il faut que ce fil puisse s'allonger et que les deux fragments de sonde puissent s'éloigner. Pour cela, M. Azam fixe seulement l'une des extrémités du fil sur l'une des faces du moignon ; l'autre extrémité est enroulée autour d'un fragment de sonde sur la face opposée. Le gonflement opère le déroulement du fil d'argent dans une étendue proportionnée à l'augmentation de volume des lambeaux.

Il est probable que le fil de catgut remplacerait avantageusement le fil d'argent.

La suture profonde peut être supprimée dans le cas où le poids et la dimension des lambeaux ne la rendraient pas indispensable. Ce qu'il faut, c'est qu'il y ait affrontement parfait.

Quatrième temps. — Faire la suture superficielle, la suture de la peau. Elle doit être faite *avec un soin minutieux,* avec un soin égal à celui qu'on donne aux sutures dans les opérations autoplastiques de la face. Au moyen d'épingles fines rapprochées, faire une suture entortillée, au moyen du fil ciré, ou mieux du catgut phéniqué, et ne laisser aucun intervalle, aucune ouverture entre les épingles. L'affrontement doit être parfait, excepté aux angles formés par la base des lambeaux, où il faut laisser l'espace nécessaire au passage du tube à drainage et des fils des ligatures.

Cette suture superficielle a été avantageusement modifiée par M. le professeur Denucé, qui la pratique ainsi depuis 1871. La suture entortillée étant faite, il la recouvre, séance tenante, de faisceaux de charpie collodionnée dirigés parallèlement aux épingles de la suture, puis il enduit la suture de plusieurs couches de collodion. Celui-ci se desséchant très vite, M. Denucé enlève immédiatement les épingles, avant tout pansement extérieur, de sorte que les bords de la plaie se trouvent maintenus uniquement par le collodion.

Cinquième temps. — La suture étant faite, la recouvrir dans toute son étendue d'une couche de collodion.

Sixième temps. — Laver à l'eau phéniquée, recouvrir la peau de la partie inférieure du moignon d'un corps gras pour la garantir du contact des liquides qui sortiront par le tube à drainage. Placer sous les orifices de ce tube un paquet de charpie, couvrir le moignon d'une très forte couche de coton, beaucoup plus épaisse au niveau des plaies par où passe le drain, et soutenir le tout par des tours de bande, comme dans le pansement ouaté de M. A. Guérin.

On le voit, la méthode de Bordeaux recherche un affrontement parfait en même temps que l'occlusion. C'est à la combinaison de ces deux moyens que l'École de Bordeaux attribue la principale part de ses succès.

Pansements consécutifs. — La réunion est ordinairement complète dès le surlendemain, et on enlève les épingles. Si le suintement primitif a été abondant, on peut les enlever plus tôt. Si l'état de gonflement des tissus l'exige, on relâche la suture profonde. On fait en même temps un pansement au coton avec lavage à l'eau phéniquée, mais on ne fait jamais d'injection dans le tube à drainage ; elles sont dangereuses, dit M. Azam. Ce pansement au coton avec lavage sera renouvelé tous les trois ou quatre jours jusqu'à guérison complète. Les fils à ligature ne tombent jamais avant le dixième jour.

Le troisième ou le quatrième jour, on peut enlever la suture profonde.

Il n'est pas inutile d'ajouter que dans l'application de ce pansement, la douleur est presque nulle, et que la fièvre traumatique s'observe très rarement.

Durée de la cicatrisation. — Après un laps de temps dont le minimum a été de neuf jours et le maximum de vingt (quand il n'y a pas de complications, bien entendu), les ligatures tombent, le moignon n'est presque plus douloureux, et on peut ôter le drain. On fait alors un dernier pansement occlusif avec légère compression, et le lendemain la guérison est complète, absolue. Par guérison complète, les chirurgiens de Bordeaux entendent un état du moignon tel que, sauf la couleur de la ligne cicatricielle, il est semblable à un moignon de dix ans, et que le malade peut sortir de l'hôpital.

Telle est la *méthode de Bordeaux*. Les chirurgiens de Bordeaux ne réclament aucune priorité en ce qui touche l'usage isolé de chacun des temps du pansement, mais ils demandent, avec raison, qu'on leur rende justice et qu'on reconnaisse que, les premiers, ils ont obtenu des succès nombreux par *la combinaison du drainage profond, de la suture profonde et de la suture superficielle*.

Je ne voudrais pas passer à un autre sujet sans rappeler, en résumé, quelques-unes des explications que M. Azam donne de son pansement, les élèves y trouveront un utile enseignement, et ils pourront se rendre compte du pourquoi des principaux temps du pansement.

Les malades traités par la méthode de Bordeaux conservent de beaux moignons, dans lesquels l'extrémité de l'os est coiffée par un épais coussin musculeux et cutané, qui contraste singulièrement avec ces moignons coniques qu'on observe après les pansements par la méthode ordinaire. Dans cette dernière, le malade ne guérit qu'après une longue suppuration, qui détruit, qui use une grande partie des éléments musculaires et même de la peau. Les muscles et la peau ne subissent-ils pas aussi une rétraction sensible pendant toute la durée de cette suppuration ?

L'affrontement, par les sutures superficielle et profonde, des lambeaux bien débarrassés de tout corps étranger, provoque une adhérence intime des surfaces adossées, sans suppuration. Cette adhérence se fait par l'intermédiaire d'une mince couche liquide, que les chirurgiens appellent *lymphe plastique*, et qui est formée par une prodigieuse quantité de cellules arrondies provenant de la prolifération des corpuscules de tissu conjonctif situés à la surface des lambeaux et irrités par la section.

Quelle est l'utilité du drain? L'air, si nuisible, n'arrive-t-il pas par la cavité du tube à drainage dans les profondeurs de la plaie?

On peut se passer du drain dans quelques cas, à la suite de petites amputations, et alors la suture superficielle, la suture profonde et une douce compression suffisent à amener la réunion primitive en quatre ou cinq jours.

Mais, dans les amputations où un os plus ou moins volumineux a été scié, il faut absolument placer le drain pour que l'os suppure dans presque tous les cas. La section de l'os par la scie, dit M. Azam, laisse le plus souvent des particules qui se nécrosent et dont l'élimination est nécessaire ; la suppuration du fond de ces plaies est donc certaine. C'est pour régulariser cette suppuration et faciliter la sortie du pus qu'on place le drain.

Toutefois, nous ferons remarquer qu'il n'y a pas de tube à drainage dans le pansement ouaté de M. Guérin, qu'il y a cependant des os sciés, et par conséquent de la poussière osseuse. Or M. Guérin obtient, malgré cela; la réunion primitive.

L'air ne pénètre pas à travers le tube jusque dans les profondeurs de la plaie, parce que, d'après M. Azam, dès les premiers moments de son application, le tube est rempli de liquide sanguinolent et qu'ensuite le pus qui s'écoule le remplit exactement, comme l'urine remplit l'uretère. L'écoulement du pus est continu puisqu'il est poussé, comme l'urine de l'uretère, par la *vis à tergo* qui prend sa source à la surface de la plaie. Il en résulte que le pus ne recevant le contact de l'air qu'au voisinage des ouvertures du tube, n'est altéré et malsain qu'à ce niveau.

ONZIÈME LEÇON

B. — DES MÉTHODES EN PARTICULIER.

Après avoir étudié les règles générales applicables à toutes les méthodes, nous allons passer en revue les divers genres de méthodes, qui sont :

La méthode *circulaire*, la méthode *ovalaire*, et la méthode *à deux lambeaux*, donnant une cicatrice médiane ou opposite ; la méthode *à un seul lambeau*, et la méthode *elliptique*, qui donnent une cicatrice latérale.

§ 1. — Méthode circulaire.

La méthode circulaire est celle qui consiste à inciser circulairement les parties molles autour des os.

Très usitée autrefois, cette méthode, d'une application difficile dans les régions où il y a deux os à scier, était surtout réservée pour l'amputation du bras ou de la cuisse. Aujourd'hui, quoiqu'elle rende quelquefois de réels services, on la pratique assez rarement :

1° Parce que la cicatrice s'achève sur la surface sectionnée de l'os ;

2° Parce que cette cicatrice adhère à l'os ;

3° Parce qu'elle est lente à se terminer ;

4° Parce qu'elle adhère aux nerfs du moignon, et que la moindre pression de cette cicatrice provoque de très vives douleurs ;

5° Parce que, après l'opération, l'os est à nu au fond de la plaie, etc.

Dans cette opération, vous inciserez d'abord la peau, puis les muscles, en deux fois, enfin vous opérerez la section de l'os. Vous aurez donc quatre temps à exécuter.

Premier temps. — Incision de la peau.

Tracer la ligne d'opération. — Il est préférable de tracer préalablement, sur le bras ou la cuisse, la ligne circulaire que doit suivre le couteau ; la ligne sera tracée à *quatre centimètres* au-dessous du point où vous désirez scier l'os.

Position du chirurgien. — Le chirurgien se place en dehors du membre, dans la position qu'on prend pour se *mettre en garde* dans une salle d'escrime, et il fait passer sa main droite, armée du couteau à amputation, par dessous le membre à amputer, pour le ramener par dessus, de sorte que la pointe du couteau regarde en bas, et le dos de la lame du côté du chirurgien (fig. 37). Par des mouvements de va-et-vient, il divise, *en sciant et non en pressant,* la peau de la face interne du membre, puis celle de la face antérieure, celle de la face externe, et achève de couper, en se relevant, la peau de la face postérieure, pour rejoindre le commencement de l'incision. Avec un peu d'adresse et d'habitude, vous arriverez à faire cette incision circulaire d'un seul coup, sans que le couteau abandonne le membre à amputer, selon le *procédé de Garengeot*.

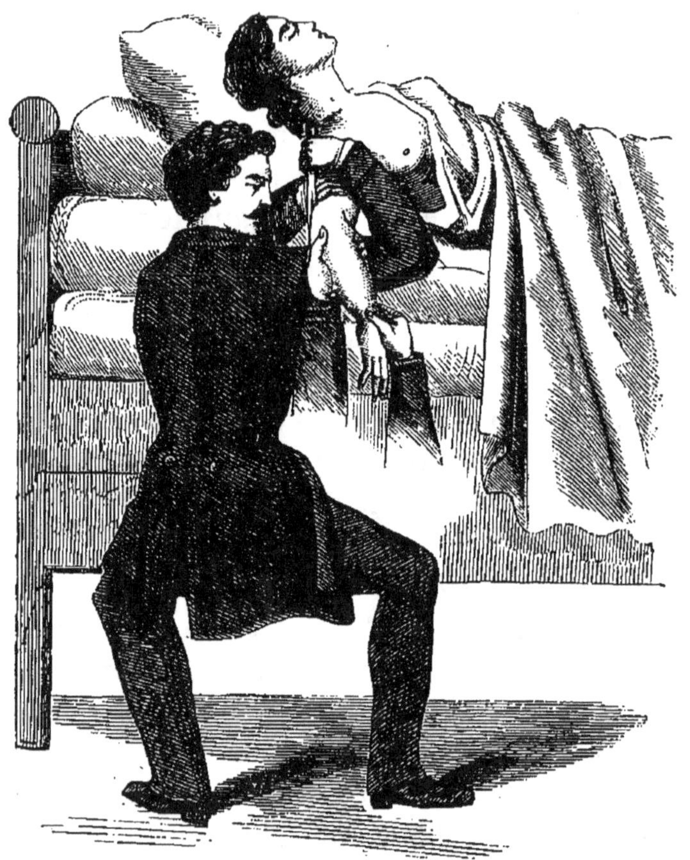

Fig. 37. — Position du chirurgien dans le premier temps de la méthode circulaire.

Parties à diviser. — Dans ce temps de l'opération, vous diviserez la peau, le tissu cellulo-graisseux souscutané et l'aponévrose. Il faut que la rétraction naturelle de la peau se fasse partout également.

Deuxième temps. — **Division des muscles.**

Fonction de l'aide. — Un aide embrasse circulairement le membre du malade avec ses deux mains, tout

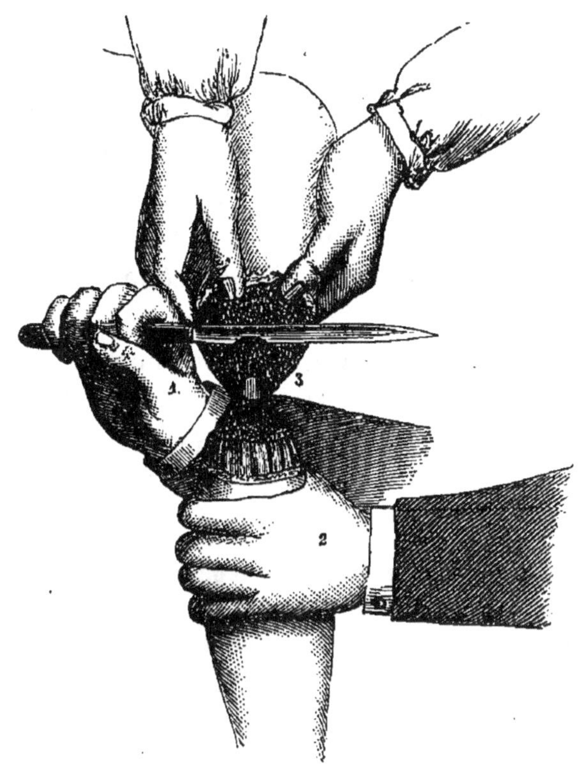

Fig. 38. — Fin du deuxième temps de la méthode circulaire.

1, 2. Mains du chirurgien. — 3. Cône musculeux que le couteau va diviser.

près de l'incision cutanée, et rétracte la peau vers la
racine du membre, dans une étendue de deux à trois
centimètres.

Fonction du chirurgien. — Divisez alors les muscles

jusqu'à l'os, avec le même couteau et de la même manière que vous avez fait la division de la peau. Ayez bien soin de faire cette section juste au niveau du bord de la peau rétractée.

Troisième temps. — **Division du cône musculeux.**

Fonction de l'aide. — L'aide saisit avec ses deux mains les muscles divisés jusqu'à l'os, et il les rétracte en appuyant régulièrement sur la circonférence de la surface saignante, de manière à former un cône avec les muscles qui adhèrent à l'os, cône dont le sommet regarde l'extrémité libre du membre (fig. 38).

Fonction du chirurgien. — Vous porterez le couteau sur ce cône musculeux, le plus près possible de sa base, en ménageant les doigts de l'aide, et vous ferez une troisième incision circulaire allant jusqu'à l'os.

Quatrième temps. — **Section de l'os.**

L'aide rétractant alors et en même temps la peau et les muscles, vous ferez la section de l'os, au niveau des muscles rétractés, selon les règles que je vous ai données en parlant de la section des os en général.

Aspect de la plaie. — Lorsque cette opération est bien faite, on obtient pour résultat un cône creux, dont le sommet est formé par le bout de l'os et la base par le bord de la peau. Il faut aussi que la peau puisse être affrontée à elle-même, d'avant en arrière, ou transversalement, sans aucun tiraillement.

Procédés de la méthode circulaire.

Il existe un nombre infini de procédés pour l'amputation par la méthode circulaire. Celui que je viens de pratiquer devant vous est le *procédé de Dupuytren.* Je ne vous les décrirai pas tous, cependant je vais, en quelques mots, vous dire ce qui caractérise les principaux.

1° Procédé d'Alanson. — Alanson ne divisait que la peau dans le premier temps, puis il la disséquait un peu avec la pointe du couteau avant de la faire rétracter. Dans le deuxième temps, il enfonçait le couteau obliquement vers la racine du membre jusqu'à l'os, et il taillait un cône creux, dont la base correspondait à la peau divisée, et le sommet au point de l'os qu'il voulait scier. La section de l'os était faite après la rétraction des parties molles par un aide.

2° Procédé de Benjamin Bell. — 1° Diviser la peau et disséquer comme dans le procédé d'Alanson ; 2° sectionner circulairement les muscles jusqu'à l'os ; 3° faire pénétrer la pointe du couteau entre l'os et les muscles, détacher ceux-ci sur une hauteur de deux centimètres et demi, et scier l'os au niveau du point où les muscles profonds ont été rétractés.

3° Procédé de Brunninghausen. — On dissèque la peau, on la relève en forme de *manchette*, on divise perpendiculairement les muscles jusqu'à l'os, au ni-

11.

veau de la peau rétractée, et on scie l'os au même niveau. La peau seule recouvre l'os.

4° **Procédé de Desault.** — Il diffère de celui que je vous ai décrit par la section de la peau et celle des muscles. Desault divisait la peau en deux temps, coupant chaque fois la moitié de sa circonférence. Il faisait la section des muscles en deux fois ; il divisait d'abord les muscles superficiels, les faisait rétracter, et il coupait ensuite les muscles profonds. L'os était scié au niveau de cette dernière incision.

5° **Procédé de Louis.** — Division de la peau et des muscles jusqu'à l'os, du même coup de couteau, rétraction de la peau et des muscles par un aide, section des muscles profonds formant cône, et section de l'os.

6° **Procédé de Malgaigne.** — C'est une combinaison de ceux de Desault et de Bell. Malgaigne incisait la peau et les muscles à la manière de Desault, et il y ajoutait la dissection des muscles autour de l'os dans une certaine étendue, comme Bell.

7° **Procédé de Jean-Louis Petit.** — Division de la peau et rétraction ; section des muscles jusqu'à l'os, au niveau de la peau rétractée, section de l'os au même niveau.

De la manchette. — On appelle manchette la peau disséquée et retroussée au niveau de l'amputation circulaire. On peut s'en passer, et elle n'est vraiment utile que dans les régions où il y a deux os. Mais je vous ai déjà dit qu'on n'avait plus guère recours à la méthode circulaire dans ces cas.

§ 2. — Méthode ovalaire.

La méthode ovalaire est celle qui consiste à diviser les parties molles en décrivant un ovale dont la petite extrémité forme un angle très aigu. Le dessin de l'incision de la peau représente assez bien un cœur (fig. 39).

Procédé de Scoutetten. — Cette méthode comprend deux procédés, l'un déjà fort ancien, mais qu'on peut appeler *procédé de Scoutetten,* depuis que cet auteur en a régularisé le manuel opératoire (fig. 39); l'autre de Malgaigne.

C'est surtout à la main et au pied que cette méthode est employée. On s'en sert pour désarticuler les doigts, les orteils, les métacarpiens, les métatarsiens, et souvent pour amputer les métacarpiens et les métatarsiens.

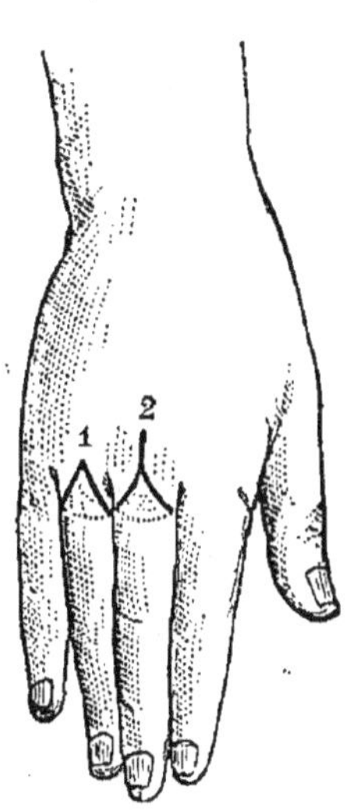

Fig. 39. — Méthode ovalaire.

1. Incision par le procédé de Scoutetten. — 2. Procédé en raquette.

Cette méthode rend de véritables services dans ces régions, parce que la cicatrice se trouve placée du côté de la face dorsale de la main ou du pied, excellente condition, la cicatrice étant peu exposée aux pressions. Il n'en serait pas de même si elle était située du côté de la face palmaire ou de la face plantaire. Nous commencerons par l'ancien procédé, le vrai procédé ovalaire.

L'opération se compose de trois temps : l'incision des parties molles ; la dissection de ces parties ; la section des ligaments ou de l'os.

Premier temps. — **Division des parties molles**

Après avoir tracé à l'encre la ligne d'incision, portez le bistouri sur la surface dorsale du doigt, de l'orteil ou de l'os que vous voulez amputer.

Commencez l'incision à deux ou trois millimètres au-dessus du point où doit porter la section des ligaments ou de l'os, et dirigez le bistouri obliquement en bas, jusqu'au pli digito-palmaire situé à la base du doigt. Arrivé à ce pli, le bistouri doit être conduit transversalement sur la face plantaire ou palmaire vers le côté opposé, d'où il remonte obliquement en haut, pour rejoindre l'extrémité de la première incision.

Dans ce premier temps, il faut diviser toute l'épaisseur des parties molles, jusqu'aux os, commencer l'incision en enfonçant la pointe du bistouri dans la peau, et la terminer exactement au même point, en formant un angle régulier, et sans avoir fait de *queues*. La lame du bistouri sera tenue perpendiculairement aux parties qu'elle divise.

Deuxième temps. — **Dissection des parties molles.**

L'aide présentant bien les parties sur lesquelles vous opérez, séparez les parties molles des os en vous aidant des doigts de la main gauche, de préférence à la pince, et remontez ainsi, en mettant l'os à nu, jusqu'au niveau du point où vous devez faire l'amputation.

Troisième temps. — **Section des ligaments ou de l'os.**

Si c'est un os que vous devez sectionner, sciez-le ou divisez-le avec des cisailles, après avoir protégé les parties molles.

Si ce sont des ligaments, faites relever le bord de la peau par la main d'un aide. Vous maintenez avec la main gauche la partie à enlever, pendant que de la main droite vous divisez les ligaments, ainsi que je vous le dirai lorsque nous étudierons les désarticulations en particulier.

Procédé en raquette. — Le procédé en raquette n'est autre que l'ovalaire avec une heureuse modification apportée par Malgaigne, en 1837. Le savant critique avait remarqué qu'à la suite des amputations par le procédé de Scoutetten, le chirurgien avait beaucoup de peine à recouvrir l'os avec les parties molles conservées, et que c'était toujours le côté dorsal de l'extrémité osseuse qui était à découvert. Cette imperfection de la méthode ovalaire tient au procédé lui-même, elle est inévitable, et si le chirurgien commençait l'ovale un peu plus loin, afin d'éviter cet inconvénient, il ne pourrait pas finir l'amputation sans dilacérer les bords de l'incision.

C'est alors que Malgaigne imagina une simple ligne

droite, aussi simple qu'ingénieuse, qui fit si bien disparaître l'imperfection de la méthode ovalaire, qu'aujourd'hui tous les chirurgiens emploient le *procédé en raquette* de Malgaigne.

Cette incision part de la petite extrémité de l'ovale et monte verticalement dans une étendue de quelques millimètres (fig. 39, 2). Elle permet de faire commencer l'ovale plus bas et de conserver ainsi plus de peau sur la face dorsale du point à amputer ; le chirurgien peut ensuite, en écartant les deux lèvres de cette incision, découvrir plus aisément le point à amputer.

1° Dans le *premier temps*, l'opération étant tracée à l'encre, on fait une incision dorsale, dirigée verticalement dans une étendue de 12 à 15 millimètres. Le bistouri, arrivé sur le point qu'on veut amputer, est incliné obliquement en bas, comme dans le procédé ci-dessus. L'ovale se termine comme s'il n'y avait pas d'incision dorsale. L'incision représente bien une de ces raquettes dont on se sert pour jouer au volant, d'où le nom que lui a donné l'inventeur ; l'incision dorsale forme le manche de la raquette.

2° Dans le *deuxième temps*, le chirurgien dissèque aussi loin que possible les deux angles formés par la ligne dorsale et les deux lignes obliques, et pour le reste il se comporte comme dans l'autre procédé.

3° Le *troisième temps* est absolument le même.

Nota. — Le procédé de Malgaigne peut être légèrement modifié, et avantageusement, en supprimant le sommet des angles formés par la peau à la face dorsale. L'incision verticale se continue alors avec l'incision oblique, en formant une incision courbe (fig. 40).

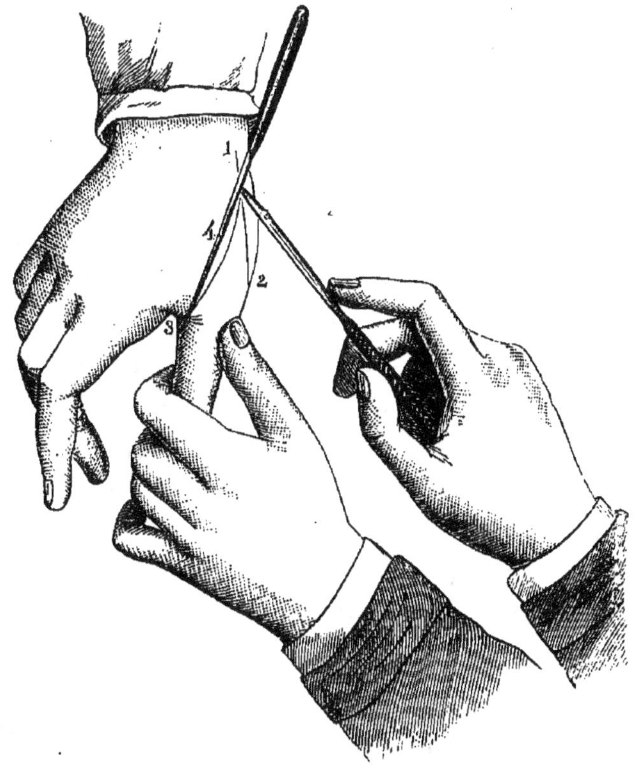

Fig. 40. — Méthode ovalaire. Procédé en raquette modifié.

1. Queue de la raquette. — 2. Première incision oblique. — 3. Fin de l'incision transversale. — 4. Position du bistouri pour la seconde incision oblique.

§ 3. — Méthode à deux lambeaux.

La méthode à deux lambeaux consiste à recouvrir l'os amputé avec deux morceaux de chair qui le dépassent et que le chirurgien a taillés en biseau, dans les parties molles, au début de l'opération.

1° La méthode a été inventée, en 1739, par Ravaton, qui faisait son amputation de la manière la plus simple. Il incisait circulairement toutes les parties molles jusqu'aux os. Pour faire deux lambeaux carrés, il faisait, en avant et en arrière, une incision profonde et verticale ; il relevait les deux lambeaux t il sciait.

Tel est le *procédé à lambeaux carrés de Ravaton.*

2° Le *procédé à lambeaux arrondis de Vermale* a eu plus de succès. Le chirurgien saisit de la main gauche (fig. 42, 1) les chairs dans lesquelles il veut tailler le lambeau (fig. 42, 4). De la main droite il enfonce le couteau de part en part, et d'avant en arrière, dans le membre, et il taille un premier lambeau externe arrondi qu'il fait relever par un aide (fig. 41). Le premier lambeau étant taillé, il saisit de la même manière les parties molles du côté opposé, et il fait passer le couteau de l'autre côté de l'os, mais sans faire une nouvelle ponction à la peau. (On dit que ces lambeaux sont taillés *par transfixion.*) C'est par erreur que quelques chirurgiens attribuent à Verduin le procédé de Vermale.

3° Dans le *procédé de Sédillot*, on opère comme dans celui de Vermale, seulement on s'éloigne le plus possible de l'os en taillant le lambeau, tout en conservant une grande largeur de peau. En un mot, on fait des lambeaux très minces.

4° Dans le *procédé de Langenbeck*, on taille les lambeaux de la peau vers les os (fig. 42). L'opération terminée ne diffère pas de celle par le procédé de Vermale.

Inconvénients de cette méthode. — La méthode à deux

lambeaux a des partisans. Cependant elle a les incon-

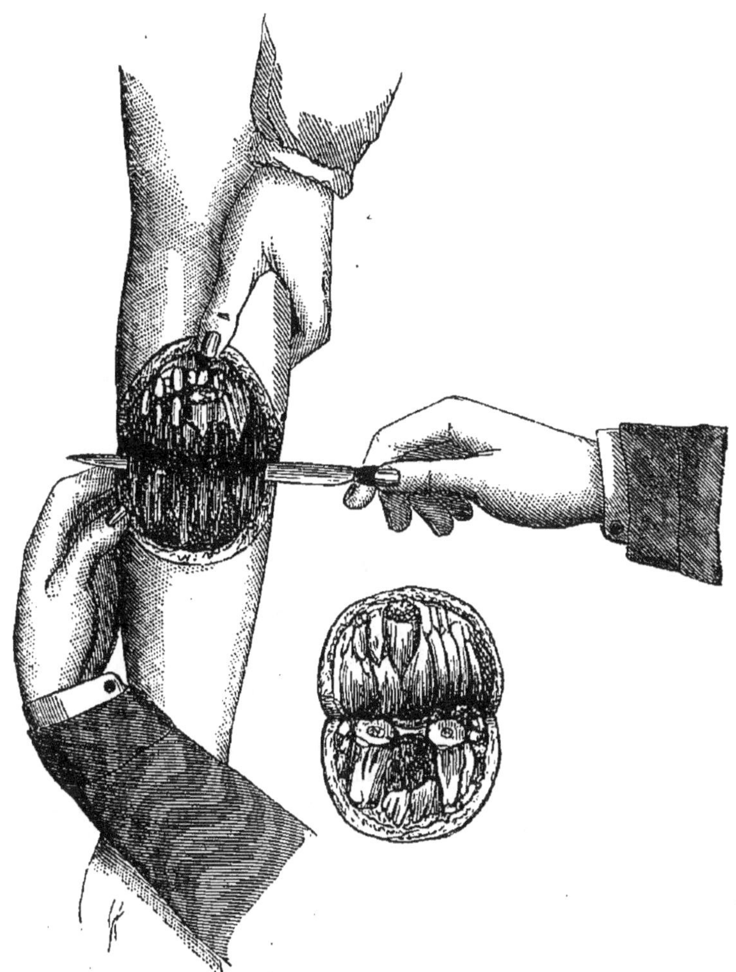

Fig. 41. — Méthode à deux lambeaux.

La main de l'aide relève le premier lambeau, le couteau passé de l'autre côté des os commence le second lambeau. A droite, on voit l'aspect des deux lambeaux taillés et des os de l'avant-bras qui ont été sciés.

vénients de la méthode circulaire, et elle laisse, comme cette dernière, l'os à nu au fond de la plaie en contact avec le pus, avec l'air et avec la charpie. Il est vrai qu'avec les nouveaux pansements on peut éviter ces inconvénients. Mais on n'évitera pas le plus grave de tous, celui d'avoir une cicatrice *opposite*, juste en face

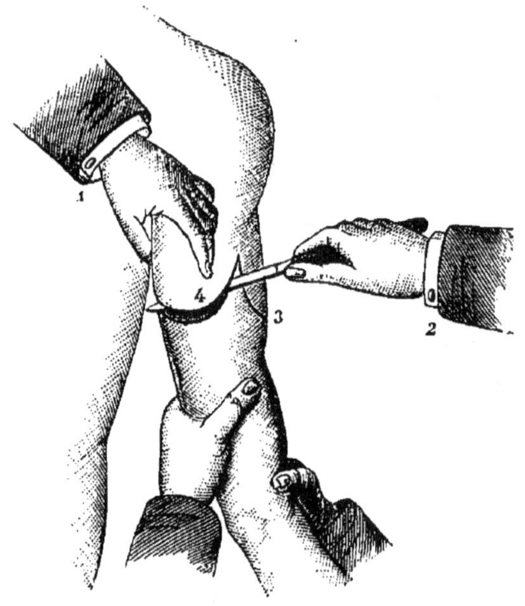

Fig. 42. — Amputation par la méthode à deux lambeaux, disséqués de la peau vers les os.

1. Main gauche du chirurgien. — 2. Main droite du chirurgien tenant le couteau. — 3. Lambeau externe taillé le premier. — 4. Lambeau interne.

de l'os, qu'elle soit transversale ou antéro-postérieure.

Si la réunion primitive échoue, la méthode à deux lambeaux offre un autre désavantage, celui d'avoir une large surface saignante et, par conséquent, une large surface de suppuration.

Variétés de la méthode à deux lambeaux. — Malgré les inconvénients qu'elle présente, quelques chirurgiens ont encore recours à la méthode à deux lambeaux. Les uns font, comme Vermale, un lambeau interne et un externe ; d'autres font un lambeau antérieur et un postérieur ; quelques-uns aussi font un grand lambeau et un tout petit. Ces derniers se rapprochent de la méthode à un lambeau, la plus répandue aujourd'hui et la meilleure assurément.

Certains font les lambeaux par transfixion, d'autres les taillent de la peau sur l'os.

Les *lambeaux par transfixion* se font, comme dans la figure 41, en plongeant le couteau dans l'épaisseur du membre, contre l'os, et en le ramenant vers la peau à mesure qu'on taille le lambeau.

Les *lambeaux disséqués* de la peau vers les os se font de la manière suivante : on incise la peau avec le bistouri dans toute l'étendue du lambeau ; au point où elle est remontée par suite de son élasticité, on taille avec le couteau, ou même avec le bistouri, le reste des parties molles en se dirigeant vers les os.

En étudiant la méthode à un lambeau, nous verrons quelle épaisseur et quelle longueur on doit donner aux lambeaux.

Règle générale. — Quand vous ferez deux lambeaux, par transfixion ou par dissection, n'oubliez pas de commencer par celui qui contiendra le moins de vaisseaux, réservant la division de l'artère principale pour le dernier coup de couteau, comme dans la figure 42.

DOUZIÈME LEÇON

---

§ 4. — Méthode à un lambeau.

Voici la vraie méthode, celle qui offre le plus d'avantages, la plus généralement employée aujourd'hui. Nous l'étudierons avec quelques développements.

La méthode à un lambeau peut être appelée *méthode de Lowdham et de Verduin;* le premier a eu l'idée de recouvrir l'os par un lambeau musculo-cutané (1679), l'autre a été le vulgarisateur de cette idée (1696). Sabourin et Garengeot ont perfectionné la méthode.

Nous verrons qu'il existe plusieurs procédés méritant tous une description particulière. Je vais commencer par vous faire connaître le manuel opératoire de la méthode elle-même, du procédé ordinaire, manuel opératoire qui comprend quatre temps. Je vous décrirai ensuite les procédés de Hey, de Teale et de M. Houzé de l'Aulnoit.

Dans le premier temps, on fait le lambeau; dans le deuxième, on réunit les extrémités de la base du lambeau par une incision demi-circulaire sur le côté opposé du membre; dans le troisième, on achève la section des muscles; dans le quatrième, on scie l'os.

Premier temps. — **Formation du lambeau.**

Le lambeau est taillé par transfixion (fig. 41) ou par dissection (fig. 42), selon les circonstances et les régions où l'on opère. Voici, à l'égard de ce lambeau, quelques données générales qu'il est bon de connaître.

Tracer la ligne d'opération — Dans tous les cas, il est bon de tracer le lambeau à l'encre, ainsi que la ligne demi-circulaire du deuxième temps.

Où prendre le lambeau ? Quelle forme, quelles dimensions doit - il avoir ? Comment le tailler ?

Où prend-on le lambeau ? — D'une manière générale, il faut prendre le lambeau du côté où l'on trouve le plus de parties molles. Qu'il y ait peu ou beaucoup de vaisseaux , peu importe , le lambeau sera toujours nourri si on ne blesse pas pendant l'opération les ar- tères qui s'y rendent. Le lambeau antérieur est ordi-

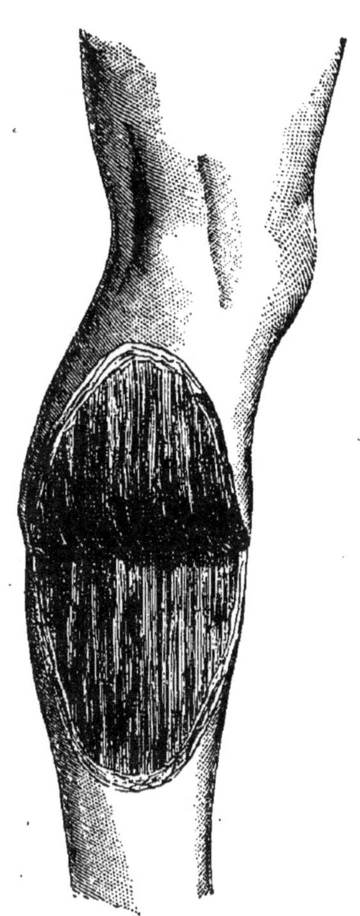

Fig. 43. — Amputation de jambe, à un lambeau. Ce lambeau est relevé.

nairement préféré, parce qu'il recouvre bien l'os et qu'il retombe sur lui par son propre poids. Le lambeau postérieur a été longtemps délaissé, parce que son propre poids le faisait tomber et qu'il était difficile à maintenir en place; mais aujourd'hui, grâce à la suture profonde et aux succès de la réunion primitive, on ne court pas le même danger, et il n'y a pas de raison sérieuse pour renoncer au lambeau postérieur si l'on croit qu'il puisse avoir quelque utilité.

Quelle forme doit-il avoir? — Le lambeau doit être le plus large possible à sa base; il doit conserver la même largeur dans les deux tiers de son étendue, puis il doit diminuer graduellement jusqu'à son sommet, qui ne doit être ni trop pointu ni trop carré.

Quelles dimensions faut-il lui donner? — Gardez-vous bien de faire un lambeau trop étroit, dont les bords ne pourraient pas rejoindre la peau de la plaie, et de faire un lambeau trop court. Ce sont des fautes irréparables, car vous pensez bien qu'on ne recommence pas, sur le vivant, une opération manquée, comme on peut le faire à l'amphithéâtre. Il vaut donc mieux que le lambeau pèche par excès de longueur. Quant à la largeur, elle n'est jamais trop grande. Faites donc le lambeau le plus large possible à sa base, pourvu qu'il ne vous empêche pas de finir l'opération.

Sur le cadavre, ainsi que vous pouvez vous en assurer, le lambeau, une fois taillé, se raccourcit en vertu de l'élasticité de la peau et des muscles; mais sur le vivant, ce raccourcissement est bien plus considérable, et il est dû non seulement à l'élasticité, mais encore à la rétraction musculaire.

Si le lambeau est fait dans une région où il existe des muscles, donnez-lui une *longueur* égale au *diamètre* de la partie que vous amputez, plus un bon tiers pour parer au raccourcissement. Comme le lambeau mesure à sa base une longueur égale au moins au diamètre du membre, vous devez vous faire une idée de ses dimensions. Naturellement, dans les régions où il n'y a pas de muscles, comme au devant du genou lorsqu'on désarticule la jambe en prenant un lambeau en avant, il faudra compter sur une rétraction beaucoup moindre du lambeau.

L'*épaisseur* du lambeau doit être aussi grande que possible à sa base, elle comprend ordinairement la peau et tous les muscles jusqu'à l'os. Cette épaisseur doit être la même dans les deux tiers supérieurs du lambeau, et diminuer ensuite insensiblement jusqu'à son extrémité libre. Dans l'amputation à un seul lambeau, le lambeau doit former un coussin sur lequel viendra s'appuyer l'os ; ne craignez donc pas de donner de l'épaisseur et de la largeur à ce coussin.

Dans les régions où il n'existe pas de parties charnues, comme aux doigts et aux orteils, il faudra raser l'os afin d'avoir le plus d'épaisseur possible dans le lambeau.

Comment le tailler ? — Je vous ai dit qu'on taille les lambeaux par transfixion, ou en les disséquant de la peau vers les os.

Le *lambeau par transfixion* se fait avec le bistouri ou

le couteau, selon le volume de la région où l'on opère. Vous saisirez avec la main gauche les parties molles qui doivent former le lambeau, et vous les traverserez de part en part, en rasant l'os dans le point qui doit être la base du lambeau, le tranchant étant toujours dirigé vers l'extrémité libre du membre. Vous ferez descendre le couteau en lui imprimant des mouvements de va-et-vient, et en le maintenant contre l'os jusqu'à ce qu'il ait parcouru une longueur à peu près égale au diamètre du membre. Alors vous ramènerez lentement le tranchant du couteau du côté de la peau, en l'inclinant de plus en plus, de manière à lui faire une extrémité qui ne soit ni carrée ni pointue.

Il faut vous servir d'un *couteau bien tranchant*, et faire le lambeau sans hésiter afin d'avoir une section bien nette des muscles et de la peau.

Il ne faut pas que les muscles dépassent la peau au bout du lambeau. Pour éviter cet inconvénient, vous aurez soin, lorsque vous aurez taillé la moitié ou les deux tiers du lambeau, de *tirer la peau en haut* avec la main gauche. Lorsque le lambeau sera terminé, le bord de la peau recouvrira les bords des muscles.

Si vous *disséquez le lambeau* de la peau vers l'os, vous aurez soin d'inciser d'abord la peau jusqu'à l'aponévrose. Puis, au niveau du point où la peau se sera rétractée, vous diviserez les muscles jusqu'à l'os, en suivant un chemin inverse à celui qu'aurait suivi le couteau si vous aviez fait le lambeau par transfixion.

Vaut-il mieux le faire par transfixion ou par dissection ? Il est généralement mieux et plus rapidement fait par transfixion, et je déclare que je donne la préférence à cette manière de le tailler. Quelques chirurgiens, craignant que le couteau, dans la transfixion, n'entame la face profonde de l'artère, ce que j'ai entendu dire à M. Richet entre autres, préfèrent préparer le lambeau par la dissection, mais il me semble que l'accident redouté doit se montrer rarement et qu'il devrait se produire également dans la dissection du lambeau de la peau vers l'os.

Dans tous les cas, la base du lambeau doit correspondre à un niveau inférieur au point où vous devez faire la section de l'os. Si vous faisiez les incisions au niveau du point à scier, les parties molles se rétracteraient et l'os ne serait pas couvert. Il faut donc commencer plus bas, d'autant plus bas que le membre sera plus gros (3 centimètres au moins pour la cuisse, 2 cent. 1/2 pour la jambe et le bras, 2 centimètres pour l'avant-bras, etc.).

Deuxième temps. — **Incision demi-circulaire du côté opposé.**

Pendant qu'un aide relève le lambeau, vous diviserez les parties molles de l'autre côté du membre en faisant une incision demi-circulaire jusqu'à l'os, incision réunissant les deux extrémités de la base du lambeau.

Cette incision doit se faire un peu plus bas que le point où l'on veut scier l'os.

Précautions à prendre. — *a.* Comme la peau et les muscles se rétractent, surtout sur le vivant, les chairs coupées formeraient une courbe concave en bas si votre incision des parties molles était exactement demi-circulaire. Pour éluder cette petite difficulté, il vous suffira de faire une incision convexe en bas; cette convexité s'effacera par la rétraction, et le bord coupé deviendra rectiligne et apte à recevoir exactement l'extrémité libre du lambeau.

b. En commençant cette incision, ayez bien soin de placer le couteau exactement dans l'angle formé par la base du lambeau, afin de faire avec lui un angle très régulier, sans queues ni encoches. Vous prendrez la même précaution en arrivant à l'autre extrémité de l'incision.

Dans quelques cas, l'opération commence par l'incision demi-circulaire qui devient le premier temps, le lambeau n'étant fait que dans le deuxième; c'est ce qui a lieu pour les opérations de Chopart et de Lisfranc.

Troisième temps. — **Division du reste des muscles.**

Le second temps étant terminé, faites relever le lambeau. Avec un couteau ou un bistouri, achevez ensuite la division des parties molles qui sont restées attachées à l'os, et rapprochez-vous le plus possible des chairs conservées.

Quatrième temps. — **Section de l'os.**

La section de l'os ou des os se fait comme je vous l'ai dit en vous parlant des règles générales applicables à toutes les méthodes.

Procédé de Hey.

Le procédé de Hey diffère peu du précédent, je tiens à vous le faire connaître, parce qu'il est très précis.

Le lambeau doit être aussi long que large, la *largeur* et la *longueur* seront égales au *tiers de la circonférence du membre;* le lambeau aura donc dix centimètres sur une jambe de trente centimètres, mesurés au niveau du point où aura lieu la section de l'os.

La base du lambeau se trouvera à *un centimètre* au-dessous du point où l'os doit être scié.

La ligne demi-circulaire du deuxième temps, convexe en bas, devra descendre à *deux centimètres et demi* au-dessous du point où l'os doit être scié.

Procédé de Teale.

Ce procédé se distingue par les dimensions énormes du lambeau et par sa forme; il est carré.

Le lambeau a une *longueur* et une *largeur* égales à la *moitié de la circonférence du membre.* Pour le faire, il incise latéralement *la peau* des deux côtés et dans toute la longueur du lambeau, puis il les réunit en bas par une incision transversale qui divise *la peau et les muscles* jusqu'à l'os. Il soulève ensuite de la main gauche ce lambeau carré, pendant que la main droite, armée du bistouri, dissèque les muscles en se maintenant le plus près possible de l'os. Continuant ainsi jusqu'à la partie supérieure des incisions latérales, il obtient un lambeau considérable, qui non seulement recouvre l'os, mais dont le sommet remonte à une certaine hauteur du côté opposé.

Teale recommande de prendre ce lambeau de telle sorte qu'il retombe sur l'os par son propre poids.

Du côté opposé à la base du lambeau, Teale ne fait pas une incision demi-circulaire, mais il fait encore un *lambeau carré* ayant le quart de la longueur du premier. Les incisions latérales de l'autre servent pour celui-ci.

Procédé de M. Houzé de l'Aulnoit. Amputations sous-périostées (1).

Le procédé du professeur de la Faculté de médecine de Lille diffère des précédents par la manière dont il taille le lambeau, par les dimensions de ce lambeau, et par la conservation d'une portion du périoste qu'il rabat sur la surface sectionnée de l'os. Il en diffère aussi par l'immobilisation à laquelle ce chirurgien condamne le membre après la réunion.

Dans ce procédé, le lambeau est fait en deux temps, ce qui porte à cinq le nombre des temps de l'opération.

Dans le premier temps on taille le lambeau jusqu'à l'os ; dans le deuxième on le détache *avec le périoste ;* dans le troisième on fait l'incision demi-circulaire des

____

(1) Houzé de l'Aulnoit, *Étude historique et clinique sur les amputations sous-périostées, et de leur traitement par l'immobilisation du membre et du moignon.* Paris, 1873, J.-B. Baillière.

parties molles sur le côté opposé; dans le quatrième on achève la division des parties molles vers l'os ; dans le cinquième, enfin, on scie l'os.

L'auteur de ce procédé, ayant surtout en vue la conservation d'une lamelle de périoste et l'adhérence de celle-ci aux muscles pour assurer sa nutrition, ne taille pas son lambeau par transfixion, mais de la peau vers les os et en deux fois. Voici comment : prenons pour exemple l'amputation de la cuisse à lambeau antérieur.

Premier temps. — **Coupe du lambeau jusqu'a l'os.**

Position du chirurgien. — Le chirurgien, placé en dedans pour la cuisse gauche, en dehors pour la cuisse droite, enfonce la pointe du couteau perpendiculairement à travers les chairs jusqu'à l'os, sur un point un peu inférieur à celui où on veut scier l'os.

Commencement du lambeau. — Ce point formera le côté externe de la base du lambeau pour le membre gauche, et le côté interne pour le membre droit.

Puis, en prenant les précautions d'usage, c'est-à-dire en tirant un peu la peau en haut de la main gauche pour que les muscles sous-jacents soient recouverts après l'opération, on forme la première moitié du lambeau (interne pour le membre gauche, externe pour le droit) en ayant soin de diviser la peau et les muscles jusqu'à l'os. *Le même coup de couteau divise le périoste* sur le côté correspondant, et l'incision du périoste offre la même direction que celle de la peau et des muscles.

12.

Formation de la seconde moitié du lambeau. — Arrivé sur la ligne médiane du membre, c'est-à-dire au sommet du lambeau, on continue l'incision courbe de l'autre côté, de la même manière, en y comprenant le périoste, et on termine l'incision sur un point situé à la même hauteur qu'au point de départ. Ce point formera le côté interne de la base du lambeau pour le membre gauche, et l'externe pour le membre droit.

L'incision étant terminée, l'os n'est point découvert et le lambeau adhère encore au périoste par sa face profonde. C'est dans le deuxième temps que le lambeau va être complètement détaché de l'os en même temps que le périoste.

Deuxième temps. — **Décollement du périoste.**

Un aide relevant le lambeau, on prend un bistouri et on achève l'incision du périoste sur l'os. Puis on relève le périoste avec les muscles, au moyen d'un périostotome, jusqu'au niveau du point où l'on veut sectionner l'os.

Ce temps de l'opération paraît difficile sur le cadavre, mais sur le vivant le périoste se laisse décoller avec assez de facilité, surtout lorsqu'il est enflammé.

Dimensions du lambeau périostique. — Le lambeau de périoste est arrondi; sa base, qui reste adhérente à l'os, doit mesurer les trois quarts de la circonférence de l'os, et sa longueur doit être double du diamètre de l'os chez l'adulte (cinq à six centimètres). La face superficielle conserve ses adhérences avec les muscles, d'où elle reçoit ses vaisseaux et par conséquent sa nutrition.

Dimensions du lambeau musculo-cutané. — Le lambeau comprend à sa base *près des deux tiers de la circonférence du membre*. Sa *longueur* doit être supérieure au quart de la circonférence du membre, afin que la cicatrice soit latérale et remonte un peu de l'autre côté du membre. Son épaisseur comprend toutes les parties molles, puisque le périoste, qui en fait partie, sera appliqué sur la surface de section de l'os.

Lorsqu'il y a deux os à scier, il va sans dire qu'on fait un lambeau périostique sur chacun des os et un seul lambeau musculo-cutané.

Troisième temps. — **Incision demi-circulaire du reste des parties molles.**

L'incision des parties molles réunit les extrémités de la base du lambeau, et elle correspond à la base du lambeau périostique.

Elle est faite à la manière ordinaire, avec cette différence que M. Houzé de l'Aulnoit fait un petit lambeau cutané avant de diviser les muscles.

Quatrième temps. — **Achèvement de la section des parties molles.**

Avec un bistouri, on complète la division des muscles et du périoste dans les points où le périoste n'a pas été relevé.

Cinquième temps. — **Section de l'os.**

L'os est scié en prenant les précautions que je vous
ai indiquées en parlant des règles générales applicables
à toutes les méthodes.

Immobilisation du membre et du moignon. —
L'opération terminée et la plaie étant débarrassée
avec soin, par le lavage, de la poussière osseuse faite
par la scie, et du sang, on rabat le lambeau en ayant
bien soin de placer le lambeau périostique sur l'os
divisé.

Afin d'obtenir la réunion des parties profondes à l'os
sectionné, condition, dit l'auteur, *sine quâ non* de la
réunion immédiate, M. Houzé de l'Aulnoit ajoute à la
légère compression faite par des bandelettes de diachylon l'immobilisation du moignon et du membre,
évitant ainsi les effets de la contraction des muscles.

Cette immobilité s'obtient au moyen de simples
gouttières, sur les bords desquelles sont cousues des
lanières pourvues de boucles.

Procédé de M. Symvoulidès.

M. Symvoulidès, de Saint-Pétersbourg, a décrit
(*Gazette médicale*, 1861) un procédé analogue à celui
de M. Houzé de l'Aulnoit. Il en diffère en ce que le
lambeau périostique n'est séparé de l'os qu'après que
le couteau a séparé le périoste des muscles ; de plus, il

ne recommande en aucune façon l'immobilité du membre pendant la cicatrisation.

Il ne m'est pas possible de citer le nom de tous les chirurgiens qui conservent le périoste dans les amputations; je mentionnerai cependant M. A. Guérin, qui refoule le périoste dans une certaine étendue avec le couteau ou une rugine.

§ 5. — Méthode elliptique.

Cette méthode, dite encore *méthode de Soupart*, tient le milieu entre la méthode circulaire et la méthode à un lambeau. L'incision de la peau ne présente pas d'angle, elle est un peu concave d'un côté et fortement convexe du côté opposé. Supposez que vous fassiez un lambeau de dehors en dedans avec le bistouri, et qu'à la base de ce lambeau vous continuiez l'incision sur le côté opposé du membre en décrivant une légère concavité pour retrouver ensuite le commencement de l'incision, le tout se continuant sans angle, vous aurez fait une amputation par la méthode elliptique. On relève ensuite le lambeau, on divise les parties molles au niveau de la peau rétractée, on scie l'os, ou on désarticule comme dans les autres méthodes. (Voy. *Amputation du poignet.)*

TREIZIÈME LEÇON

§ 6. — Valeur des méthodes.

Il nous reste maintenant, Messieurs, à apprécier la valeur des méthodes et des procédés que nous venons d'étudier.

Je vous ai déjà dit que la *méthode ovalaire* est réservée pour certaines amputations de la main et du pied, et que les *méthodes circulaire et à deux lambeaux* ont de graves inconvénients : elles donnent une cicatrice terminale du moignon, l'os appuie sur cette cicatrice toujours douloureuse à la compression, et le malade supporte souvent avec difficulté un appareil prothétique.

La *méthode elliptique* n'a pas les mêmes inconvénients. Je ne vous dirai pas pourquoi elle n'est pas plus employée, elle est excellente dans ses résultats et facile à pratiquer ; elle offre les mêmes avantages que la méthode à un lambeau, et cependant elle est bien peu usitée en dehors du poignet, du pouce, du genou et de l'amputation sus-malléolaire par le procédé de M. Guyon.

La *méthode à un lambeau*, voilà la méthode de la chirurgie moderne. Lorsqu'un chirurgien désire avoir un coussin sur lequel pourra reposer l'os sans douleur, la cicatrice étant placée sur le côté du moignon ; quand il désirera obtenir un affrontement parfait des surfaces saignantes, il fera une amputation par la méthode à un lambeau. C'est la méthode employée par la plupart des chirurgiens.

Dans l'état actuel de la science, il est impossible, chose étrange, de se faire une idée de la valeur des méthodes par les résultats qu'elles ont fournis. Est-ce irrégularité dans les statistiques, confusion dans les procédés, défaut de distinction entre les amputations de différentes régions? Peut-être un peu tout cela. Toujours est-il qu'il ne faut ajouter et qu'on n'ajoute généralement qu'une médiocre confiance dans les statistiques publiées jusque dans ces dernières années. Voici cependant quelques chiffres :

Procédé de Sédillot (un lambeau arrondi), 42 guérisons sur 47 amputés (il y avait eu 11 morts sur 12 opérations par les anciens procédés). Hôpital de Strasbourg.

Procédé de Teale (un lambeau carré), 49 guérisons sur 56 amputations (il y a eu 10 morts sur 24 opérations par les autres procédés). Hôpital de Leeds.

Procédé d'Houzé de l'Aulnoit (un lambeau arrondi), 9 guérisons sur 11 amputations. Hôpital de Saint-Sauveur, à Lille.

Je m'empresse d'ajouter que ces statistiques ne prouvent pas grand'chose quant à la méthode opératoire ; elles prouvent plus peut-être pour le genre de pansement employé.

Nous ne possédons pas encore, à Paris, de statistiques sur les résultats comparés des amputations d'autrefois et des amputations d'aujourd'hui, qui sont de beaucoup supérieurs depuis l'introduction de la pratique des nouveaux pansements. Cependant, il ne faut pas se le dissimuler, l'encombrement sera toujours une fort mauvaise condition contre laquelle il faudra lutter. Jugez-en par ces quelques lignes de statistique rapportées par M. le professeur Le Fort dans la huitième édition du *Manuel de médecine opératoire* de Malgaigne :

Hôpitaux anglais n'excédant pas 100 malades, 93,4 guérisons sur 100 amputations.

Hôpitaux anglais renfermant de 100 à 200 malades, 79,8 sur 100.

Hôpitaux anglais renfermant de 200 à 400 malades, 76 sur 100.

Hôpitaux anglais renfermant plus de 400 malades, 64,1 sur 100.

Hôpitaux de Paris renfermant tous un grand nombre de malades, 45,8 sur 100 (de 1836 à 1863).

Quel procédé adopterons-nous dans l'amputation à un lambeau? — Je ne vous conseille pas le *procédé de Hey*, dans lequel le lambeau me paraît trop court et trop étroit.

Le *procédé de Teale* a trop de surfaces saignantes, c'est une difficulté pour l'affrontement, et dans le cas où la réunion primitive ne réussit pas, cette vaste surface de suppuration est pleine de dangers.

Le *procédé de M. Houzé de l'Aulnoit* me paraît excellent au point de vue de la confection du lambeau et, théoriquement, la conservation de la lamelle de périoste me paraît une excellente chose. Je regrette de ne pas avoir encore eu l'occasion d'en faire l'application. En résumé, c'est le procédé ordinaire à un lambeau, ainsi que le procédé de M. Houzé de l'Aulnoit, que je vous recommande.

DES AMPUTATIONS EN PARTICULIER

Je me suis beaucoup étendu, Messieurs, sur les amputations en général, et je n'ai négligé aucun détail relatif aux diverses méthodes opératoires.

Je vais maintenant vous décrire et vous faire exécuter toutes les amputations en particulier, en vous indiquant, comme je l'ai fait pour les ligatures, le procédé le plus généralement suivi et celui qui me paraîtra préférable. Dans les descriptions qui vont suivre, vous me trouverez quelquefois minutieux, lorsqu'il s'agira de procédés particuliers qui s'éloignent plus ou moins du manuel opératoire que nous avons étudié avec les méthodes. Mais, lorsque j'aurai à parler d'amputations dont les manœuvres auront été décrites avec les méthodes générales, je serai bref et je vous prierai de recourir aux notes que vous avez prises lorsque nous avons étudié ces méthodes.

Adoptant l'ordre que j'ai suivi pour les ligatures, je décrirai d'abord les amputations du membre inférieur, puis celles du membre supérieur, en allant de l'extrémité libre du membre vers la racine, et en étudiant en même temps les désarticulations et les amputations proprement dites.

A. — AMPUTATIONS DANS LE MEMBRE INFÉRIEUR

Règle générale. — Dans les amputations du pied, le chirurgien doit toujours se placer en face du pied sur lequel il opère.

I. — Amputations partielles et totale des orteils.

L'amputation dans la continuité des phalanges n'est pas usitée, on aime mieux généralement la désarticulation, c'est-à-dire l'*amputation dans la contiguité.*

Il faut excepter la première phalange du gros orteil, qu'on divise quelquefois avec de fortes pinces. Elle est loin d'avoir la gravité des désarticulations, c'est pour cela qu'on la préfère.

La *désarticulation* de la deuxième et de la troisième phalanges se fait comme celle des phalanges des doigts, à laquelle je vous renvoie.

1° Amputation du premier orteil. — La désarticulation de la première phalange (désarticulation du premier orteil) se fait également comme celle des doigts, par la méthode ovalaire, *procédé en raquette* de Malgaigne. Je vous dirai cependant qu'il faut porter une attention particulière à celle du gros orteil, à cause du gros volume de la tête du premier métatarsien qu'il est quelquefois difficile de recouvrir.

Vous aurez soin de commencer l'incision à *deux cen-timètres* en arrière de l'articulation métatarso-phalan-gienne et de la prolonger jusqu'à l'articulation même, de faire alors l'incision oblique, qui arrivera au milieu des parties latérales de la première phalange, puis l'incision transversale à cinq ou six millimètres en avant du pli de la rainure digito-plantaire, et enfin la seconde incision oblique (voy. *Méthode ovalaire*). De cette manière vous parviendrez à recouvrir l'extrémité du premier métatarsien.

N'oubliez pas qu'il y a trois os sésamoïdes à la racine du gros orteil, deux inférieurs et un interne. Il faut les enlever. Le deuxième orteil en possède un inférieur, et quelquefois aussi le cinquième. — Cette opération n'est pas sans gravité, puisqu'elle a fourni 7 morts sur 43 amputations.

2° **Amputation du cinquième orteil.** — Un aide tenant le pied, saisissez le petit orteil de la main gauche, et de la droite faites une incision longi-tudinale de *quinze millimètres* sur la face dorsale du cin-quième métatarsien, en arrière de son articulation avec le petit orteil. Au niveau de l'articulation, inclinez le bistouri à droite (côté interne de l'orteil pour le pied droit, côté externe pour le gauche), arrivez à la rainure digito-plantaire, relevez le petit orteil, divisez trans-versalement la peau de la face plantaire de l'orteil, et remontez du côté opposé jusqu'au point où vous avez commencé la première incision oblique.

Disséquez ensuite les lèvres de la plaie en rasant le squelette, et faites-les écarter par un aide.

Imprimez des mouvements à l'articulation pour vous rendre compte du point où vous devez porter le bistouri, et divisez successivement le ligament supérieur, les ligaments latéraux et l'inférieur, en prenant soin de ne point intéresser les bords de l'incision.

— Pour les *orteils du milieu*, l'opération est absolument la même.

QUATORZIÈME LEÇON

II. — Amputation des cinq orteils.

Le *procédé de Lisfranc* à lambeau plantaire est celui que je vous conseille.

Cherchez avec les doigts les points de repère, c'est-à-dire l'interligne métatarso-phalangien du premier et du cinquième orteils, tracez à l'encre l'incision avant de commencer l'opération, et évitez de faire des queues à leurs extrémités.

Premier temps. — Incision dorsale. — Fléchissant de la main gauche les cinq orteils à la fois, faites une incision de la peau sur la face dorsale du pied à la racine des orteils. Commençant au côté interne de l'extrémité postérieure de la première phalange du gros orteil pour le pied gauche, au côté externe de l'extrémité postérieure de la première phalange du cinquième pour le pied droit, suivez la racine des orteils en pénétrant un peu dans leurs interstices, et terminez au côté opposé sur l'extrémité postérieure de la dernière phalange (fig. 44).

Le bord du lambeau sera festonné sur le cadavre, mais ces festons s'effacent sur le vivant.

Deuxième temps. — *Lambeau plantaire.* — Relevez les cinq orteils et portez-les dans l'extension, le pouce de votre main gauche étant placé sur leur face plantaire, et les quatre derniers doigts sur leur face dorsale.

L'aide soulevant en même temps le pied à une hau-

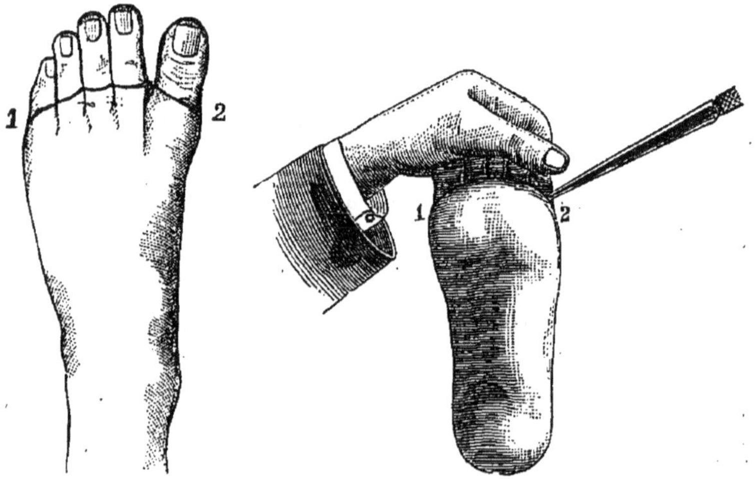

Fig. 44. — Amputation des cinq orteils.

1, 2. Les deux extrémités de l'incision dorsale.

Fig. 45. — Amputation des cinq orteils.

1, 2. Les deux extrémités de l'incision plantaire.

teur convenable, faites une incision plantaire que vous aurez tracée à l'encre préalablement (fig. 45). Cette incision commencera à l'extrémité de l'incision dorsale située à votre gauche (car il faut toujours faire les incisions de gauche à droite, si l'on n'est pas gaucher), passera juste à la base des cinq orteils (il ne faut pas perdre même un millimètre de peau), et se terminera à l'extrémité droite de l'incision dorsale, en formant deux angles réguliers, sans queue et sans encoches.

L'incision sera profonde et comprendra la peau et le tissu cellulo-graisseux sous-cutané.

Troisième temps. — *Incision des tendons dorsaux des orteils.* — Ramenant les orteils dans la flexion et appuyant le pouce de la main gauche étendu en travers sur leur face dorsale, les autres doigts étant placés du côté de la face plantaire, divisez avec la lame du couteau les tendons dorsaux au niveau du bord de la peau rétractée.

Quatrième temps. — *Division des ligaments dorsaux des articulations.* — Avec la pointe du couteau, la main gauche étant dans la même position que dans le deuxième temps, divisez un à un les ligaments dorsaux de manière à mettre à nu la tête du métatarsien qui apparaît avec sa couleur blanche et son aspect brillant. N'oubliez pas que le deuxième métatarsien est ordinairement le plus long et que le dernier est le plus court.

Du reste, si vous éprouvez quelque difficulté, je vous conseille de faire mouvoir les phalanges sur les métatarsiens ; vous apercevrez aussitôt l'interligne articulaire.

Il faut éviter d'entamer le cartilage des métatarsiens.

Cinquième temps. — *Section des ligaments latéraux et plantaires.* — De la main gauche vous tirerez les orteils comme pour les écarter des métatarsiens, pendant que la main droite divisera avec la pointe du couteau les ligaments latéraux et les ligaments plantaires jusqu'à ce que les orteils, suffisamment écartés, permettront le passage de la lame du couteau entre la face plantaire des premières phalanges et le lambeau plantaire.

Sixième temps. — *Ablation des orteils*. — Introduisez la lame du couteau à plat, au-dessous des premières phalanges, dans toute la longueur de la plaie, et faites sortir cette lame par l'incision faite à la peau de la face plantaire du pied dans le deuxième temps.

Si vous éprouvez de la difficulté pour passer le couteau au-dessous des phalanges, faites rétracter la peau de la face dorsale du pied par les deux pouces d'un aide, et commencez par disséquer la face inférieure de la première phalange qui regarde votre côté droit ; passez alors le couteau au-dessous de cette phalange, faites de même pour l'orteil suivant, et ainsi de suite jusqu'au dernier. Vous ne ferez sortir la lame qu'après avoir tenu toutes les premières phalanges sur la lame du couteau.

Après l'opération, le lambeau est tout juste assez long pour recouvrir les extrémités des métatarsiens.

Remarque. — L'opération est plus facile à exécuter si l'on fait arriver les extrémités de l'incision dorsale sur la tête des métatarsiens, et non à l'extrémité de la première phalange du premier et du cinquième orteil, mais on a l'inconvénient de ne pouvoir recouvrir la tête du premier et du cinquième métatarsien.

QUINZIÈME LEÇON

III. — Amputation des métatarsiens dans leur continuité.

Cette opération se pratique rarement. Je vous dirai cependant comment vous devez vous y prendre pour faire l'amputation d'un métatarsien isolé et de plusieurs métatarsiens à la fois.

Pour *l'amputation isolée*, vous ferez une raquette comme pour enlever un orteil, et la queue de la raquette commencera à deux ou trois centimètres en arrière du point où vous devez scier l'os (3 centimètres pour le gros orteil, 1 1/2 pour le petit). Vous disséquerez les lambeaux et vous opérerez ensuite la section du métatarsien avec des cisailles. Mais la scie sera préférable pour le premier et le cinquième métatarsien. Le premier sera scié obliquement d'arrière en avant et de dedans en dehors ; le cinquième en avant et en dedans, de manière à ne point laisser d'angle saillant en avant de l'os.

L'*amputation simultanée* de plusieurs métatarsiens ou de tous à la fois ne peut pas être réglée d'avance ; c'est une opération rare, pour laquelle on crée un procédé selon les circonstances et selon les lésions des os et des parties molles. D'une manière générale, vous

13.

pourrez faire un petit lambeau dorsal et un large lambeau plantaire. Pour les cinq métatarsiens à la fois, vous ferez un lambeau plantaire analogue à celui de l'amputation de Lisfranc.

IV. — Amputation des cinq métatarsiens dans leur contiguïté. — Amputation tarso-métatarsienne. Amputation de Lisfranc.

Cette désarticulation est une des plus difficiles. On la fait plus fréquemment à l'amphithéâtre que sur le vivant. Je vous engage à vous exercer à la répéter, parce qu'elle est fréquemment exigée aux examens et aux concours. Du reste, je vous recommande d'une manière toute spéciale les amputations de la main et du pied comme le plus souvent demandées.

L'amputation se fait par la *méthode à un lambeau, procédé de Lisfranc.*

Avant de commencer cette opération, vous devez rechercher avec soin les *points de repère*, les marquer à l'encre et tracer le lambeau plantaire.

Recherche des points de repère et tracé du lambeau. — Prenez le pied à opérer entre vos deux mains et parcourez-en les bords avec les doigts. Sur le bord externe, vous rencontrerez le *tubercule postérieur du cinquième métatarsien*, très apparent et placé exactement au milieu du bord externe du pied. Sur le bord interne, le point de repère est le *tubercule postérieur du premier métatarsien*, mais il est difficile à trouver ; c'est une cause fréquente d'erreur, et il vaut mieux se rappeler qu'il est situé *au milieu du bord interne du pied*, ou bien *à 2 centimètres en avant d'une ligne transversale*

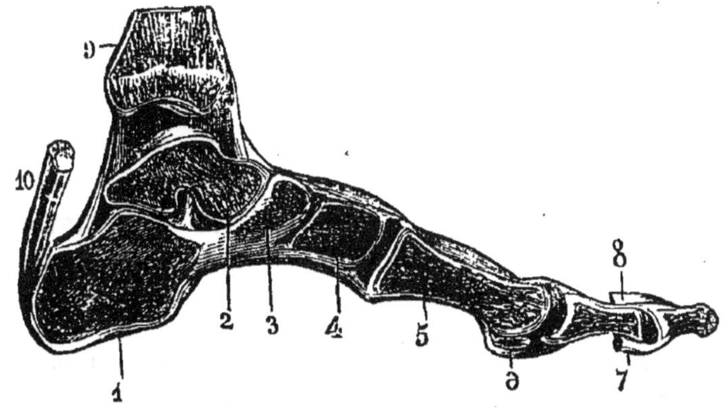

Fig. 46. — Coupe antéro-postérieure du pied passant par le gros orteil. L'espace qui sépare le premier cunéiforme du premier métatarsien est situé au milieu du bord interne du pied.

1. Calcanéum. — 2. Astragale. — 3. Scaphoïde. — 4. Premier cunéiforme. — 5. Premier métatarsien. — 6. Os sésamoïde. — 7, 8. Gros orteil. — 9. Tibia. — 10. Tendon d'Achille.

tirée du tubercule postérieur du cinquième métatarsien, et conduite sur le bord interne du pied en passant par la face dorsale (fig. 47).

Premier temps. — *Incision de la peau de la face dorsale.* — Saisissez de la main gauche la plante du pied, et placez l'extrémité du pouce et de l'index sur les deux points de repère que je viens de vous signaler.

Faites une incision *partant exactement du milieu du bord interne du pied, et arrivant au milieu du bord externe, à un demi-centimètre en arrière du tubercule du cinquième métatarsien.* Cette incision ne doit *comprendre que la peau*, être un peu convexe en avant (fig. 47), et présenter beaucoup de netteté à ses extrémités, sans queues.

Les deux extrémités de l'incision doivent être situées

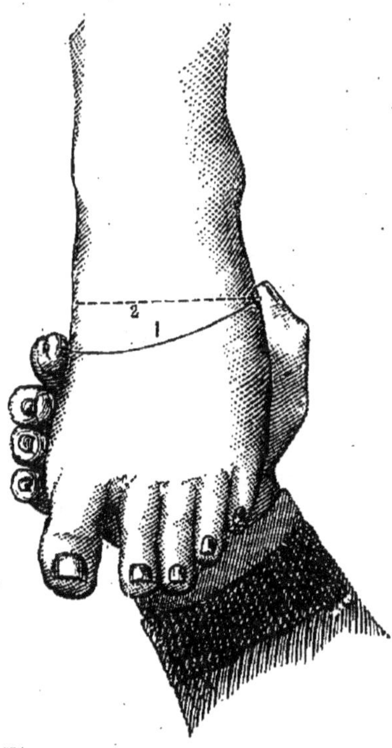

Fig. 47. — Amputation de Lisfranc. Le pouce et l'index sont sur les points de repère.
1. Incision de la peau. — 2. Ligne transversale pour trouver le point de repère du bord interne du pied.

bien exactement sur les bords du pied et ne doivent pas empiéter sur la face plantaire , parce qu'elles rétréciraient la base du lambeau plantaire, ce qui nuirait à sa nutrition.

Deuxième temps. — Incision. Section des tendons. — Un aide tirant la peau en haut avec la main mise à plat sur la face dorsale du pied ou avec les deux pouces, faites la section de toutes les parties molles sous-cutanées au niveau du bord de la peau rétractée , avec le tranchant du couteau et non avec la pointe.

Troisième temps. — Division des ligaments dorsaux. — Divisez les ligaments dorsaux des articulations. Si vous examinez attentivement la direction de la plaie, vous apercevrez presque toujours un ou deux interlignes articulaires *que le couteau a ouverts en divisant les tendons et les ligaments.* Si vous n'apercevez rien, appuyez la pointe du couteau sur la face dorsale des os du pied, et coupez dans la direction d'une ligne allant *du milieu de l'un des bords du pied au milieu de l'autre bord;* vous ouvrirez infailliblement une articulation, et vous guidant sur la connaissance anatomique que vous avez des rapports des os du pied, vous inciserez un à un les ligaments dorsaux des articulations tarso-métatarsiennes.

La section des ligaments dorsaux étant opérée, avec la pointe du couteau seulement, vous constaterez que

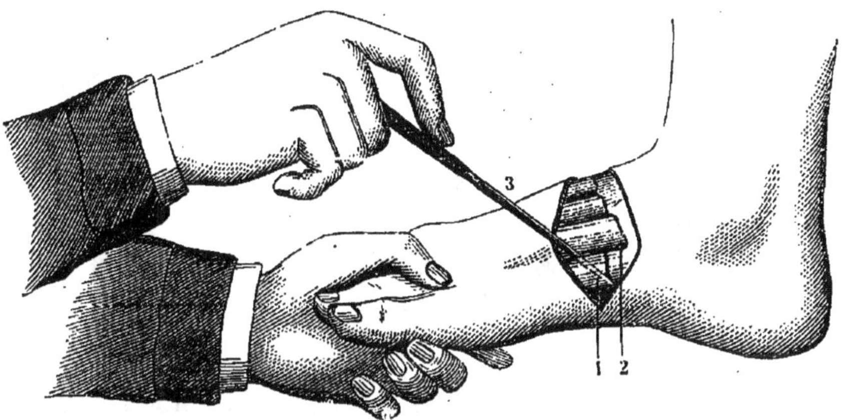

Fig. 48. — Manière d'enfoncer le couteau pour faire le tour de maître.

1. Premier métatarsien. — 2. Deuxième métatarsien. — 3. Couteau dirigé en bas, en arrière et en dehors.

les métatarsiens ne se laissent pas facilement luxer; cela tient à la présence d'un *ligament interosseux* très puissant qui unit le premier cunéiforme au second métatarsien, à la partie interne de la mortaise de Lisfranc, formée par les trois cunéiformes qui entourent l'extrémité du deuxième métatarsien.

Quatrième temps. — *Le tour de maître.* — Diviser ce ligament, c'est faire le *tour de maître*. Pour réussir, enfoncez la pointe du couteau tout à fait à la partie postérieure du premier espace interosseux, et faites-la pénétrer à *deux centimètres* environ, en la dirigeant en bas,

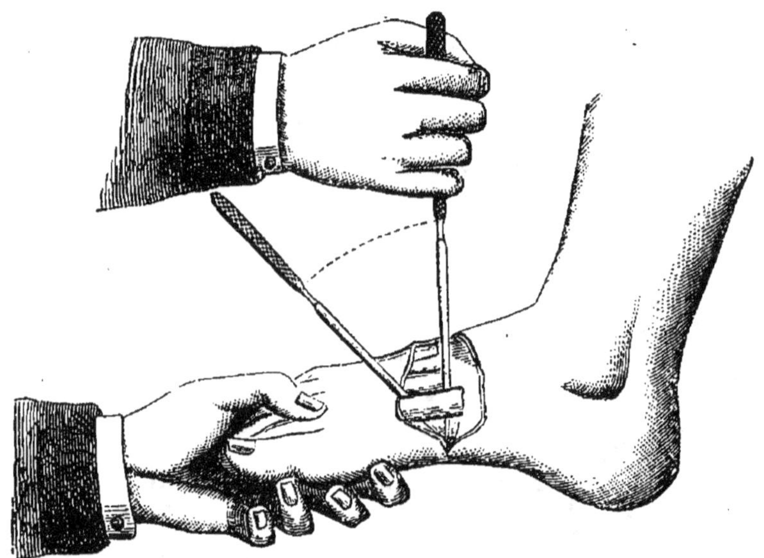

Fig. 49. — Manière de relever le couteau pour faire le tour de maître. Le couteau est passé entre le premier et le second métatarsien, et la pointe n'a pas changé de place.

en arrière et en dehors, *comme si vous vouliez traverser le pied pour arriver en dehors du talon.* Je vous indique de porter le couteau dans cette direction, afin de ne point heurter la saillie osseuse que l'extrémité postérieure du premier métatarsien présente à sa partie externe. (Voyez les figures 48 et 49 pour la manière de tenir le couteau, dont le tranchant regarde la jambe du malade.)

Le couteau étant ainsi planté dans le pied, saisissez-le à pleine main et redressez-le en conduisant le tran-

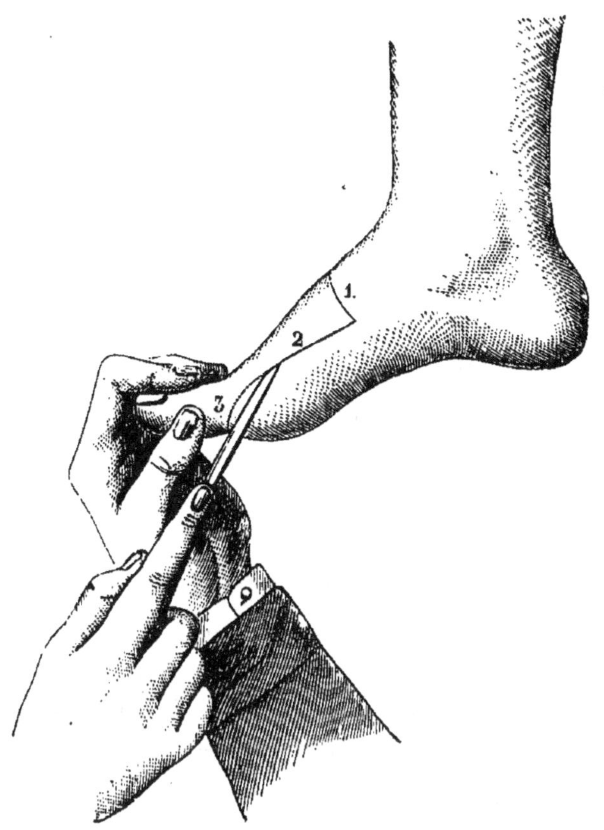

Fig. 50. — Commencement du tracé du lambeau plantaire.

1. Partie interne de l'incision dorsale. — 2. Commencement de l'incision du lambeau. — 3. Indication de la courbe que doit suivre le bistouri.

chant *jusqu'à la partie postérieure du deuxième métatar-sien, en ayant soin de ne point faire rétrograder la pointe pendant que la lame s'avance,* car vous vous exposeriez à ne pas sectionner la totalité du ligament. Enfin, il faudra, lorsque le ligament sera divisé, ce que vous reconnaîtrez à un *craquement* particulier, faire en sorte que le tranchant du couteau, arrivé presque au contact du second cunéiforme, soit dirigé *perpendiculairement à la face dorsale du pied* (fig. 49). On facilite ce temps de l'opération en *appuyant le pouce et l'index au-dessus et au-dessous du premier espace interosseux*, de manière à écarter les métatarsiens.

Il faut être maître de son couteau et ne pas commettre la faute de l'enfoncer profondément vers la plante du pied. Pour cela, je vous recommande de porter la pointe du couteau juste au-dessus du tendon du long péronier latéral, au moment où il s'insère sur le premier métatarsien et non au-dessous. Vous y parviendrez facilement si vous connaissez bien l'insertion du muscle et l'épaisseur de l'os.

Cinquième temps. — *Tracé du lambeau.* — Placez la pointe du couteau *exactement à l'angle de la plaie* situé à votre gauche, c'est-à-dire sur le bord externe du pied si vous opérez du côté droit, sur le bord interne si c'est le côté gauche, et faites une incision courbe qui aura été tracée d'avance à l'encre, incision dont la convexité, plus étendue en dedans qu'en dehors, correspondra au *pli digito-plantaire;* terminez cette incision courbe à l'angle opposé de l'incision dorsale : la figure 51 indique la manière de tracer ce lambeau. L'incision doit comprendre la peau et une portion des parties sous-jacentes.

Sixième temps. — *Section du reste des ligaments.* — Saisissez le métatarse de la main gauche, le pouce sur la face dorsale, et cherchez à écarter doucement les métatarsiens du tarse. Plongez alors la pointe du cou-

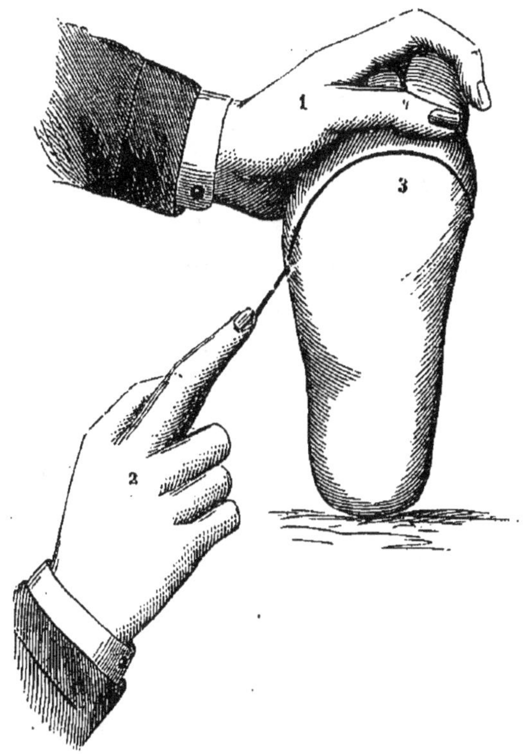

Fig. 51. — Incision traçant le lambeau dans l'amputation de Lisfranc.

1. Main gauche relevant les orteils. — 2. Main gauche conduisant le bistouri. — 3. Lambeau.

teau dans les articulations, et, *vous aidant surtout de la vue*, coupez toutes les fibres ligamenteuses qui vous paraissent opposer un peu de résistance. Faites cette section *sans employer de force*, autrement vous enlèveriez des fragments d'os. En abaissant le métatarse, les ligaments qui résistent se trouvent *tendus et se coupent seuls*, *pour ainsi dire*, sur le tranchant du couteau. Si les os ne s'écartent pas ensuite très facilement, voyez si par hasard le *ligament interne* de l'articulation du premier métatarsien avec le premier cunéiforme ne serait pas cause de la difficulté et divisez-le. Faites ensuite la division des ligaments plantaires.

Septième temps. — Dissection du lambeau. — Lorsque tous les ligaments seront divisés, écartez le métatarse du tarse en fléchissant fortement et faites passer le couteau au-dessous des os, en ayant soin de le maintenir contre les surfaces osseuses, afin de donner de l'épaisseur au lambeau.

Placez alors les quatre derniers doigts de la main gauche sous les orteils; le pouce, en crochet, étant placé à l'extrémité postérieure du métatarse. Pendant que la main gauche tirera légèrement sur les os, la main droite fera agir le couteau, en ayant bien soin de raser la face inférieure des os et de ne point entamer le bord du lambeau déjà tracé.

Arrivé à la fin du lambeau, vous remettrez les os en place, vous relèverez le pied en regardant la face plantaire, et vous ferez sortir le couteau par l'incision limitant le lambeau, comme dans la figure 52.

— L'amputation étant terminée, reséquez avec les ciseaux les tendons qui font saillie à la surface du lambeau, faites les ligatures et relevez le lambeau sur les surfaces articulaires. La base du lambeau doit être assez large pour recouvrir complètement la surface articulaire des os du tarse, et assez long pour dépasser de deux centimètres le bord de la peau de la face dorsale. Il faut que les angles de la plaie forment deux angles droits, sans queues et sans encoches.

On se plaint généralement de ne pouvoir recouvrir les surfaces articulaires au niveau des angles de la plaie. Jamais pareille chose ne m'arrive, parce que j'ai

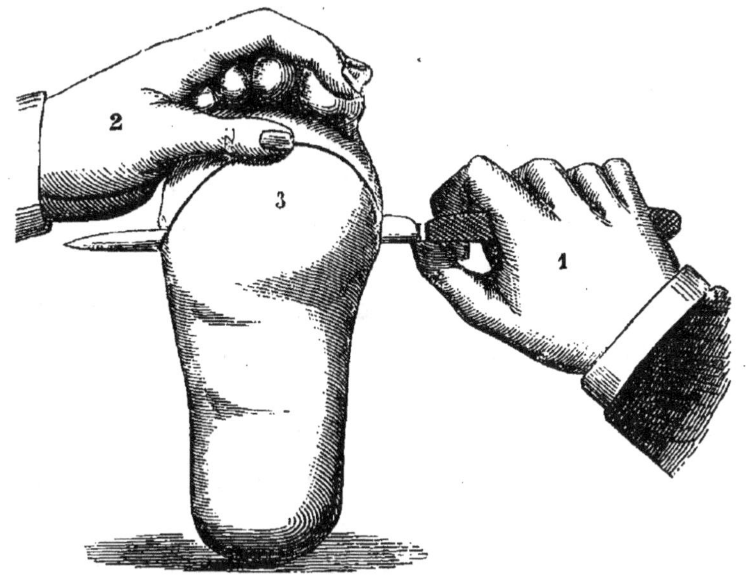

Fig. 52. — Terminaison du lambeau ; le couteau sort par l'incision plantaire.
1. Main droite conduisant le couteau. — 2. Main gauche relevant le pied. — 3. Lambeau.

soin : 1° de ne point faire tomber les extrémités de l'incision dorsale en arrière de l'interligne articulaire, mais un peu en avant ; 2° de prendre dans la base du lambeau une partie de la peau des bords du pied. Il est vrai que j'éprouve un peu plus de difficulté pour désarticuler, mais j'en triomphe en faisant rétracter convenablement la peau.

Remarque. — Pour bien faire cette amputation, il faut porter son attention spécialement sur plusieurs points : bien étudier la *position des points de repère* et la *direction de la ligne articulaire ;* s'habituer à bien diriger le couteau, et surtout à le bien relever et à le pousser en arrière en totalité, lame et pointe comprises, lorsqu'on fait le *tour de maître ;* à tailler un lambeau bien régulier, qui sera *plus long du côté interne*, puisqu'il y aura une plus grande surface articulaire à recouvrir ; se rappeler qu'il existe deux os sésamoïdes, au-dessous de la tête du premier métatarsien, qu'on doit enlever avec les métatarsiens.

On est bien souvent embarrassé pour la section des ligaments dorsaux. Supposons que nous commencions l'incision au niveau du cinquième métatarsien : il faut se rappeler que la ligne articulaire de cet os est oblique d'arrière en avant, de dehors en dedans ; la ligne articulaire du quatrième métatarsien, qui lui fait suite, est moins oblique et presque transversale ; la ligne du troisième métatarsien, légèrement oblique en dedans et en avant, est située à trois millimètres en avant de la précédente ; celle du deuxième, la plus reculée, est située à cinq millimètres en arrière de celle du troisième ; elle est transversale ; quant à celle du premier métatarsien, elle est légèrement oblique en dehors et en avant, et elle est située à huit millimètres en avant de la précédente. Il serait facile de suivre les lignes que nous venons d'indiquer, en commençant au bord interne du pied. Il faut se rappeler que l'intervalle qui sépare les lignes articulaires du premier et du deuxième métatarsien avec les cunéiformes *peut varier de quatre à neuf millimètres*, et que, par conséquent, on peut ne pas tomber du premier coup sur l'interligne articulaire.

Il est impossible de procéder à l'exécution de cette opération, si l'on n'a tout à fait présent à l'esprit l'état anatomique de l'articulation.

SEIZIÈME LEÇON

V. — Amputation d'un ou de plusieurs métatarsiens dans leur contiguïté.

1° Désarticulation du premier métatarsien.

On emploie pour cette opération le *procédé en ra-quette* de la méthode ovalaire, mais comme l'os est très volumineux et qu'il serait à peu près impossible de le retrancher sans léser les lèvres de la plaie, on est obligé d'ajouter en arrière une incision supplémentaire, de manière à avoir un lambeau interne qu'on dissèque de haut en bas. Voici, du reste, l'opération.

Premier temps. — Incision de la peau. — Après avoir tracé à l'encre l'incision à faire sur la peau, et vous être rendu compte, par le toucher et par les mouvements imprimés au premier métatarsien, de la situation précise de son articulation avec le premier cunéiforme, procédez à l'incision des parties molles, et n'oubliez pas que l'extrémité postérieure de cet os correspond au milieu du bord interne du pied (fig. 46).

Un aide tenant la jambe du malade, vous fixerez le pied avec la main gauche, pendant que la main droite conduisant le bistouri, tenu en *première position*, fera une incision longitudinale (fig. 53, 1), comprenant la peau et les parties sous-jacentes, depuis un point situé à *deux millimètres* en arrière du premier métatarsien *jusqu'à l'extrémité antérieure* du même os. Arrivé à cette extrémité, vous dirigerez l'incision obliquement en avant

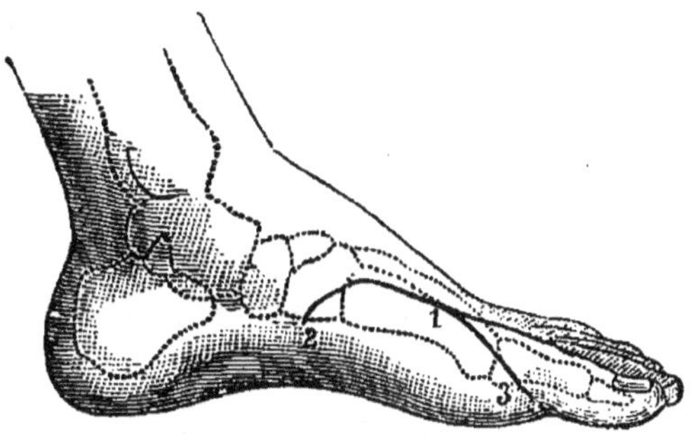

Fig. 53. — Désarticulation du premier métatarsien.

1. Incision dorsale. — 2. Incision oblique postérieure. — 3. Incision oblique interne (pied gauche).

et à droite, en décrivant une légère courbe jusqu'au pli, à la rainure digito-plantaire (en dedans du gros orteil si vous opérez le pied droit, en dehors si c'est le pied gauche) (fig. 53).

Confiez alors le pied à l'aide qui éloignera les quatre derniers orteils, saisissez le gros orteil de la main gauche, portez-le dans l'extension, et de la main droite incisez transversalement la peau du pli digito-plantaire.

A ce moment, reportez la main droite armée du bistouri par-dessus le pied, placez l'instrument à l'extrémité de la dernière incision, et remontez obliquement sur le premier métatarsien en formant avec l'incision longitudinale un angle arrondi. Toutes ces incisions doivent être profondes et arriver jusqu'aux os.

Revenez à l'extrémité postérieure de l'incision dorsale et ajoutez au bout du manche de la raquette une incision oblique (fig. 53, 2) qui se dirigera en bas et un peu en arrière, sur la partie antérieure de la face interne du premier cunéiforme. Cette incision se continuera avec celle de la face dorsale en formant un angle arrondi.

Pour arriver plus facilement à désarticuler l'os, je vous engage à faire l'incision dorsale non suivant l'axe de l'os, mais un peu en dehors, comme si vous vouliez pénétrer dans le premier espace interosseux.

Deuxième temps. — *Dissection.* — Prenez entre le pouce et l'index de la main gauche la lèvre interne de l'incision, autrement dit le lambeau, disséquez-le en tenant toujours le bistouri près de l'os, jusqu'à la face inférieure du premier métatarsien.

Relevez le gros orteil de la main gauche pendant que le bistouri mettra à découvert la partie inférieure de la tête du premier métatarsien, passez entre les os sésamoïdes et les parties molles, et séparez les muscles de la face inférieure du premier métatarsien.

Portez ensuite le bistouri sur la face externe de l'os et détachez-en le premier muscle interosseux dorsal d'une extrémité à l'autre, pendant que l'aide écartera la lèvre externe de l'incision dorsale, de manière à protéger la peau.

Troisième temps. — *Désarticulation de l'os.* —Imprimez des mouvements au gros orteil tenu de la main gauche, afin d'apercevoir le lieu précis de l'articulation, portez-y le tranchant du bistouri, et divisez les ligaments en haut et en dedans.

Faites écarter par le pouce de l'aide l'angle supérieur de la plaie. En même temps, portez le bistouri en dehors de l'os afin de diviser les ligaments externes. Vous aiderez beaucoup cette manœuvre en exerçant sur l'orteil une torsion en dedans, de façon à présenter les ligaments externes au tranchant de l'instrument et à séparer peu à peu le premier métatarsien du deuxième. La fin de la désarticulation et la section du tendon du long péronier ne sont plus qu'un jeu, pourvu que vous ne laissiez pas l'instrument tranchant s'égarer dans les chairs et que vous le mainteniez contre l'os.

Le résultat de cette opération ne laisse rien à désirer. Quelques auteurs recommandent de faire l'incision oblique antérieure et interne à l'union des trois quarts postérieurs avec le quart antérieur de l'os ; je préfère la commencer à son extrémité antérieure ; la plaie est mieux recouverte et la cicatrice moins accessible aux pressions.

2° *Désarticulation du cinquième métatarsien.*

C'est la même opération que celle du premier métatarsien, avec l'incision postérieure en moins. L'opération se fait par la méthode ovalaire, *procédé en raquette.*

Premier temps. — *Incision de la peau.* — Un aide tenant le pied et portant en dedans les quatre premiers orteils, saisissez le petit orteil de la main gauche et commencez l'incision dorsale à *quinze millimètres* environ en arrière du cinquième métatarsien, en vous guidant sur son tubercule postérieur comme *point de repère.*

Continuez l'incision longitudinale suivant l'axe du métatarsien jusqu'à la tête de l'os. A ce niveau, et sans lever le bistouri, imprimez-lui une direction oblique et faites une incision se dirigeant en bas et à droite vers la racine du petit orteil et jusqu'au pli digito-plantaire (vers le côté interne pour le pied droit, vers le côté externe pour le pied gauche).

Relevez le petit orteil de la main gauche. Le bistouri, sans avoir quitté la première incision, divisera transversalement la peau de la face plantaire à la racine de l'orteil.

Reportez alors le bistouri par-dessus le pied, reprenez la fin de la dernière incision et remontez obliquement sur la tête du cinquième métatarsien, où vous aviez commencé la première incision oblique.

A l'union des deux incisions obliques et de la longitudinale il ne faut pas d'angle aigu, mais bien deux angles bien arrondis. Les incisions doivent comprendre toutes les parties molles jusqu'aux os.

Deuxième temps. — *Dissection.* — Disséquez la lèvre externe de l'incision et mettez à nu la face externe du cinquième métatarsien. Relevez le petit orteil, détachez avec la pointe du bistouri les parties molles de la tête du métatarsien en mettant à nu sa face inférieure, et détachez ensuite de sa face interne le quatrième interosseux dorsal et le troisième interosseux plantaire.

Troisième temps. — *Désarticulation.* — L'aide écartant en arrière les lèvres de l'incision longitudinale, soit avec deux petits écarteurs, soit en tirant la peau avec ses pouces, saisissez le petit orteil de la main gauche et portez le bistouri sur le ligament supérieur de l'articulation, en vous souvenant de la direction oblique en arrière et en dehors de l'interligne articulaire. Ce ligament étant divisé, imprimez au petit orteil, et par conséquent au métatarsien, un mouvement de rotation en dehors afin de diviser avec plus de facilité le ligament interosseux qui l'unit au quatrième. Ce ligament étant divisé, écartez l'os en dehors, divisez les ligaments à mesure que vous les rencontrez, et finissez par sectionner le tendon du court péronier latéral.

3° *Désarticulation d'un des métatarsiens du milieu.*

Un aide écarte les orteils de celui qu'on désire amputer. Le chirurgien commence une incision longitudinale à *quinze millimètres* en arrière de l'articulation postérieure du métatarsien ; il la prolonge jusqu'à la racine de l'orteil qu'il contourne par deux incisions latérales obliques et une inférieure transversale, comme pour le premier et le cinquième métatarsien. La raquette étant terminée, il dissèque les deux lèvres de la plaie et il détache les muscles interosseux des faces latérales du métatarsien.

Puis il détache les parties molles situées au-dessous de la tête du métatarsien.

Ensuite il détruit les ligaments dorsaux qui unissent le métatarsien au tarse et aux métatarsiens voisins. Il divise les ligaments interosseux interne et externe en s'aidant par des mouvements de torsion qu'il imprime à l'orteil avec sa main gauche.

Vers la fin de l'opération, l'aide écartant les lèvres de la plaie avec deux écarteurs, le chirurgien saisit l'os avec un davier tenu de la main gauche, pendant que sa main droite continue à isoler l'os des parties molles et à diviser les ligaments.

4° *Désarticulation du premier et du deuxième métatarsien.*

On opère ordinairement par le procédé de Béclard, qui consiste en une incision *ovalaire*, avec addition de deux petites incisions à la petite extrémité de l'ovale sur la face dorsale du pied.

1° Commencez une incision à l'extrémité postérieure du premier espace interosseux, arrivez au côté interne de la racine du gros orteil pour le pied droit, au côté externe de la racine du deuxième orteil pour le pied gauche, tranchez la peau de la face plantaire de la racine des deux premiers orteils, remontez au côté opposé et venez rejoindre l'extrémité postérieure de la première incision à angle très aigu.

2° De cet angle, faites partir deux courtes incisions, latérales et obliques en arrière, se dirigeant, l'interne vers le premier cunéiforme, l'externe vers la partie interne du cuboïde, de manière à limiter trois lambeaux triangulaires, un postérieur, un interne et un externe.

3° Disséquez les trois lambeaux, ouvrez les articulations postérieures, portez la pointe du bistouri d'avant en arrière entre le deuxième métatarsien et le premier cunéiforme, et divisez le ligament interosseux qui unit ces deux os. Détachez les parties molles et enlevez les deux métatarsiens avec les orteils correspondants.

— Les deux incisions latérales et postérieures ont pour but de permettre la sortie des deux os, surtout du premier qui est très volumineux.

Je vous engage à modifier ce vieux procédé de la manière suivante, qui simplifie l'opération en supprimant le lambeau postérieur, et qui se prête mieux au pansement dans le but de la réunion primitive. Je me suis toujours bien trouvé de la modification que j'ai apportée à ce procédé.

1° Commencez l'*incision dorsale* à un centimètre en arrière de l'extrémité postérieure du premier espace interosseux (vous reconnaîtrez ce point en vous rappelant que le milieu du bord interne du pied correspond à l'articulation du premier cunéiforme avec le premier métatarsien). Prolongez cette incision jusqu'à la partie moyenne de l'espace interosseux. A partir de ce point inclinez lentement l'incision de manière à faire un angle très arrondi, et dirigez-la vers la racine des deux premiers orteils (en dedans du premier pour le pied droit, en dehors du deuxième pour le pied gauche). Incisez transversalement la face plantaire de la racine

14.

des deux premiers orteils. Reportez le bistouri par dessus le pied, reprenez l'extrémité de la dernière incision et remontez vers la partie moyenne du premier espace interosseux, où vous ferez un angle très arrondi avec la lèvre externe de l'incision dorsale.

2° Reportez le bistouri en arrière, et faites à l'extrémité de l'incision dorsale une *incision transversale* de manière à former un **T**. Cette incision transversale descendra en dedans dans une étendue de deux centimètres tout au plus sur la face interne du premier cunéiforme ; en dehors, elle aura un centimètre et demi et atteindra la face dorsale du troisième cunéiforme.

3° Vous aurez ainsi deux lambeaux triangulaires que vous disséquerez ; vous désarticulerez en n'oubliant pas que le ligament dorsal qui unit le deuxième métatarsien au deuxième cunéiforme est situé à huit ou dix millimètres en arrière de celui qui unit le premier cunéiforme et le premier métatarsien. Il faudra, pour compléter la désarticulation, faire pénétrer la pointe du couteau entre le premier cunéiforme et le second métatarsien, afin de diviser le ligament interosseux puissant qui unit ces deux os.

Après la désarticulation, vous continuerez à séparer les parties molles en tenant les deux orteils avec la main gauche, et vous enlèverez les deux os avec les orteils correspondants.

5° *Désarticulation du quatrième et du cinquième métatarsiens.*

1° Faites une incision dorsale longitudinale commençant à *quinze millimètres* en arrière du tubercule du cinquième métatarsien, et se prolongeant dans la direction du quatrième espace interosseux. Vers la partie moyenne de cet espace, inclinez le bistouri en faisant

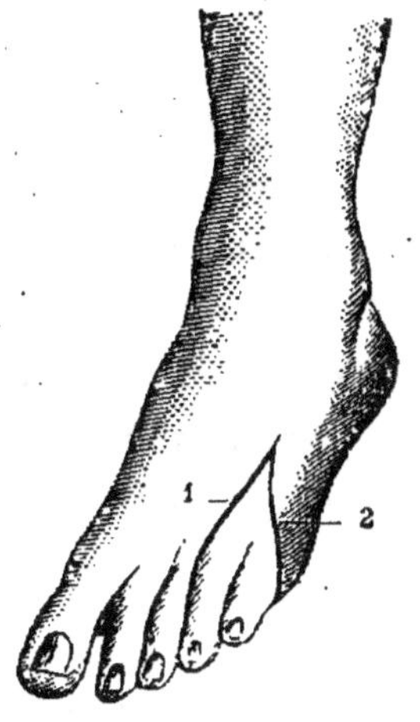

Fig. 54. — Désarticulation des deux derniers métatarsiens.

1, 2. Les deux côtés de l'incision ovalaire.

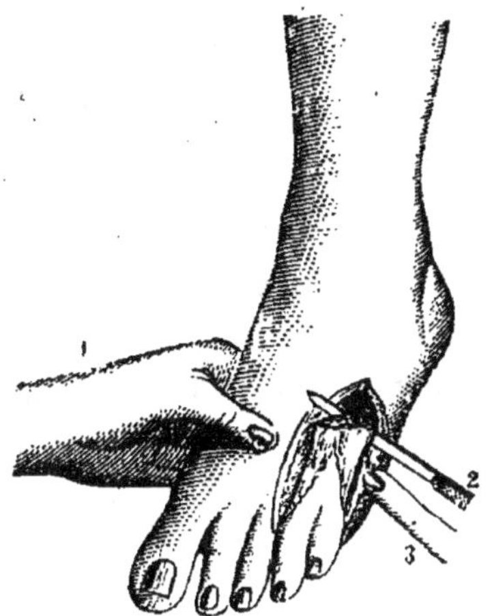

Fig. 55. — Désarticulation des deux derniers métatarsiens.

1. Main gauche du chirurgien. — 2. Bistouri tenu de la main droite. — 3. Doigt d'un aide abaissant les parties molles à la fin de l'opération.

un angle très arrondi et donnez à l'incision une obliquité telle qu'elle arrive à la partie externe de la racine du petit orteil pour le pied gauche, et à la partie interne de la racine du quatrième orteil pour le pied droit. Portez ensuite le bistouri, sans lui faire quitter la plaie, transversalement sur la face plantaire de la racine des deux orteils. Reportez-le ensuite par dessus le pied, reprenez l'extrémité de la dernière incision, et remontez sur la face dorsale du pied pour rejoindre l'incision longitudinale dorsale au niveau du point où vous avez commencé l'incision oblique. Évitez de faire un angle aigu au point de réunion de cette incision et de l'incision longitudinale.

2° Disséquez les lèvres de la peau le plus loin possible. Prenez les deux derniers orteils de la main gauche, pendant que la droite détachera les parties molles du côté interne du quatrième métatarsien, du côté externe du cinquième et de la face inférieure de ces deux os.

3° Faites écarter par un aide, en arrière, les deux lèvres de l'incision dorsale, divisez, au moyen d'une incision oblique en dehors et en arrière et un peu convexe en avant, les ligaments dorsaux qui unissent les deux os au cuboïde. Divisez le ligament interosseux qui unit le troisième et le quatrième métatarsiens, tirez ensuite sur les orteils en les tordant et en achevant la section des parties qui le retiennent, ligaments et muscle court péronier latéral.

Je me suis étendu longuement sur les amputations des métatarsiens, non pas à cause de leur importance pratique, mais au point de vue de vos examens et de vos concours. Ce sont, en effet, des opérations bien plus souvent pratiquées à l'amphithéâtre que sur le vivant. Il est des cas, néanmoins, où il vous sera utile de savoir les pratiquer.

DIX–SEPTIÈME LEÇON

VI. — Amputation médio-tarsienne — Désarticulation de la seconde rangée du tarse. — Amputation de Chopart.

L'articulation médio-tarsienne est formée par le calcanéum et l'astragale en arrière, par le scaphoïde et le cuboïde en avant. L'interligne articulaire est transversal d'une manière générale, mais du côté interne il est concave en arrière, et du côté externe très légèrement concave en avant, ce qui donne à sa coupe l'apparence d'une S peu contournée (fig. 56). Deux tubercules limitent en dedans et en dehors cette articulation : 1° le tubercule du scaphoïde, situé en dedans, à *trois centimètres* au-dessous et en avant de la malléole, et qu'il ne faut pas confondre avec la saillie interne, moins prononcée, de la tête de l'astragale ; 2° le tubercule du calcanéum, situé à la partie externe de la grande apophyse de cet os. C'est la première saillie qu'on rencontre en parcourant le bord interne du pied d'arrière en avant ; elle est située à *douze millimètres* en arrière de l'extrémité postérieure du cinquième métatarsien.

Divers ligaments unissent les deux rangés du tarse. Parmi ces ligaments il en est un qu'il faut connaître pour savoir où le chercher, car la séparation des deux rangées du tarse ne peut s'opérer qu'après sa division. C'est le ligament dit en Y, qui s'étend du creux calcanéo-astragalien, s'attachant plus spécialement sur le calcanéum, au scaphoïde et au cuboïde, auxquels il envoie deux branches, d'où le nom de ligament en Y.

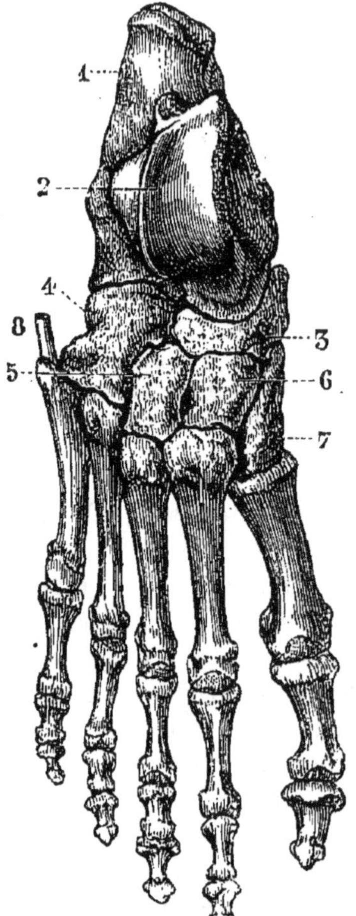

Fig. 56. — Squelette du pied (face dorsale).

1. Calcanéum. — 2. Astragale. — 3. Scaphoïde. — 4. Cuboïde. — 5. Troisième cunéiforme. — 6. Deuxième cunéiforme. — 7. Premier cunéiforme.

Cette opération ne donne pas d'excellents résultats, les malades souffrent de la cicatrice, et ce qui reste du pied se renverse, de sorte qu'une bottine est très mal supportée. On lui préfère généralement l'*amputation sous-astragalienne*. Mais, comme cette désarticulation est demandée journellement dans les examens et dans les concours, je vous la décrirai avec soin, d'après le *procédé de Chopart*, en vous faisant observer encore une fois qu'elle sera rangée bientôt parmi les opérations d'amphithéâtre.

Premier temps. — Incision dorsale du pied. — Après avoir confié la jambe à un aide et cherché les tubercules osseux qui servent de point de repère, tracez à l'encre la ligne d'opération, embrassez avec la main gauche la plante du pied, et appliquez le bout du pouce et de l'index sur ces deux tubercules. Je vous répète qu'ils sont situés aux extrémités d'une ligne transversale ; que l'interne, très saillant et facile à reconnaître, est situé à trois centimètres en avant et au-dessous de la malléole interne, à trois centimètres et demi en arrière du milieu du bord interne du pied ; tandis que l'externe, peu sensible au toucher, est situé à douze millimètres en arrière de l'extrémité postérieure du cinquième métatarsien, juste en face du tubercule du scaphoïde.

Incisez la peau d'un tubercule à l'autre, de manière à faire tomber l'incision un peu en arrière du tubercule du scaphoïde et sur le point diamétralement opposé en dehors. L'incision ne comportera que la peau et ne devra pas descendre jusqu'à la plante du pied, afin d'avoir une base de lambeau suffisamment large. Elle empiétera, à sa partie moyenne, de six à huit millimètres sur la face dorsale du pied.

Deuxième temps. — Division des parties molles au-dessous de la peau. — Un aide rétractant la peau du côté de la jambe avec ses deux pouces, incisez avec la lame du couteau les organes situés entre la peau et les ligaments dorsaux, juste au niveau du bord de la peau rétractée.

Troisième temps. — Section des ligaments dorsaux. — Portez la pointe du couteau au fond de l'incision, et de gauche à droite incisez les ligaments dorsaux. Il faut vous assurer que vous êtes bien dans le point voulu, car vous pourriez ouvrir l'articulation tibio-tarsienne. Après le premier coup de couteau, vous apercevrez la tête de l'astragale avec sa couleur blanche et sa forme arrondie. Dégagez-la davantage en divisant les ligaments situés plus en dedans, près du tubercule du scaphoïde.

Quatrième temps. — Division du ligament en Y. — Saisissant le pied de la main gauche, vous dirigerez le couteau *perpendiculairement à la face dorsale du pied, le tranchant regardant en dehors.* Vous introduirez la pointe *entre l'astragale et le scaphoïde*, en facilitant cette introduction au moyen *d'une traction en bas* que vous exercerez sur le pied. Il va sans dire que l'introduction du couteau doit se faire au côté externe de l'articulation astragalo-scaphoïdienne, *dans le voisinage du cuboïde*, et avec grande précaution, pour ne point blesser les os.

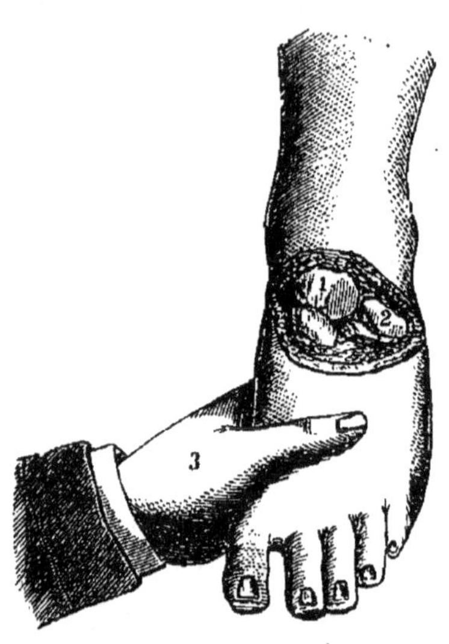

Fig. 57.—Amputation de Chopart. Incision des ligaments dorsaux.

1. Astragale. — 2. Calcanéum. — 3. Main gauche du chirurgien.

Si le couteau est placé avec toutes ces précautions, vous diviserez sûrement le ligament en Y, dont le pédicule est situé sur la face supérieure de la grande apophyse du calcanéum, dans le creux calcanéo-astragalien. *Inclinez alors vers le côté externe du pied le couteau* tenu solidement, et cherchez en même temps à *abaisser l'extrémité du pied* avec la main gauche ; vous entendrez un *craquement* significatif, qui vous indiquera la section du ligament.

N'oubliez pas de donner au couteau une direction perpendiculaire à l'axe du pied, vous risqueriez de vous égarer dans l'articulation calcanéo-astragalienne.

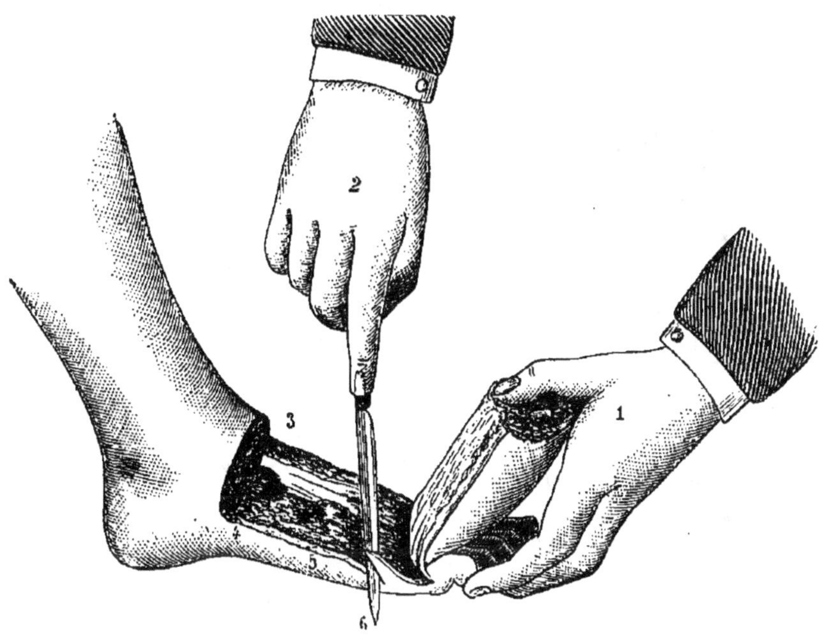

Fig. 58. — Amputation de Chopart, formation du lambeau.

1. Main gauche relevant les os. — 2. Main droite conduisant le couteau. — 3. Angle interne du lambeau. — 4. Angle externe. — 5, 6. Ligne courbe indiquant le commencement de l'extrémité du lambeau.

Cinquième temps. — *Limites du lambeau.* — Relevez l'extrémité du pied avec la main gauche. Portez le couteau à l'extrémité de l'incision regardant à votre gauche, et de gauche à droite limitez le lambeau, comme je vous l'ai dit pour l'amputation de Lisfranc. Ayez soin de faire deux angles droits bien réguliers à l'union de l'incision dorsale et des incisions latérales du lambeau. Ce lambeau doit être très long, à cause de la rétraction considérable qui s'opère, surtout s'il ne se réunit qu'après suppuration. Il faut lui donner comme limite antérieure la rainure digito-plantaire.

Sixième temps. — *Section des derniers ligaments et formation du lambeau.* — Reportez le couteau dans l'articulation et divisez le reste des ligaments interne, externe et plantaires, pendant que la main gauche exercera une légère traction sur le pied (fig. 59). Rasez ensuite les os avec le couteau, que vous aurez soin de faire sortir par l'incision tracée sur la peau. Il importe de raser les os afin d'avoir un lambeau épais et de conserver les vaisseaux.

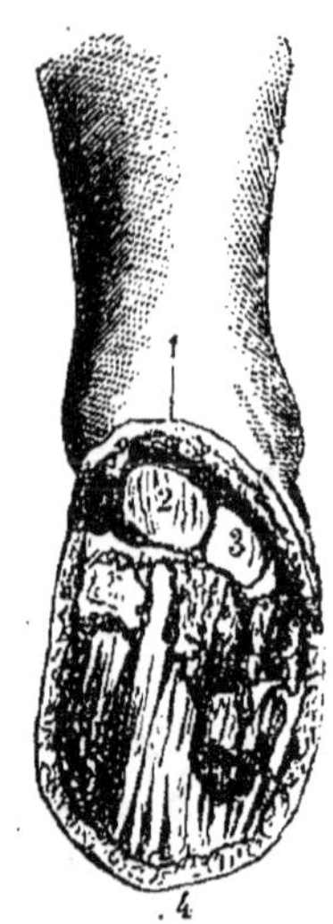

Fig. 59. — Amputation de Chopart, après la formation du lambeau.

1. Incision dorsale devenue concave en bas par suite de la rétraction de la peau. — 2. Astragale.—3. Calcanéum. — 4. Extrémité du lambeau.

Vous pourrez, si vous le désirez, ne point tracer le lambeau à l'avance. Alors vous ferez passer le couteau au-dessous des os d'arrière en avant, en le maintenant contre les surfaces osseuses. Arrivé au niveau de la tête des métatarsiens, vous saisirez les parties à enlever, comme dans la figure 58, et vous terminerez en taillant l'extrémité du lambeau avec le couteau.

Procédé de Sédillot, *à lambeau interne*. — Le talon est appuyé sur le bord d'une table, la main gauche du chirurgien appuie à plat sur la face dorsale du métatarse pour tendre les ligaments. Avec un bistouri, il fait une incision *transversale* étendue d'un point situé à quelques millimètres en avant de l'articulation calcanéo-cuboïdienne jusqu'au milieu de la face dorsale du pied.

A l'extrémité interne de cette incision, il en fait une deuxième *oblique* en avant et en dedans jusqu'à la partie moyenne de la face interne du premier métatarsien. Arrivé là, il descend sur la face plantaire obliquement en arrière et en dehors, pour rejoindre le commencement de la première incision. Ainsi se trouve limité le lambeau interne, dont le sommet correspond au premier métatarsien.

Il dissèque ensuite ce lambeau jusqu'au tubercule du scaphoïde sur lequel il se guide ; il divise les ligaments et enlève l'avant-pied.

DIX-HUITIÈME LEÇON

VII. — Amputation sous-astragalienne.

L'astragale est uni de tous côtés aux os de la jambe. En avant, cet os s'articule avec le scaphoïde au moyen de ligaments assez lâches et faciles à diviser. En bas, il est uni au calcanéum par deux surfaces articulaires entourées de ligaments fort accessibles en les attaquant en avant et en dehors dans le creux calcanéo-astragalien. Il ne faut pas oublier que ces deux surfaces sont séparées par une gouttière superposée à une gouttière semblable du calcanéum pour former le *canal calcanéo-astragalien*, rempli par un ligament interosseux très puissant qu'il faut attaquer aussi par le creux calcanéo-astragalien. Enfin une portion assez forte des ligaments latéraux se porte des malléoles au calcanéum.

L'amputation sous-astragalienne consiste à amputer le pied en laissant au malade son astragale.

Cette opération a été fort en honneur et elle est encore souvent pratiquée par quelques chirurgiens. Le danger de l'opération est à peu près égal à celui de l'amputation tibio-tarsienne et de l'amputation de la jambe au-dessus des malléoles (moins d'un quart de mortalité). Ce qui fait que quelques chirurgiens y ont rarement recours, c'est qu'il est difficile de savoir d'avance si l'astragale est ou non malade, que l'inflammation de l'articulation tibio-tarsienne se développe quelquefois à la suite de l'opération, et que l'allongement du membre par la conservation de l'astragale ne peut entrer en ligne de compte pour la faire préférer.

Cette opération, Messieurs, est une des plus difficiles à pratiquer; c'est peut-être la plus difficile, avec l'amputation tibio-tarsienne. Je vous parlerai des trois procédés qui ont eu le plus de vogue dans ces dernières années, en vous recommandant surtout celui de M. le professeur Verneuil. Ce dernier, d'une exécution plus difficile, donne de meilleurs résultats.

Dans tous ces procédés, l'appareil d'Esmarch ou la bande réglementée de M. Houzé de l'Aulnoit étant appliqué, ou bien l'artère principale du membre étant comprimée, un aide tient la jambe de manière que le pied dépasse le lit ou la table, pendant que le chirurgien, saisissant l'avant-pied de la main gauche, le porte dans l'adduction

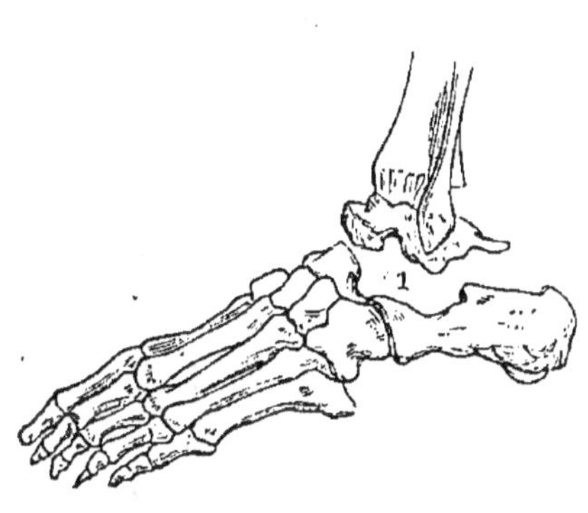

Fig. 60. — Amputation sous-astragalienne.

1. Aspect des os du pied séparés de l'astragale.

et l'extension. Le résultat étant toujours le même, puisqu'il faut laisser l'astragale en place (fig. 60), les trois procédés que j'ai à vous décrire ne diffèrent que par la division des parties molles à laquelle je vous engage à prêter la plus grande attention.

Les auteurs ont l'habitude, fort louable certainement, de décrire les procédés des auteurs en citant leurs propres paroles. Cette manière de faire, à mon avis, nuit souvent à la clarté du sujet, car j'ai remarqué que l'auteur, préoccupé de montrer quelques points importants de son procédé, oublie quelquefois qu'il n'écrit pas seulement pour des savants. Je m'efforcerai de donner à mon explication la plus grande clarté possible. Ceci dit, je commence par le procédé de Malgaigne.

Procédé de Malgaigne. — Malgaigne a eu recours à la méthode à un lambeau, et il prenait ce lambeau sur le bord interne du pied et sur sa face plantaire, la base du lambeau s'étendant de la partie postéro-interne du calcanéum jusqu'à la partie moyenne du premier cunéiforme et contenant les vaisseaux et nerfs tibiaux postérieurs, le sommet étant situé à la région plantaire près du bord externe du pied.

Si une opération demande à être tracée à l'avance à l'encre, c'est bien celle-ci, en raison de la difficulté, plutôt apparente que réelle, de l'incision des parties molles.

Premier temps. — Incision des parties molles. — 1° Le couteau étant tenu en troisième position, portez son tranchant en arrière et en dehors du talon et incisez du même coup la peau et le tendon d'Achille, en rasant la face supérieure du calcanéum, et en prenant la précaution de ne pas diviser la peau en dedans du tendon d'Achille, afin de ménager ce qui doit être la partie postérieure de la base du lambeau. Cette incision occupera donc principalement la gouttière qui sépare le tendon d'Achille de la malléole externe. Voilà pour l'*incision postérieure*.

2° Sans retirer le couteau de la plaie, continuez à inciser la peau du *côté externe* du pied en descendant un peu pour passer à un centimètre environ au-dessous de la malléole externe, puis en remontant sur la *face dorsale* du pied et en décrivant une légère courbe à convexité

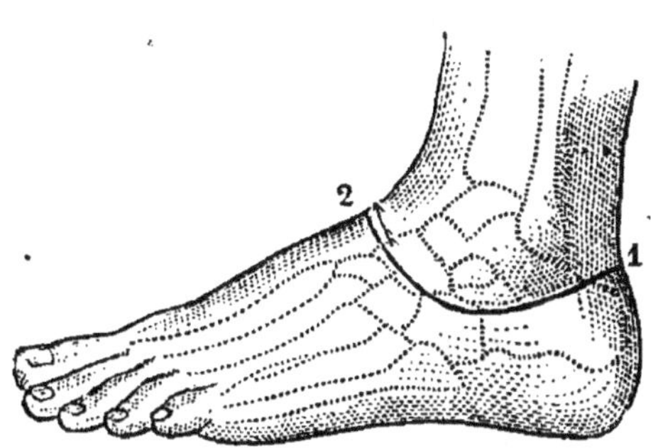

Fig. 61. — Amputation sous-astragalienne (Malgaigne).

1, 2. Incision externe et dorsale allant de 1 à 2.

antéro-externe qui se terminera à la partie moyenne du premier cunéiforme, partie antérieure de la base du lambeau (fig. 61, 1, 2).

Il faut, en faisant l'incision externe et dorsale, faire tirer la peau en haut par l'aide, et diviser du même coup les tendons des péroniers, de l'extenseur commun et du jambier antérieur.

3° L'aide élevant la jambe, saisissez l'avant-pied à pleine main gauche et reprenez l'incision à la partie moyenne du premier cunéiforme pour *faire le lambeau*. Incisez les parties molles des deux tiers internes de la plante du pied de dedans en dehors, en comprenant la peau et les muscles jusqu'aux os. (Cette incision formera la partie antérieure du lambeau.) Arrivé près du tiers externe de la plante du pied, dirigez le couteau en arrière, de manière à former le sommet arrondi du lambeau (qui aura de 4 à 6 centimètres), puis ramenez-le en arrière et en dedans (partie postérieure du lambeau) jusqu'à la partie interne de l'incision postérieure primitive, pour former avec celle-ci un angle aigu d'environ 33 degrés.

La base de ce lambeau comprend les téguments du bord interne du pied et mesure une longueur de 9 à 11 centimètres selon la longueur du pied (fig. 62).

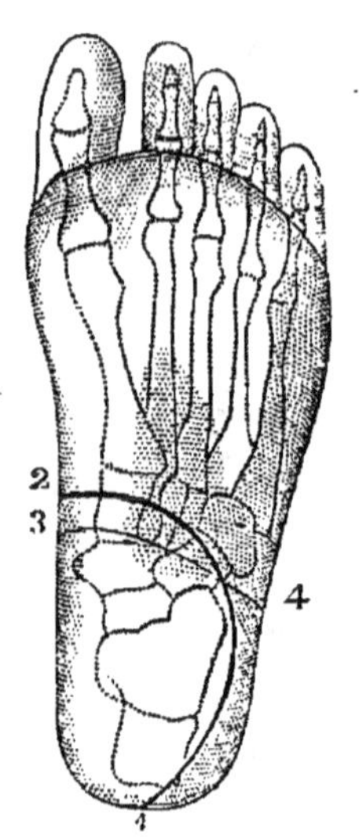

Fig. 62. — Amputation sous-astragalienne (Malgaigne).

1, 2. Limite du lambeau plantaire, l'incision allant de 2 à 1. — 3, 4. Incision plantaire dans le procédé de M. Verneuil.

Deuxième temps. — Dissection du lambeau. — Prenez le sommet du lambeau entre le pouce et l'index, écartez-le en dedans en disséquant sa face profonde et rasez les os avec le couteau, de manière à détacher toutes les parties molles avec le lambeau. En rasant les os, vous donnerez au lambeau une grande épaisseur, ce qui ne saurait nuire, et vous ne risquerez pas de blesser les vaisseaux qui l'alimentent.

Redoublez de précautions à mesure que vous vous rapprochez de la base du lambeau, et tenez-vous tout près des os, surtout à la partie postérieure, pour éviter la blessure de l'artère tibiale postérieure, blessure dont vous comprenez la gravité au point de vue de la vitalité du lambeau.

En rasant la face interne du calcanéum, relevez les tendons avec le lambeau, divisez leurs gaînes ainsi que les fibres du ligament tibio-tarsien interne qui vont à la petite apophyse du calcanéum.

Troisième temps. — Désarticulation. — Attaquez les articulations astragaliennes en avant et en dehors. Divisez le ligament astragalo-scaphoïdien supérieur, les fibres du ligament péronéo-calcanéen, puis celles de l'articulation antérieure calcanéo-astragalienne.

Je vous prie de redoubler ici de précautions et de ne point diviser le ligament en Y, qui vous servira bientôt pour exercer des tractions en bas sur le calcanéum (la division de ce ligament ferait tomber en avant les os de la deuxième rangée du tarse, vous n'auriez plus de prise sur le calcanéum, et vous seriez obligé de tenir cet os avec la main ou un davier, ce qui serait fort incommode). Vous éviterez de toucher à ce ligament en dirigeant le couteau en arrière, au fond du creux calcanéo-astragalien.

Les ligaments de la petite articulation calcanéo-astragalienne étant divisés, il se produira un léger écartement des deux os, et vous pourrez faire pénétrer la pointe du couteau dans leur intervalle, de manière à diviser le ligament interosseux calcanéo-astragalien et ensuite les ligaments de la grande articulation calcanéo-astragalienne. En finissant de détacher les dernières fibres ligamenteuses, prenez bien garde de blesser les vaisseaux ou le nerf.

15.

Malgaigne conseillait la division des tendons des fléchisseurs des orteils et du jambier postérieur. En vérité, je ne comprends pas pourquoi, et j'aime mieux les laisser dans la plaie : 1° parce que, conservant leurs rapports avec les parties molles, ils consolideront le lambeau ; 2° parce qu'ils pourront transmettre au lambeau l'action des muscles, un lambeau mobile ayant plus de vitalité qu'une masse charnue inerte.

Artères à lier. — L'opération terminée, faites l'hémostase. Si le lambeau est réussi, les artères plantaires se trouvent divisées sur son bord antérieur.

Procédé de M. Verneuil. — *Premier temps.* — *Incision de la peau.* — M. Verneuil fait une incision ovalaire dont l'angle est situé à la partie postéro-externe du calcanéum, et la partie arrondie au bord interne du pied.

1° *Incision externe et dorsale.* — Le couteau commence une incision au niveau du tubercule externe du calcanéum, se dirige en

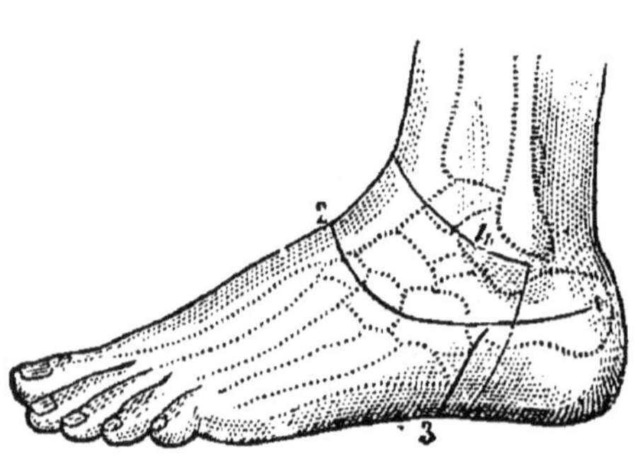

Fig. 63. — Amputation sous-astragalienne (M. Verneuil).

1. Commencement de l'incision externe. — 2. Incision dorsale. — 3. Fin de l'incision plantaire. — 4. Incision pour l'amputation tibio-tarsienne (procédé de Syme).

avant en passant à 2 centimètres environ au-dessous de la malléole externe, et remonte sur la face dorsale du pied jusqu'à la partie moyenne du premier cunéiforme, en décrivant une courbe convexe en avant et distante de 2 centimètres environ du tubercule postérieur du cinquième métatarsien. Cette incision offre une grande analogie avec celle de Malgaigne, mais elle est située plus bas sur la face externe du calcanéum (fig. 63).

2° *Incision plantaire.* — La jambe étant alors relevée et la plante du pied accessible, divisez verticalement la peau du bord interne du pied sur le premier cunéiforme, et faites sur la plante du pied une incision oblique en arrière et en dehors, incision allant directement, en passant en dehors du talon, à l'extrémité postérieure de l'incision externe avec laquelle elle se confondra. La cambrure de la plante du pied fait que cette incision rectiligne donne un bord un peu concave, qui s'adaptera parfaitement à la légère convexité de la peau du côté externe.

Deuxième temps. — *Dissection et désarticulation.* — 1° Vous porterez le couteau au niveau de la peau rétractée et vous diviserez en dehors les tendons des péroniers et les fibres ligamenteuses étendues de la malléole externe au calcanéum. Introduisez la pointe du couteau entre le calcanéum et la peau, de manière à diviser le tendon d'Achille (ce qu'il faut faire avec soin pour ne pas blesser la peau).

2° Continuez à inciser les parties molles jusqu'aux os, au niveau de la peau rétractée, sur la face dorsale, le bord interne et la face plantaire du pied.

3° Relevez les parties molles sur la face dorsale du pied, jusqu'à l'interligne de Chopart; divisez le ligament astragalo-scaphoïdien supérieur, puis l'interne, ainsi que le tendon du jambier postérieur.

4° Portez le couteau en arrière et en dedans, au fond du creux calcanéo-astragalien, et ayez bien soin de respecter le ligament en **Y**, qui vous permettra d'exercer plus tard des tractions sur le calcanéum. Ouvrez la petite articulation calcanéo-astragalienne en dedans du creux, introduisez ensuite la pointe du couteau entre ses deux surfaces, et divisez le ligament interosseux et les ligaments de l'articulation calcanéo-astragalienne postérieure.

5° Imprimez au pied tenu de la main gauche des mouvements de rotation, pendant qu'un aide adroit relèvera le lambeau ; détachez du calcanéum les parties molles en rasant l'os de très près, et surtout veillez à ne point blesser les vaisseaux et les nerfs tibiaux postérieurs.

Procédé de Nélaton. — Ce procédé est une modification de celui de M. Verneuil. Nélaton faisait un angle sur la partie antérieure et interne du lambeau de M. Verneuil, angle qui partait de la partie postérieure du tubercule du scaphoïde et mettait à nu la face interne du premier cunéiforme. En formant cet angle il faisait deux lambeaux, un dorsal, un plantaire, et il effaçait les plis qui se montrent forcément lorsqu'on adapte la partie inférieure du lambeau de M. Verneuil à la partie supérieure.

DIX-NEUVIÈME LEÇON

VIII. — Amputation tibio-tarsienne.

Dans l'amputation tibio-tarsienne, on enlève la totalité du pied. Comme pour la précédente, j'ai à vous décrire plusieurs procédés qui sont, par ordre chronologique, ceux de Baudens, de Syme, de Roux, de Pirogoff et de M. le professeur Le Fort.

Procédé de Baudens. — Faites partir du point d'insertion du tendon d'Achille sur le calcanéum deux incisions horizontales, qui se réunissent en formant une courbe en arrière et au-dessus de la racine des orteils. Disséquez ce large lambeau et faites tomber le pied d'un trait de scie, tranchant les deux malléoles à leur base.

Procédé primitif, bien inférieur aux suivants.

Procédé de Syme (d'Edimbourg). — *Premier temps. — Formation de deux lambeaux.* — 1° Faites à la peau, en avant de l'articulation, une incision dont les deux extrémités arriveront au sommet des malléoles, et la partie moyenne à 2 centimètres et demi en avant de l'articulation tibio-tarsienne ; voilà les limites du *lambeau antérieur* (fig. 63, 4).

2° Pour faire le *lambeau postérieur*, faites une autre

incision dont les extrémités se confondent avec celles de l'incision dorsale, et dont la partie moyenne traversera la plante du pied d'un bord à l'autre, au niveau d'une ligne transversale correspondant à l'articulation de Chopart (fig. 65).

Divisez ensuite les parties molles sous-jacentes au niveau de la peau rétractée, jusqu'aux os.

Deuxième temps. — Dissection des lambeaux. — Le lambeau antérieur est disséqué jusqu'à l'articulation,

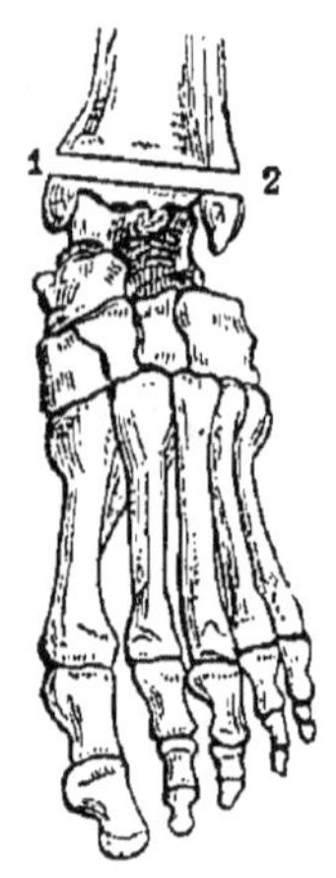

Fig. 64. — Amputation tibio-tarsienne (Syme).

1, 2. Trait de scie réséquant les malléoles et une portion de la surface articulaire du tibia.

le postérieur est disséqué en maintenant le couteau exactement contre le calcanéum et l'astragale, et en évitant la blessure des vaisseaux et du nerf tibiaux postérieurs.

Troisième temps. — Désarticulation et ablation du pied. — Lorsque les lambeaux seront disséqués, vous pénétrerez dans l'articulation en divisant le ligament antérieur et les tendons, puis les ligaments latéraux, enfin les dernières adhérences qui persistent à la partie postérieure des os du pied. Puis vous ferez tomber les deux malléoles d'un trait de scie ou d'un coup de cisailles, et vous réséquerez la surface articulaire du tibia si c'est nécessaire ; bon procédé, en ce qu'il donne la peau du talon comme coussin aux os de la jambe ; mauvais procédé, en ce que le lambeau sert de poche au pus. La dissection du lambeau postérieur est difficile et il faut beaucoup de précautions pour ne point blesser la peau.

Les *artères à lier* sont : la *tibiale antérieure*, en arrière du ligament annulaire antérieur, contre le tendon de l'extenseur propre du gros orteil ; les *plantaires interne et externe*, au bord du lambeau postérieur.

Procédé de J. Roux. — Le procédé de Roux est le même que le procédé de M. Verneuil pour la sous astragalienne, avec ces deux différences que l'incision au niveau du bord interne du pied ne dépasse pas la tête de l'astragale, et que celle de la face plantaire, au lieu de rejoindre en droite ligne le commencement de l'incision externe du pied, n'y arrive qu'après avoir décrit une courbe convexe en avant.

Premier temps. — *Incision des parties molles.* — Faites l'incision de la peau d'abord, puis celle des parties molles sous-jacentes au niveau de la peau qui s'est rétractée. Commencez l'incision à la partie postérieure et moyenne de la face externe du calcanéum, passez au-dessous de la malléole

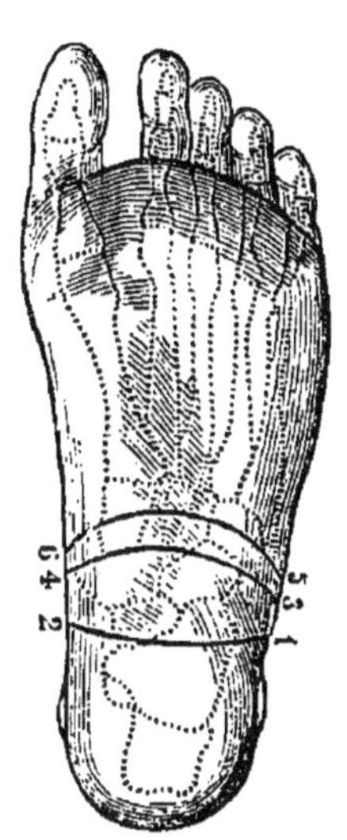

Fig. 65. — Amputation tibio-tarsienne.

1, 2. Tracé du lambeau plantaire de Syme. — 3, 4. Lambeau plantaire de J. Roux. — 5, 6. Tracé du lambeau de l'amputation sous-astragalienne (Nélaton).

externe et au devant de l'articulation tibio-tarsienne, en décrivant une courbe à 3 centimètres au-devant de cette articulation. Gagnez tout de suite le bord interne du pied, au niveau de l'articulation de Chopart; descendez verticalement sur ce bord interne et divisez les parties molles de la plante du pied de dedans en dehors, jusqu'à un centimètre en arrière du tubercule du cinquième métatarsien. Enfin remontez en continuant l'incision sur la face externe du calcanéum, pour retrouver l'incision primitive. Vous aurez fait ainsi une incision comme dans la méthode ovalaire.

Deuxième temps. — Dissection du lambeau antérieur et désarticulation. — Disséquez le lambeau antérieur, mettez l'articulation à nu en avant et en dehors, divisez d'abord les ligaments externes, puis les autres successivement.

Troisième temps. — Dissection du lambeau postérieur. — Renversez le pied en arrière en luxant l'astragale, divisez le tendon d'Achille en évitant de blesser la peau, rasez avec précaution la face interne du calcanéum pour éviter la blessure des vaisseaux et du nerf. Enfin achevez de détacher les parties molles de la face externe et de la face inférieure du calcanéum.

Quatrième temps. — Résection des malléoles. — Les malléoles sont détachées avec des cisailles ou la scie, ainsi que la surface articulaire du tibia, si c'est nécessaire.

— Ce procédé expose moins que celui de Syme à blessure des vaisseaux tibiaux postérieurs (13 fois sur 67 cas, la gangrène du lambeau est résultée de la blessure de l'artère par le procédé de Syme).

Procédé de Pirogoff. — Pirogoff (de Saint-Pétersbourg) a voulu corriger, amoindrir le raccourcissement du membre après l'amputation tibio-tarsienne. Pour cela, il a laissé une partie du calcanéum dans le lambeau postérieur, pour la souder aux os de la jambe.

Premier temps. — *Incision des parties molles*. — Le premier temps sera fait comme dans l'opération de Syme.

Deuxième temps. — *Désarticulation*. — Après avoir incisé les parties molles, divisez tous les ligaments qui unissent les os du pied à ceux de la jambe, et redoublez de précaution à la partie postérieure pour ne point léser le tendon d'Achille. La partie postérieure du calcanéum devant être laissée, on ne la dissèque pas.

Troisième temps. — *Section du calcanéum*. — Faites passer une scie à lame très étroite et sciez verticalement le calcanéum, en ayant soin de protéger les parties molles.

Quatrième temps. — *Résection des malléoles*. — D'un trait de scie ou d'un coup de cisailles, faites sauter les deux malléoles, ainsi que la surface articulaire du tibia, si c'est nécessaire.

Cinquième temps. — *Affrontement des surfaces osseuses*. — Faites basculer la portion du calcanéum que vous avez laissée dans les parties molles du talon et appliquez-en la surface sciée contre le tibia. Puis réunissez les parties molles avec des sutures.

— Ce procédé a l'inconvénient de porter la peau fine de la partie postérieure du talon en bas ; la moindre pression en produit l'ulcération. Sous ce rapport, il est inférieur à celui de Syme.

J'aurais à vous indiquer plusieurs procédés qui ne sont que des variantes de celui de Pirogoff, mais cela ne me paraît pas utile et m'entraînerait trop loin.

Je vous dirai seulement : 1° que Sédillot divisait le calcanéum de haut en bas et d'arrière en avant afin d'affronter plus facilement les surfaces osseuses, et de ne pas avoir à lutter contre les muscles du tendon d'Achille ;

2° Que quelques chirurgiens ont fait la section du calcanéum avant de désarticuler ;

3° Que Fergusson a insinué la partie postérieure du calcanéum entre les malléoles sans les réséquer, etc.

Procédé de M. le professeur Le Fort. — La possibilité de la soudure de la surface sciée du calcanéum au tibia a inspiré à M. Le Fort l'idée d'une opération exempte des inconvénients des autres procédés.

« Je ne me préoccupais pas, dit M. Le Fort, de la question insignifiante du raccourcissement ; je voulais : 1° donner comme base de sustentation le talon normal avec sa peau intacte et avec les apophyses du calcanéum qui sont le véritable point d'appui ; 2° éviter tout tiraillement sur le tendon d'Achille et toute tendance au déplacement ultérieur du lambeau ; 3° respecter le tendon d'Achille et par suite les muscles jumeaux, car bien que le talon soit soudé au tibia, j'étais persuadé que la marche s'exercerait mieux s'il n'y avait pas de perturbation des jumeaux et du soléaire, action devenue inutile mais qui reste instinctive ; 4° éviter dans l'opération la blessure de l'artère tibiale postérieure. Pour obtenir ces résultats, il me parut que le meilleur moyen était de laisser le talon absolument intact en sciant *horizontalement* le calcanéum au-dessous de ses surfaces articulaires avec l'astragale, et de retrancher tout le plateau articulaire du tibia au niveau des malléoles. »

Premier temps. — ·*Incision des parties molles.* — Ce temps de l'opération est le même que dans le procédé de J. Roux.

Deuxième temps. — *Dissection.* — Disséquez et faites relever le lambeau dorsal pour mettre à découvert l'articulation tibio-tarsienne. Procédez ensuite avec grand soin à l'isolement de la partie interne, afin de ne point blesser l'artère tibiale postérieure au moment où elle passe derrière la malléole interne.

Troisième temps. — *Première désarticulation.* — Divisez les ligaments qui unissent le pied au péroné, portez le couteau au fond du creux calcanéo-astragalien, et divisez les ligaments qui unissent l'astragale au calcanéum. Le pied s'écartera et se luxera en dedans.

Sans vous préoccuper de l'astragale, en-

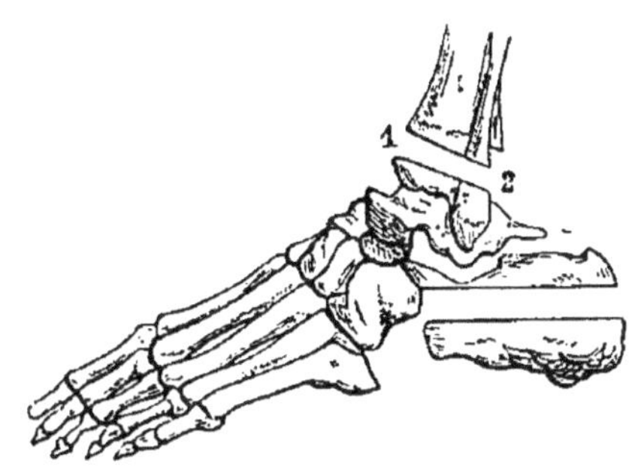

Fig. 66. — Amputation tibio-tarsienne
(L. Le Fort).

1, 2. Section au-dessus des malléoles; on voit plus bas la direction du trait de scie sur le calcanéum.

levez le pied comme dans le procédé de Chopart, afin de pouvoir disséquer plus facilement le lambeau plantaire, et évitez de blesser l'artère tibiale postérieure.

Quatrième temps. — Seconde désarticulation. — Pour dégager l'astragale, saisissez-la avec un fort davier et coupez tout ce qui la retient encore au pied et à la jambe.

Cinquième temps. — Section du calcanéum. — L'astragale étant enlevée, abaissez le calcanéum et sciez-le d'arrière en avant avec une scie à lame très étroite, de manière à enlever toute la partie supérieure de l'os à partir de l'insertion du tendon d'Achille.

Sixième temps. — Affrontement. — Réséquez les malléoles et une mince couche osseuse au-dessus de la surface articulaire du tibia ; affrontez les surfaces sciées du tibia, du péroné et du calcanéum, et placez des sutures.

VINGTIÈME LEÇON

IX. — Amputation de la jambe.

Je crois inutile, Messieurs, de vous rappeler l'anatomie de la jambe que vous connaissez tous. Avant de
décrire les diverses amputations de la jambe, je dois
vous faire remarquer qu'une amputation dans les membres est d'autant plus grave qu'on se rapproche davantage de la racine du membre, c'est-à-dire du centre
de la circulation.

Nous verrons qu'on peut pratiquer l'amputation de
la jambe dans tous les points de son étendue, mais
surtout au *tiers supérieur* et au *tiers inférieur*. L'amputation de la partie inférieure des os de la jambe
permet au malade de porter une bottine, de marcher et de cacher pour ainsi dire son infirmité, mais
le prix excessif de ces bottines est presque inacces-
sible à la petite bourse de l'ouvrier. Du reste, la bottine est plutôt gênante pour l'ouvrier, qui aime mieux
un pilon, une jambe de bois. Or, comme le pilon ne
s'adapte qu'à la jambe amputée au tiers supérieur,
vous comprendrez pourquoi l'on peut appeler l'amputation du tiers supérieur, faite au *lieu d'élection*, *l'amputa-*

tion du pauvre, et celle du tiers inférieur, *sus-malléolaire*, *l'amputation du riche*.

Je vous décrirai donc l'amputation sus-malléolaire, l'amputation au lieu d'élection, et l'amputation au-dessus du lieu d'élection.

A. — *Amputation sus-malléolaire.*

On appelle amputation sus-malléolaire celle qui se fait immédiatement au-dessus des malléoles, ou un peu plus haut. Il n'est pas question ici des cas où le chirurgien fait une amputation tibio-tarsienne et où il enlève d'un trait de scie les malléoles et une petite portion du tibia au-dessus. Il s'agit alors de l'amputation tibio-tarsienne avec son lambeau spécial.

On peut faire l'amputation sus-malléolaire par la méthode circulaire, par un lambeau postérieur et par la méthode elliptique.

Méthode circulaire. — La méthode circulaire générale doit être modifiée ici, à cause de la difficulté que l'on éprouve à relever la manchette sur la jambe qui augmente subitement de volume à ce niveau, et à cause de la rétraction du tendon d'Achille.

Premier temps. — *Incision de la peau.* — 1° Prenez le couteau comme je vous l'ai enseigné en étudiant la méthode circulaire, et faites circulairement une incision de la peau et du tissu cellulaire sous-cutané ; 2° faites tomber sur cette incision une incision verticale de 4 à 5 centimètres que vous ferez vers la crête du tibia (Lenoir).

Deuxième temps. — *Dissection de la peau.* — Disséquez

la peau, non en manchette, mais en relevant les deux angles de l'incision verticale. Cette dissection n'aura lieu que sur les côtés, de telle sorte que la peau relevée formera une ligne oblique de haut en bas et d'avant en arrière, dans laquelle le couteau continuera l'opération (fig. 67).

Troisième temps. — *Division des parties molles.* — Di-

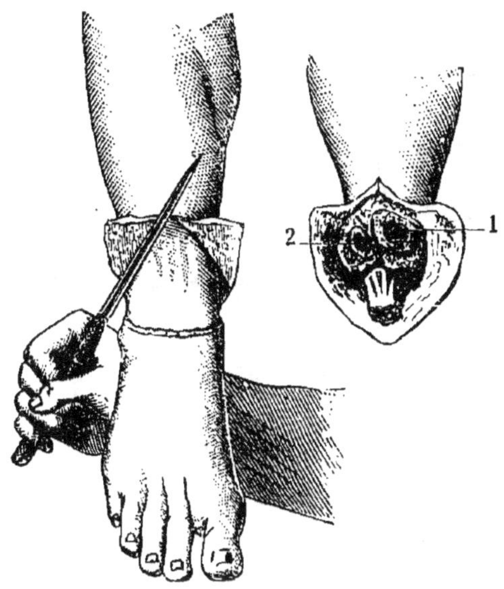

Fig. 67. — Amputation gus-malléolaire par la méthode circulaire modifiée; à gauche, le couteau commence le troisième temps; à droite, les os sont sciés.

visez les parties molles le long de cette ligne oblique, selon les règles que je vous ai décrites avec la méthode circulaire.

Quatrième temps. — *Section des os.* — Comme il a été dit aux règles générales applicables à toutes les méthodes.

L'opération terminée, la surface osseuse sciée sera
recouverte par les deux angles de la peau que vous aurez réséquée dans le deuxième temps.

Artères à lier. — Vous lierez : 1° la *tibiale antérieure*
en avant, contre le tibia, entre les tendons du jambier

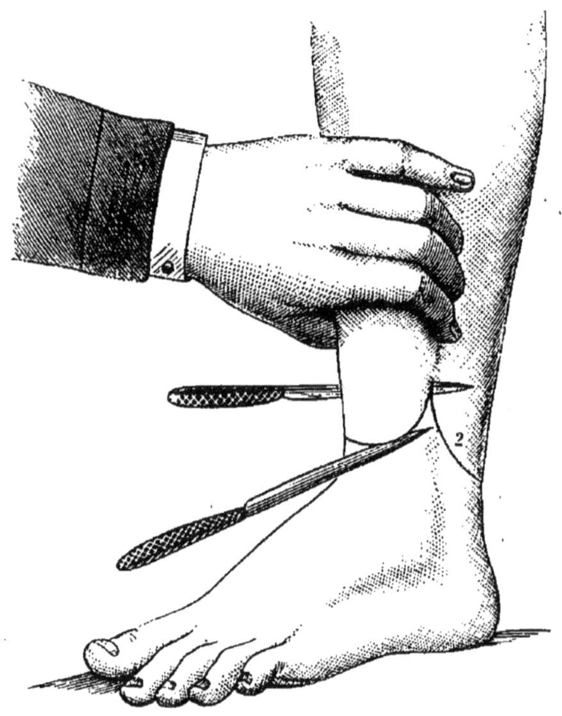

Fig. 68. — Amputation sus-malléolaire avec lambeau postérieur.
1. Incision courbe antérieure. — 2. Lambeau postérieur.

antérieur et de l'extenseur propre du gros orteil ; 2° la
tibiale postérieure, en dedans du tendon d'Achille ; 3° souvent des artérioles situées contre le ligament interosseux et fournies par les *péronières*.

Opération peu usitée ; les os sont toujours mal recouverts.

Lambeau postérieur. — Ce procédé est supérieur au précédent, mais l'amputation elliptique doit lui être préférée.

Il consiste : 1° à tailler un lambeau postérieur dont le sommet arrive en arrière du talon et dont la base correspond au diamètre transverse de la jambe ; 2° à réunir les extrémités de la base du lambeau par une incision antérieure un peu convexe en bas ; 3° à diviser les parties molles au niveau de la base du lambeau rétracté ; 4° à scier les os (fig. 68).

Méthode elliptique, procédé de M. Guyon. — *Premier temps.* — *Incision de la peau.* — A un centi-

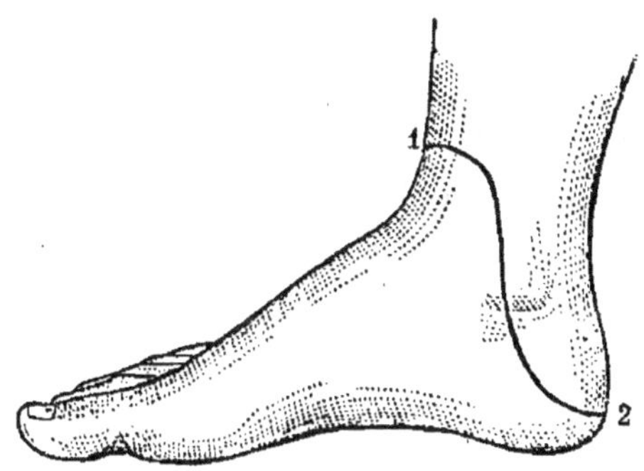

Fig. 69. — Amputation sus-malléolaire (méthode elliptique).

1. Partie antérieure de l'incision concave en bas. — 2. Partie postérieure, sommet du lambeau.

mètre environ au-dessous du point où vous voulez scier les os, faites une incision antérieure un peu concave en bas, comprenant la peau seulement. Continuez l'extrémité droite de l'incision en bas sur la partie an-

térieure de la malléole, et arrivez à la partie postérieure du talon en décrivant une courbe qui limitera le
sommet du lambeau, puis remontez parallèlement du
côté opposé pour retrouver le commencement de la
première incision (fig. 69).

Deuxième temps. — *Division des parties molles et formation du lambeau.* — Au niveau du bord de la peau rétractée, faites la section de toutes les parties molles, et
relevez le lambeau postérieur en rasant les os. Achevez
ensuite la division des parties molles jusqu'aux os avec
un bistouri.

Troisième temps. — *Section des os.* — Sciez les os en
protégeant les parties molles (Pour la section des os,
voy. *Règles générales.*)

Artères à lier. — La *tibiale antérieure* comme il a été
dit plus haut, la *tibiale postérieure* au côté interne du
lambeau, des branches des *péronières* entre les deux os.

Ce procédé donne d'excellents résultats, surtout si
l'on a soin de donner une grande largeur à la base du
lambeau (fig. 69).

B. — *Amputation au lieu d'élection.*

Le *lieu d'élection* est un point où l'on faisait autrefois
toutes les amputations de jambe. Il a été fixé par Am-
broise Paré à *cinq doigts environ près du genou*, ce qui
revient à dire à *dix centimètres* au-dessous de l'interligne articulaire. Ce point est situé à 5 ou 6 centimètres au-dessous de la tubérosité antérieure du tibia.

On peut faire cette opération par la méthode circulaire et par la méthode à un lambeau, de beaucoup

préférable. Je vais vous décrire ces deux opérations, mais il est indispensable que vous vous souveniez de ce que vous avez appris en étudiant la méthode circulaire et la méthode à un lambeau.

Méthode circulaire (*ancien procédé*). — Tracez la *ligne d'opération* à 4 ou 5 centimètres au-dessous du point où vous voulez scier les os, et placez-vous en dedans du membre.

Premier temps. — *Division de la peau.* — Divisez la peau et le tissu cellulaire sous-cutané jusqu'à l'aponévrose exclusivement. Relevez la peau en formant une manchette et en ayant bien soin de raser l'aponévrose avec le couteau qui dissèque, afin de conserver les vaisseaux de la peau.

Deuxième temps. — *Section des muscles.* — Au niveau de la manchette relevée, divisez les muscles jusqu'aux os.

Troisième temps. — *Seconde section des muscles.* — Un aide rétractant la manchette et les chairs coupées, divisez les muscles profonds le plus haut possible, ainsi que nous l'avons étudié dans les généralités. Achevez ensuite la division des parties molles et du périoste.

Quatrième temps. — *Section des os.* — Sciez les os après avoir protégé les parties molles. (Voy. *Section des os* dans l'opération suivante.)

Les artères à lier sont les mêmes que dans l'opération suivante.

Méthode à un lambeau (*Procédé de Sédillot*). — On a généralement recours au lambeau externe, mais on pourrait prendre le lambeau en arrière. Avec les sutures

des bords de la plaie et des parties profondes employées aujourd'hui, on n'a plus à redouter que le
poids du lambeau entraîne celui-ci et découvre les os.

Premier temps. — *Formation du lambeau.* — Vous fe-
rez un lambeau externe par transfixion. Commencez d'abord par tracer vos lignes d'opération. Ensuite, pour donner plus de largeur à la base du lambeau, faites une incision verticale de 5 à 6 centimètres à la peau de la face interne du tibia. La lèvre externe de cette inci-sion formera le bord anté-rieur du lambeau. Vous aurez soin de commencer cette incision sur un point un peu inférieur à celui où les os devront être sciés.

Saisissez avec la main gauche les parties molles de la région externe de la jambe et attirez-les en de-hors. Traversez ces parties avec le couteau tenu de la main droite en troisième position, en ayant soin de pénétrer par l'incision faite à la face interne du tibia, incision dont les lèvres se

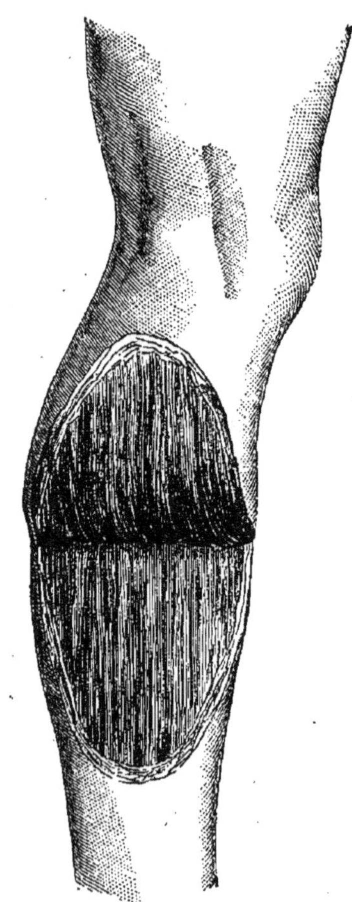

Fig. 70. — Amputation de jambe à lambeau externe. Ce lam-beau est relevé.

trouvent écartées par la traction de la main gauche. La pointe du couteau arrivera sur le péroné que vous contournerez en dehors en rasant sa surface, et elle sortira en arrière de là jambe sur un point situé à la même hauteur que la partie supérieure de l'incision de la face interne du tibia.

La main gauche tenant toujours la région externe de la jambe, faites descendre le couteau verticalement jusqu'à ce que vous ayez parcouru une longueur égale au diamètre de la jambe, c'est-à-dire les deux tiers du lambeau. A ce moment, inclinez le couteau vers la peau et terminez insensiblement le lambeau, de sorte que son extrémité libre ne soit ni pointue ni carrée (fig. 70).

Deuxième temps. — Incision demi-circulaire des parties molles au côté opposé du membre. — Il est plus commode de se placer en dedans pour le membre gauche et en dehors pour le membre droit, afin de relever soi-même le lambeau. Tenant le lambeau de la main gauche, portez le couteau à la base du lambeau (en avant pour le membre droit, en arrière pour le gauche) et incisez la peau et les muscles sous-jacents, non par une incision droite, mais par une incision convexe en bas que la rétraction des parties molles rendra droite.

Troisième temps. — Dernière section des parties molles. — Tirant en haut les parties molles, vous porterez une dernière fois le couteau sur le petit cône musculeux qui entoure les os et vous diviserez les muscles jusqu'aux os, ainsi que sur le ligament interosseux. Cette division sera complétée avec un bistouri que vous porterez sur les trois faces des deux os successivement.

Autrefois on se servait pour ce temps de l'opération du couteau interosseux, couteau à deux tranchants, avec lequel on décrivait autour des os un huit de chiffre, sans abandonner un seul instant les surfaces osseuses.

Quatrième temps. — *Section des os.* — Après avoir protégé les parties molles avec une compresse à trois chefs, sciez les os. En les sciant à la manière ordinaire, vous aurez un inconvénient que les chirurgiens de tout temps ont signalé : la présence d'un angle osseux au niveau du point où la crête du tibia est divisée, angle produisant une perforation, une ulcération de la peau. On a réséqué cet angle d'un trait de scie ou avec des cisailles, mais alors on en faisait deux, au point où le trait de scie tombait sur les faces interne et externe du tibia.

Je vous conseille d'imiter la conduite de M. L. Le Fort en pareil cas. Il commence à scier le tibia selon le précepte de Sanson, c'est-à-dire un peu obliquement de haut en bas et de dedans en dehors, de manière à rendre plus saillant l'angle du bord externe du tibia. Puis il détache les muscles à la surface du péroné, dans l'étendue de un centimètre, et il scie cet os à un centimètre au-dessus de la section du tibia selon les conseils de Roux et de Malgaigne.

Vous comprenez que le poids du membre ne portera pas sur l'angle antérieur de la section du tibia, mais sur l'angle externe, moins aigu et entouré de chairs.

Pendant la section des os, il faut que l'aide exerce une certaine traction, selon l'axe du membre. En soulevant le membre, il presse la lame de la scie ; en le laissant aller à son propre poids, il fait éclater l'os avant la fin de la section.

Artères à lier : liez *l'artère tibiale antérieure*, située contre la face antérieure du ligament interosseux et se rétractant quelquefois au-dessous d'un mince feuillet fibreux qui la recouvre ; la *tibiale postérieure*, située immédiatement au-dessous de l'aponévrose profonde du soléaire, en arrière du tibia ; la *péronière*, en arrière du péroné, tout près de cet os, au milieu des fibres charnues du fléchisseur propre du gros orteil.

Lorsque cette opération est bien faite, on a un coussin large et suffisamment épais au-dessous des os.

C. — *Amputation au-dessus du lieu d'élection.*

Procédé de Larrey. — Cette amputation est réservée pour les cas où l'amputation au lieu d'élection est impossible et où l'on veut éviter la désarticulation du genou, toujours plus dangereuse. On fait une incision circulaire de la peau ; on incise les muscles verticalement sur le péroné, on les écarte et on désarticule cet os. Puis on relève une manchette, on divise les parties molles au niveau du point où la peau est relevée et on scie l'os immédiatement au-dessous de la tubérosité antérieure du tibia, mais jamais au-dessus, parce qu'on détacherait l'insertion du tendon rotulien, et qu'on pourrait blesser l'articulation.

VINGT ET UNIÈME LEÇON

X. — Amputation du genou.

La désarticulation du genou est une opération extrêmement grave, qu'on ne pratique que lorsqu'on y est forcé. La mortalité est de plus de 90 pour 100. Cette opération se fait par le procédé de Baudens (méthode elliptique).

Le lambeau limité par l'incision elliptique est en avant, il doit être très large et très long pour recouvrir les condyles du fémur. Je dois vous déclarer que cette opération est décrite dans quelques auteurs avec bien peu de précision.

Après avoir tracé les lignes d'opération à l'encre, confiez à un aide la cuisse qu'il élève en la fléchissant. Saisissez la jambe de la main gauche et commencez l'opération.

Premier temps.— Incision de la peau.— Si vous opérez 'sur le membre gauche, commencez l'incision sur la partie interne et postérieure de la tubérosité interne du tibia, à 3 centimètres au-dessous de l'interligne articulaire. Descendez verticalement, puis en décrivant une courbe à concavité supérieure qui formera le sommet du lambeau. (Ce sommet sera situé à 5 centimètres au moins au-dessous de la tubérosité antérieure du tibia.) Remontez ensuite parallèlement et jusqu'à un centimètre environ au-dessous et en arrière de la tête

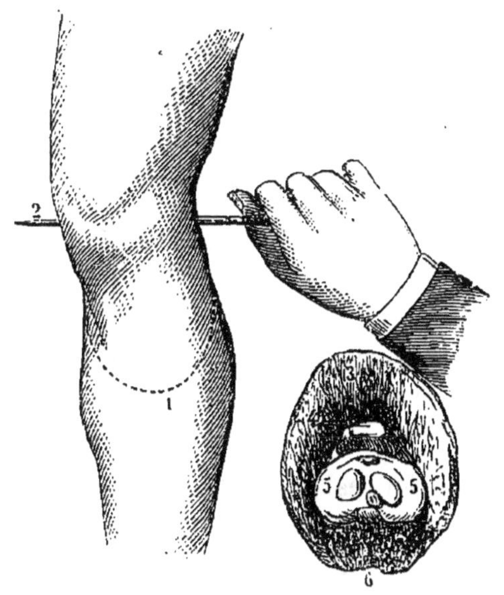

Fig. 71. — Désarticulation du genou.

1. Lambeau antérieur. — 2. Couteau complétant en arrière l'incision des parties molles. — 3. Lambeau relevé. — 4. Tendon rotulien. — 5, 5. Fibro-cartilages du genou. — 6. Coupe des muscles postérieurs.

du péroné. C'est à ce niveau que vous commencerez l'incision si vous opérez du côté droit.

De ce point, allez retrouver l'extrémité, le commencement de l'incision, en décrivant en arrière du genou une légère courbe à concavité inférieure, et ayez soin de diviser les muscles superficiels en même temps que la peau.

Deuxième temps. — Dissection du lambeau. — Disséquez

ce vaste lambeau cutané en rasant l'os et l'aponévrose et continuez cette dissection jusqu'à ce que le tendon rotulien soit découvert.

Troisième temps. — Désarticulation. — Pénétrez dans l'articulation en divisant le tendon rotulien à plein tranchant. Portez ensuite la pointe du couteau en dedans et en dehors pour diviser les ligaments latéraux.

Fléchissez fortement le genou afin de tendre les ligaments croisés, que vous diviserez avec la pointe du couteau, en ayant soin de ne pas pénétrer trop profondément.

L'aide continuant à relever le lambeau, faites passer le couteau dans l'articulation et divisez d'un seul coup en arrière les muscles, les vaisseaux et les nerfs.

Artères à lier. — La *poplitée* et quelques *artérioles.* N'oubliez pas qu'on est toujours étonné d'avoir un lambeau trop court et trop étroit. Donnez-lui donc une grande longueur, une grande largeur et commencez ce lambeau exactement dans les points que je vous ai désignés, la rétraction étant considérable dans cette région.

XI. — Amputation de la cuisse.

On peut amputer la cuisse sur tous les points de son étendue. Généralement on fait l'opération aussi bas que possible, parce que la facilité de la marche et la gravité de l'opération sont proportionnées à la longueur du moignon.

Je vous fais observer que dans les descriptions générales j'ai pris presque toujours la cuisse pour exemple, je vous prie donc de vous reporter à ce que nous avons dit en traitant des méthodes générales. Je vous rappellerai ici que l'amputation de la cuisse peut être faite par toutes les méthodes, et qu'aujourd'hui encore la méthode circulaire a ses partisans comme la méthode à deux lambeaux et comme la méthode à un lambeau à laquelle je donne la préférence. Il me paraît inutile de répéter encore quels sont les inconvénients des unes et l'avantage de l'autre.

1° **Méthode circulaire.** — Tracez la ligne d'opération le plus bas possible, placez-vous le plus commodément possible (les uns se placent en dehors pour les deux côtés, d'autres en dehors pour la cuisse droite, et en dedans pour la gauche ; d'autres se placent toujours à droite et amputent la cuisse gauche par-dessus le membre du côté droit), et commencez l'opération.

Dans le *premier temps*, divisez la peau et le tissu cellulaire sous-cutané.

Dans le *deuxième temps*, l'aide attirant la peau en haut, divisez les muscles jusqu'à l'os au niveau du bord de la peau rétractée.

Dans le *troisième temps*, l'aide attirant en haut la peau et les muscles divisés, portez le couteau sur le cône musculeux qui entoure le fémur.

Enfin, dans un *quatrième temps*, sciez l'os en dirigeant la scie *un peu* obliquement en bas et en arrière.

Les artères à lier sont : la *fémorale* en dedans, au-dessus du couturier ; des branches de la *fémorale pro-*

fonde et des *musculaires* irrégulièrement disséminées dans la cuisse.

Faites une suture transversale ou antéro-postérieure. Cette méthode est encore très suivie. Je vous ai dit, du reste, qu'on emploie surtout la méthode circulaire pour la cuisse ou le bras.

2° Méthode à deux lambeaux. — On peut faire un lambeau interne et un lambeau externe, mais l'os tend à sortir par la partie supérieure de la plaie; ou mieux un lambeau antérieur et postérieur, comme M. Richet l'a fait tout dernièrement dans son service.

Tout ce que je vous ai dit à propos de la méthode à deux lambeaux est applicable ici. Veuillez donc vous reporter à la description de cette méthode. Voici du reste l'opération.

Dans un *premier temps*, vous taillez un lambeau antérieur, et mieux antéro-externe, pour ne pas comprendre l'artère fémorale dans son épaisseur. Ce lambeau sera taillé par transfixion ou par dissection de la peau vers l'os, comme le fait M. Richet.

Dans un *second temps*, faites un lambeau postérieur ou postéro-interne, dans lequel sera comprise l'artère fémorale.

Dans un *troisième temps*, faites relever les lambeaux, achevez la division des parties molles sur l'os.

Dans un *quatrième temps*, les parties molles étant protégées par une compresse fendue, divisez l'os un peu obliquement en bas et en arrière, de façon cependant à n'avoir pas un angle trop aigu au niveau de la ligne âpre.

Mêmes *artères à lier*. Affrontez les lambeaux et faites les sutures.

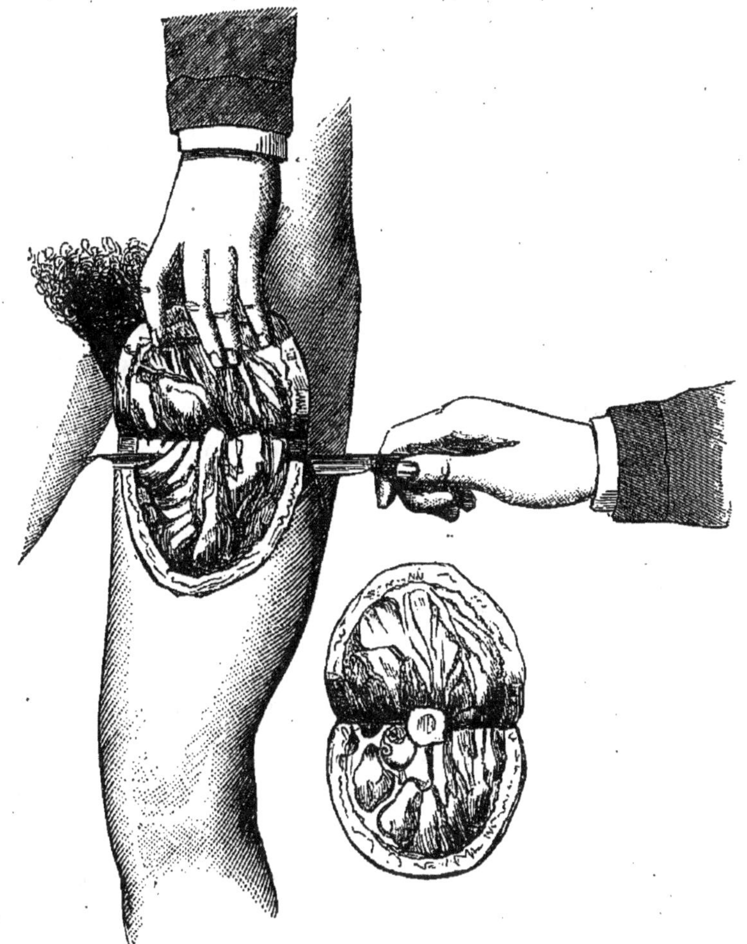

Fig. 72. — Amputation de la cuisse à deux lambeaux. On voit à gauche le couteau traçant le second lambeau, en arrière de l'os ; du côté droit, on voit la surface saignante des deux lambeaux et la section de l'os.

Méthode à un lambeau. — La méthode à un lambeau est la plus généralement adoptée, et la plupart des chirurgiens font un lambeau antérieur. Nous trouvons ici deux procédés : le procédé ordinaire et le procédé de M. Houzé de l'Aulnoit, de Lille.

1° **Procédé ordinaire.** — Dans le *premier temps*, vous taillez par transfixion un lambeau antérieur, ne comprenant pas l'artère fémorale, d'après les règles que je vous ai indiquées dans les généralités.

Dans le *deuxième temps*, vous réunissez les deux extrémités de la base du lambeau par une incision demi-circulaire, mais un peu convexe en bas, comme si vous vouliez faire un petit lambeau. Dans cette incision, il faut comprendre la peau et les muscles superficiels, parce que les muscles, très longs et n'adhérant pas à l'os, se rétractent considérablement.

Dans le *troisième temps*, vous achevez la section des muscles jusqu'à l'os, presque au niveau du point où les muscles superficiels se sont rétractés.

Dans le *quatrième temps*, le lambeau étant relevé, vous complétez la division des parties molles et du périoste.

Enfin, dans le *cinquième temps*, vous sciez l'os. Puis vous procédez au pansement.

2° **Procédé de M. Houzé de l'Aulnoit. — Amputation sous-périostée.** — Je vous ai complètement décrit ce procédé en vous parlant de la méthode à un lambeau ; veuillez vous reporter à cette description. Je vais vous le rappeler succinctement.

Dans le *premier temps*, le chirurgien, placé en dedans pour le membre gauche, en dehors pour le droit, dissèque un lambeau antérieur de la peau vers l'os.

Latéralement, le couteau arrive à la partie postérieure des faces latérales du fémur. En avant, il n'arrive pas tout de suite à la base du lambeau en découvrant l'os, mais il laisse les deux tiers supérieurs de ce lambeau encore adhérents au fémur.

Le *deuxième temps* est consacré au décollement du périoste. Un bistouri porté au fond de la plaie musculaire divise d'abord le périoste sur l'os, puis le lambeau adhérent du périoste est refoulé en haut par le grattage de l'os avec un périostotome jusqu'au point où doit avoir lieu la section de l'os, point correspondant à la base du lambeau.

Dans le *troisième temps*, le chirurgien réunit en arrière les extrémités de la base du lambeau par une incision demi-circulaire, un peu convexe en bas, en prenant la précaution de faire un petit lambeau cutané.

Enfin le *quatrième* et le *cinquième temps* n'offrent aucune difficulté.

Les amputations de cuisse que je viens de vous décrire se pratiquent sur le corps de l'os. Elles ont l'inconvénient, quel qu'ait été le procédé opératoire, de ne point permettre au malade de prendre un point d'appui sur le moignon. Le membre artificiel appuie sur l'ischion, et le malade, ne pouvant se servir de son articulation coxo-fémorale, marche par des mouvements du bassin.

L'amputation de la cuisse *dans l'épaisseur des condyles du fémur*, peu usitée en France, supprime, dit-on, en grande partie ces inconvénients; malheureusement elle n'est pas toujours praticable. Elle peut se faire par trois procédés : celui de Syme, celui de Carden, de Worcester, et celui de Gritti, de Milan.

Le *procédé de Syme* consiste à faire une incision demi-circulaire au niveau du bord inférieur de la rotule, à faire ensuite un lambeau par transfixion au-dessus des parties molles du mollet et à partir des extrémités de l'incision demi-circulaire. On relève ensuite le lambeau, on rétracte les parties molles, et on fait la section de l'os dans l'épaisseur des condyles.

Pour l'incision de la peau, c'est le procédé de Baudens pour l'articulation du genou, renversé.

Dans le *procédé de Carden*, on taille un lambeau antérieur comprenant la peau seulement, on divise les parties molles en arrière, et on scie les condyles. C'est le procédé de Baudens avec un lambeau plus court. Seulement Carden enlève la rotule.

Dans le *procédé de Gritti*, on divise les parties molles comme dans le précédent, on scie les condyles, on enlève avec la scie la surface articulaire de la rotule, et après avoir divisé le tendon du triceps au-dessus de cet os, on applique la surface sciée sur celle du fémur, comme le fait Pirogoff pour le calcanéum et le tibia.

VINGT–DEUXIÈME LEÇON

XII. — Amputation coxo-fémorale.

L'amputation coxo-fémorale, ou *désarticulation de la cuisse*, est une opération extrêmement grave, qu'on ne pratique que dans les cas désespérés. Le procédé le plus avantageux est le *procédé de Mancc, modifié* par Baudens, avec lambeau antérieur.

Premier temps. — Toutes les mesures préliminaires étant prises comme dans les autres amputations, saisissez à pleine main gauche les chairs de la partie antérieure et supérieure de la cuisse, et faites par transfixion un lambeau de *vingt centimètres.*

Pour faire ce lambeau, vous ferez pénétrer le couteau par la partie externe si vous opérez à gauche, et par la partie interne si l'opération se fait à droite. Supposons une opération à gauche. Enfoncez la pointe d'un grand couteau, sur le trajet d'une ligne étendue de l'épine iliaque antéro-supérieure au grand trochanter, vers le milieu de cette ligne. Le couteau, traversant les chairs en avant de l'articulation coxo-fémorale, viendra sortir au milieu du pli formé par la cuisse et le scrotum (pli cruro-scrotal). Ne vous pressez pas pour faire cette transfixion, et ayez soin de diriger la pointe du couteau en haut et un peu en arrière, de manière à rencontrer le col du fémur, et de faire une ouverture à la capsule fibreuse. Ramenez alors la pointe du couteau en bas et dirigez-la vers le point où elle doit sortir, mais en évitant de blesser l'artère fémorale, ce qui sera facile si vous soulevez convenablement les chairs avec la main gauche.

Lorsque la pointe du couteau aura complètement traversé les chairs, ayez soin de toujours les maintenir avec la main gauche et de tailler un lambeau de vingt centimètres de longueur avec une extrémité arrondie.

Deuxième temps. — Réunissez les deux extrémités de la base du lambeau par une incision postérieure demi-circulaire de la peau, convexe en bas.

Troisième temps. — Faites relever le lambeau par un aide qui comprimera l'artère fémorale dans son épaisseur. Saisissez la cuisse de la main gauche, pendant que la pointe du couteau, portée à la base du lambeau, divisera de gauche à droite la capsule fibreuse sur la tête du fémur. Incisez la capsule jusqu'à ce que la tête se laisse luxer par un mouvement de projection de la cuisse en arrière. Vous serez averti de la sortie de la tête par un sifflement qui indique la pénétration de l'air dans la cavité cotyloïde. Continuez à diviser la capsule et le ligament rond. Vous ne serez pas gêné par le grand trochanter si vous avez soin de le contourner en haut et en arrière avec le couteau, de manière à en détacher les muscles.

Quatrième temps. — Faites passer le couteau en arrière de la tête du fémur, et divisez les muscles en faisant sortir l'instrument par l'incision cutanée postérieure.

Liez les *artères* et même la *veine* fémorale. Sédillot a été obligé un jour d'appliquer vingt-deux ligatures!

VINGT-TROISIÈME LEÇON

I. — Amputations partielles et totale des doigts.

L'*amputation des phalanges dans la continuité* ne peut
être soumise à une règle absolue. Comme il est indispensable de conserver au malade le plus de longueur
possible au moignon du doigt, je vous donne le conseil
de préférer la section d'une phalange par les cisailles
à la désarticulation au-dessus, lorsque la chose est
possible. Si l'état des parties molles le permet, vous
ferez un lambeau palmaire, en suivant les règles des
amputations dans la contiguïté.

**1° Amputation de la deuxième et de la troisième pha-
lange.** — Les articulations des phalanges sont des tro-
chléennes à ligaments latéraux relativement puissants. On
ne peut faire pénétrer la lame du bistouri dans l'interligne
articulaire, par la face dorsale, avant d'avoir divisé les ligaments latéraux, tandis qu'il est facile de pénétrer à plein
tranchant dans l'articulation du côté de la face palmaire.

On a décrit assez inexactement les rapports de l'interligne articulaire avec les plis de la face palmaire des doigts. Voici donc ce qui pourra vous servir. Le *pli articulaire palmaire* de la troisième phalange est situé à *deux millimètres au-dessus* de l'interligne, c'est-à-dire plus près de la racine des doigts. Celui de la deuxième phalange est situé exactement *au même niveau.* Quant à celui de la première, il est situé à *douze millimètres au-dessous;* un peu moins pour l'index et le petit doigt.

Pour le pouce, le pli qui sépare les deux phalanges est situé au niveau de l'articulation ; il y a deux plis à la racine de la première phalange ; le supérieur, qui borde l'éminence thénar, correspond exactement à l'articulation.

Ce point de repère est suffisant pour trouver l'articulation, ce qui n'est pas aussi facile qu'on pourrait le croire *à priori*. En voici deux autres ; je vous recommande surtout le dernier.

1° La deuxième et la troisième phalange sont pourvues en arrière et à leur extrémité supérieure d'un tubercule facile à sentir avec l'ongle. Au-dessus du tubercule, l'ongle qui presse trouve le creux de l'interligne. Ce premier point de repère est excellent. Pour la première phalange, on n'a qu'à tirer sur le doigt, les os s'écartent, et la peau se déprime au niveau de l'écartement.

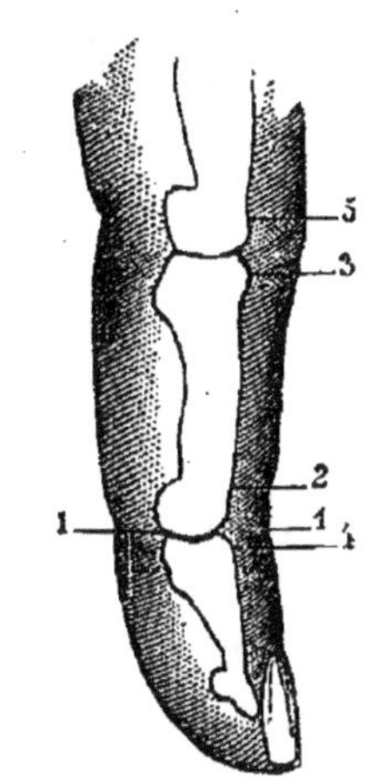

Fig. 73. — Rapports des phalanges.

1. Union de la deuxième et de la troisième phalange, pli palmaire. — 2. Pli dorsal. — 3, 4. Tubercules supérieur et postérieur des phalanges. — 5. Pli dorsal.

2° Voici le moyen bien simple que j'emploie et qui ne permet pas de commettre d'erreur. Fermez le poing, chaque doigt offre trois saillies formées par les phalanges fléchies à angle droit. Chacune de ces saillies que vous pourriez croire constituée par l'articulation est formée par l'os qui est au-dessus, et l'interligne articulaire se trouve au-dessous de la saillie pour les trois articulations. Celle de la troisième phalange est située à *deux millimètres* au-dessous de la saillie ; celle de

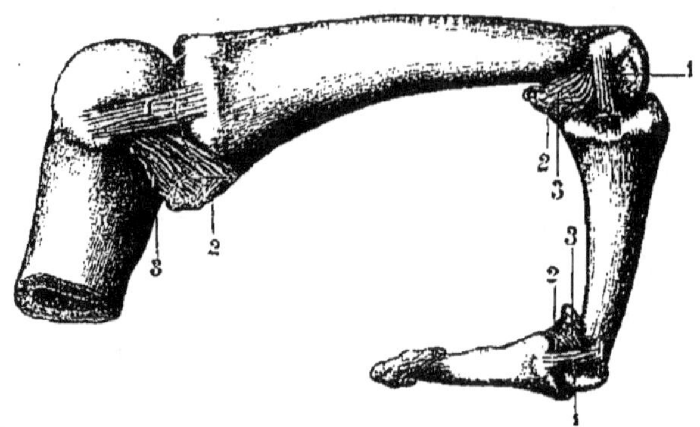

Fig. 74. — Ce dessin, dont les chiffres indiquent les ligaments, est destiné à montrer la situation de l'interligne articulaire dans la flexion des doigts.

la deuxième à *quatre millimètres*, et celle de la première à *huit millimètres*. En faisant une incision transversale sur la face dorsale d'un doigt aux points indiqués, vous rencontrerez inévitablement l'articulation (fig. 74).

Cette désarticulation se fait par la méthode à un lambeau, le lambeau étant pris sur la face palmaire. Lisfranc nous a laissé deux procédés : 1° pénétrer dans l'articulation par la face dorsale et finir par le lambeau ; 2° commencer par le lambeau et traverser l'articulation d'avant en arrière.

Premier procédé. — Finir par le lambeau. — La main du malade étant en pronation, et l'aide tenant la main et écartant les doigts du malade sur lequel vous devez opérer, prenez de la main gauche la dernière phalange et fléchissez-la à angle droit. La main droite est armée d'un bistouri à lame mince et étroite.

Premier temps. — *Incision dorsale*. — Faites, pour la troisième phalange, une incision transversale à *deux millimètres* au-dessous de l'angle formé par l'extrémité inférieure de la deuxième phalange (à *quatre millimètres* pour la deuxième), et entrez dans l'articulation. Cette incision doit occuper seulement la demi-circonférence postérieure du doigt.

Deuxième temps. — *Section des ligaments*. — Divisez les ligaments latéraux avec la pointe du bistouri, en

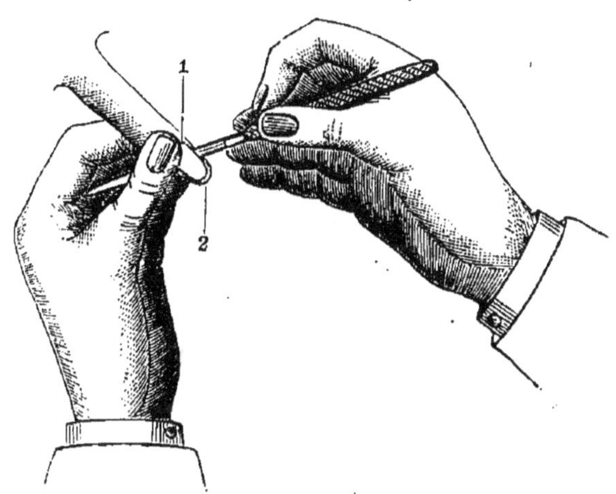

Fig. 75. — Amputation de la troisième phalange.
1. Base du lambeau palmaire. — 2. [Ligne courbe indiquant le point par où le couteau doit sortir.

pénétrant un peu sous la peau pour achever leur section. Vous reconnaîtrez qu'ils sont divisés à la mobilité de la troisième phalange et au petit écartement que vous pourrez produire en tirant sur elle.

Troisième temps. — Formation du lambeau. — Tirez la phalange vers vous avec la main gauche en la fléchissant fortement, placez le tranchant du bistouri sur les deux extrémités de l'incision dorsale, et faites descendre l'instrument sur la face palmaire de l'os en taillant le lambeau, qui devra être assez long pour couvrir la surface articulaire et la dépasser de quelques millimètres.

Avant de terminer le lambeau, lorsque le bistouri vient d'être placé sous la phalange, relevez le doigt du malade, de manière que son extrémité libre regarde en haut, appliquez la pulpe de l'index et du pouce du côté gauche sur les deux faces de la troisième phalange, et faites sortir la lame du bistouri entre ces deux doigts en taillant le lambeau ; ou bien tenez-le comme dans la figure 75.

Si c'est la seconde phalange que vous voulez désarticuler, vous vous contenterez, une fois la main du malade relevée, de tailler votre lambeau en tenant de la main gauche l'extrémité du doigt.

Pour que cette désarticulation soit bien faite, il faut : 1° que le lambeau soit arrondi à son extrémité ; 2° que sa base ait pour largeur le diamètre du doigt ; 3° que l'angle formé par la réunion du lambeau et de l'incision dorsale soit un angle droit, sans queue ni encoche.

Deuxième procédé. — Commencer par le lambeau. — Dans le *premier temps*, la main du malade étant en supination, vous traverserez les chairs transversalement, de manière à avoir en avant du tranchant du bistouri près de la moitié de la circonférence du doigt.

Si vous désarticulez la troisième phalange, vous traverserez les parties molles à deux millimètres au-dessous du pli articulaire palmaire ; si c'est la deuxième, traversez au niveau même du pli.

Faites un lambeau suffisamment long et à sommet arrondi.

Dans le *deuxième temps*, un aide relevant le lambeau, vous portez le tranchant du bistouri au fond de la

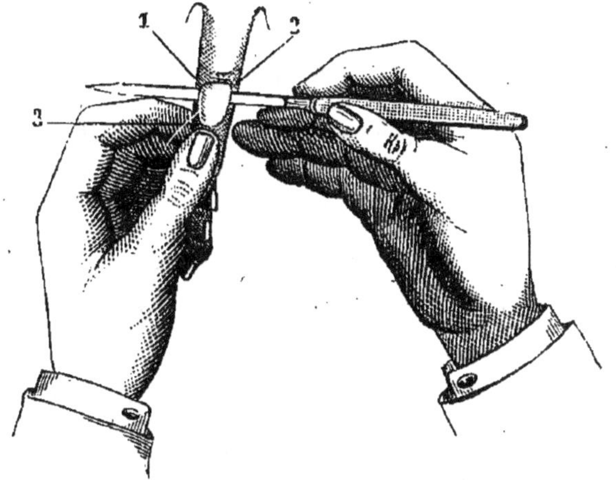

Fig. 76. — Amputation de la deuxième phalange.

1, 2. Base du lambeau. — 3. Ligne courbe indiquant le point par lequel le couteau doit sortir.

plaie, de manière à le faire tomber sur la base même du lambeau, et à passer dans l'articulation, de manière à diviser du même coup tous les ligaments et la peau.

Il faut prendre la précaution de couper la peau très nettement et d'éviter de la déchiqueter en remontant sur la face dorsale de la phalange qui est au-dessus.

Si vous ne trouvez pas l'articulation du premier coup

de bistouri, portez-le un peu au-dessus, vous y pénétrerez sûrement.

Avec un peu d'attention, on arrive toujours à faire parfaitement cette opération.

2° Amputation des doigts. — La désarticulation de la première phalange (désarticulation du doigt) se fait par la méthode ovalaire, procédé en raquette de Malgaigne.

Premier temps. — Tracer la raquette. — La main du malade étant en pronation, un aide écartant les autres doigts, prenez de la main gauche le doigt à amputer, reconnaissez la place de l'articulation, faites avec un bistouri droit tenu en première position une incision verticale de *douze millimètres* environ à la partie inférieure de la face dorsale du métacarpien. Dès que vous aurez atteint l'articulation, dirigez l'incision obliquement à droite vers la racine du doigt, au niveau du pli digito-palmaire. Portez alors le bistouri à la face palmaire et incisez transversalement la peau de la racine du doigt. Reportez alors la main armée du bistouri par dessus la main du malade, continuez l'incision de la face palmaire en ramenant le bistouri obliquement sur la face dorsale, de manière à faire une incision oblique ascendante semblable à l'incision oblique descendante.

Au moment où le bistouri incise à la face palmaire, il faut laisser la main du malade dans la même position, et tenir le bistouri comme un archet de violon, le tranchant en haut. L'incision doit comprendre toutes les parties molles jusqu'aux os, et il est préférable de ne point faire d'angles à la réunion de l'incision dorsale et des deux incisions obliques. Pour cela, il faut faire l'incision oblique sur les côtés du tiers supérieur de la première phalange.

L'incision forme une raquette dont la queue est représentée par l'incision dorsale.

Deuxième temps. — *Dissection.* — Disséquez les deux lèvres de la plaie du côté dorsal, disséquez aussi le côté de la face palmaire et faites-les écarter par un aide.

Troisième temps. — *Désarticulation.* — Divisez le tendon de l'extenseur, le ligament postérieur et, en recommandant à l'aide de rétracter la peau, pénétrez dans l'articulation à plein tranchant par l'un des côtés pour sortir du côté opposé.

Pendant le troisième temps, il faut tirer fortement sur le doigt et maintenir le tranchant du bistouri contre la phalange.

Lorsqu'on emploie la méthode ovalaire simple (procédé de Scoutetten), il est rare que le métacarpien soit suffisamment recouvert ;

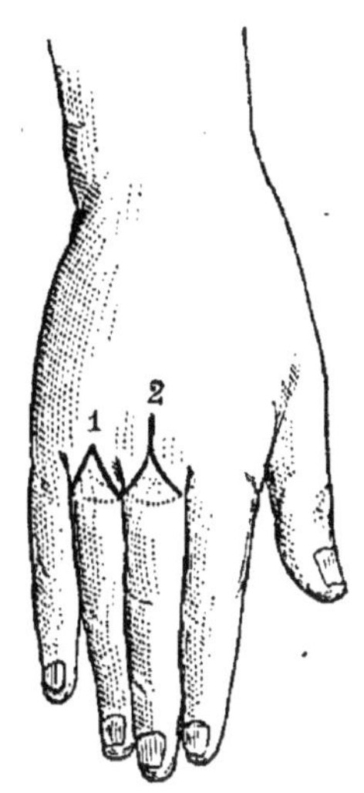

Fig. 77. — Amputation des doigts.

1. Incision dans le procédé de Scoutetten. — 2. Incision en raquette.

mais lorsqu'on emploie le procédé en raquette de Malgaigne, on conserve sur les côtés assez de peau pour recouvrir l'os (voyez *Méthode ovalaire* et *Amputation des orteils*).

Méthode à deux lambeaux. — Lisfranc faisait deux

lambeaux latéraux, au moyen de deux incisions courbes dont les parties moyennes étaient séparées par

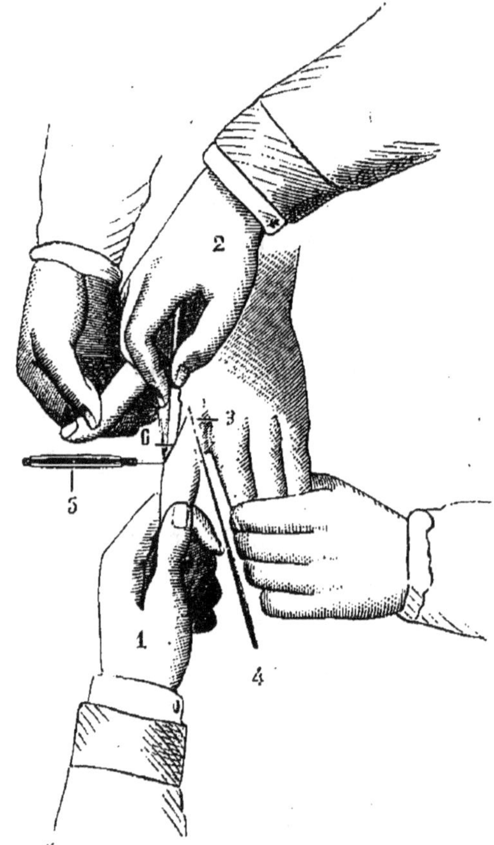

Fig. 78. — Amputation du doigt, direction des incisions et du bistouri, procédé de Scoutetten.

1, 2. Mains du chirurgien. — 3. Petite extrémité de l'ovale. — 4. Position du
bistouri au commencement de l'incision. — 5. Bistouri divisant transversalement. — 6. Bistouri terminant l'ovale.

la racine du doigt à amputer, dont les extrémités antérieures se confondaient à angle aigu à deux centimètres au-dessus du pli digito-palmaire, et dont les

extrémités postérieures étaient confondues à la partie postérieure de la tête du métacarpien.

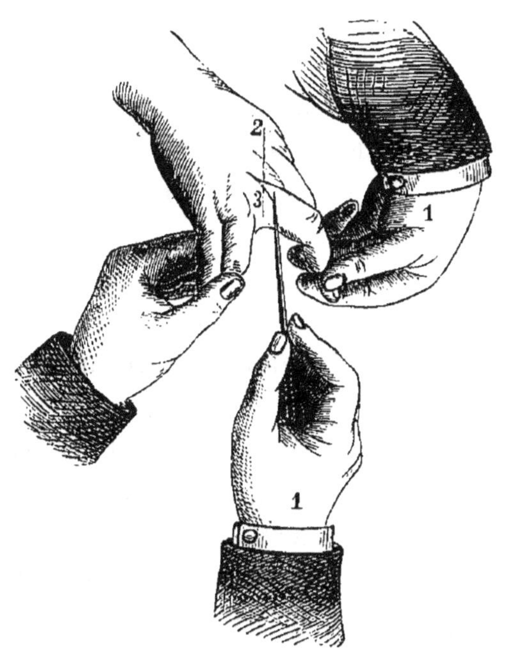

Fig. 79. — Amputation du doigt, méthode à lambeaux.

1, 1. Les deux mains du chirurgien. — 2, 3. Les deux lambeaux réunis sur la face dorsale, de la même manière qu'à la face palmaire.

Ce qu'il faut éviter, c'est de laisser une cicatrice à la paume de la main. Aussi ce dernier procédé est-il considéré comme mauvais. Il est vrai que le premier a le désavantage d'offrir au pus une voie toute formée par la section de la gaîne des fléchisseurs, mais cet inconvénient est largement compensé par la position de la cicatrice.

Pour *l'amputation de l'index et du petit doigt*, vous

pourrez recourir au petit artifice suivant pour protéger la cicatrice : 1° faire l'incision dorsale, le manche de la raquette plus près de l'axe de la main ; 2° faire l'incision oblique extérieure un peu plus longue que l'autre, afin que la cicatricè s'abrite contre le doigt voisin.

3° Amputation du pouce. — Cette désarticulation se fait par un procéde différent, à cause du volume et de la forme de la partie inférieure du premier métacarpien, qui est à peu près quadrilatère. On fait assez généralement cette amputation par la méthode elliptique, ainsi que l'a conseillé Malgaigne.

Après avoir tracé la ligne articulaire, la main étant dans la demi-pronation, prenez le pouce avec la main gauche, pendant qu'un aide tient la main.

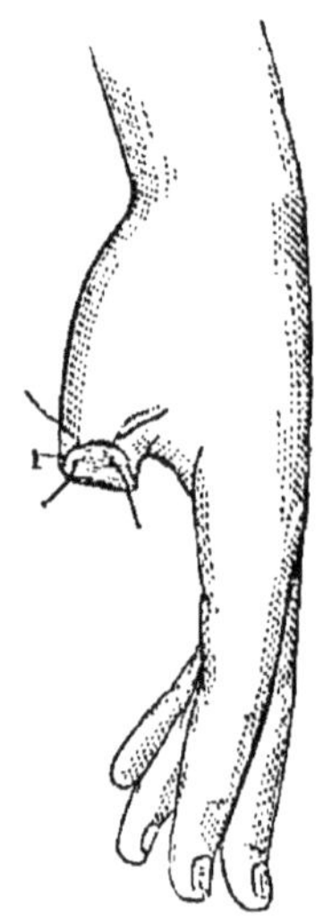

Fig. 80. — Amputation du pouce. On voit le lambeau rabattu et fixé au moyen de deux points de suture.

Premier temps. — *Incision de la peau.* — Après avoir reconnu l'interligne articulaire, faites sur la face dorsale du pouce une incision à concavité inférieure, dont la partie la plus élevée corresponde à un ou deux millimètres au-dessous de l'interligne articulaire. Faites descendre l'extrémité droite de cette incision obliquement sur le côté correspondant du pouce, et arrivez ainsi à la face palmaire, à égale distance du pli articulaire de la dernière phalange et du pli articulaire de la première. A ce niveau faites une incision convexe en bas et rejoignez l'extrémité gauche de l'incision supérieure. Autrement dit, l'ellipse se compose d'une incision dorsale concave en bas et d'une incision palmaire concave en haut, réunies par leurs extrémités.

Deuxième temps. — Dissection. — Disséquez le lambeau jusqu'à la base, faites tirer la peau en haut, et désarticulez en commençant par les ligaments dorsaux. Continuez par la section des ligaments latéraux. Enfin, terminez par le ligament antérieur en évitant les os sésamoïdes, qu'il vaut mieux enlever, mais qui peuvent être laissés sans inconvénient.

Réunissez par des sutures le lambeau palmaire à la peau de la face dorsale.

4° Amputation des quatre derniers doigts. — On peut amputer les quatre derniers doigts comme les cinq orteils par le *procédé de Lisfranc*, à lambeau palmaire se réunissant à angle aigu à l'incision dorsale au niveau de la tête du premier et du cinquième métacarpien. — On peut employer le *procédé de Cornuau*, qui fait une amputation circulaire au niveau du pli digito-palmaire. — Enfin on peut faire avec avantage le *procédé de Soupart*, méthode elliptique qui consiste à inciser la peau au niveau de l'interligne articulaire du côté de la face dorsale, et à faire descendre obliquement les extrémités de l'incision vers une autre incision palmaire correspondant au pli digito-palmaire. Le reste de l'opération se fait comme dans l'amputation des cinq orteils.

VINGT-QUATRIÈME LEÇON·

II. — Amputations des métacarpiens dans la continuité.

L'*amputation dans la continuité* se fait par la méthode ovalaire, procédé en raquette, comme pour les métatarsiens. L'opération ne diffère de la désarticulation que par la section de l'os avec des cisailles ou avec la scie.

Celle du pouce se fait avec un lambeau palmaire, méthode elliptique, comme la désarticulation. Il faut laisser le lambeau très long.

III. — Amputations des métacarpiens dans la contiguïté.

L'*amputation dans la contiguité*, la *désarticulation* se fait beaucoup plus fréquemment. Étudions surtout celles du premier, du cinquième et du deuxième métacarpien.

1° Amputation du premier métacarpien. — Cette amputation se fait par la méthode ovalaire, procédé en raquette.

Premier temps. — Incision de la peau. — Un aide tient

la main dans une position intermédiaire à la pronation
et à la supination. Tenez le pouce solidement dans
votre main gauche et commencez, à *douze millimètres*

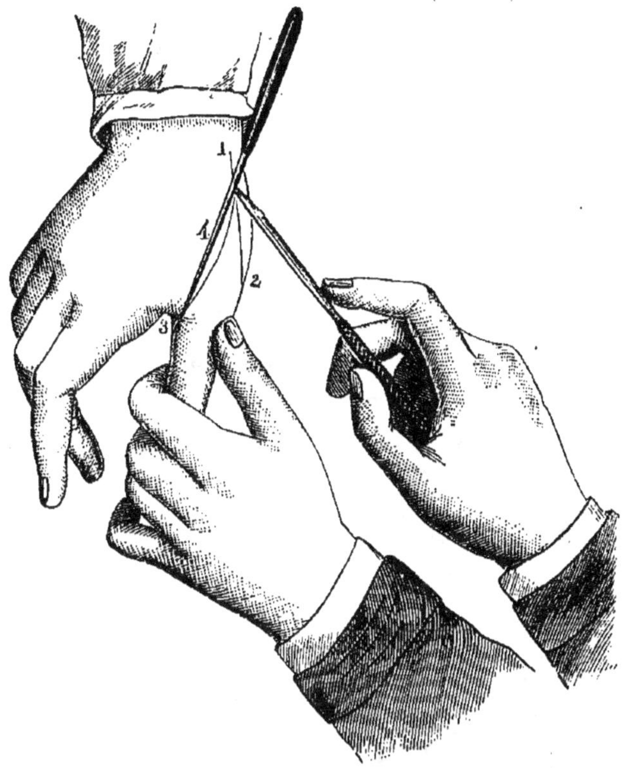

Fig. 81. — Premier temps de l'amputation du premier métacarpien,
en raquette, et direction du bistouri.

1. Commencement de la raquette. — 2. Deuxième partie de l'incision. — 3, 4.
Bistouri traçant la dernière partie de l'incision.

environ au-dessus de l'extrémité supérieure du premier
métacarpien, une incision dorsale qui sera continuée
sur toute la longueur du métacarpien. Arrivé à la partie inférieure, un peu au-dessus de l'articulation mé-

tacarpo-phalangienne, inclinez le bistouri à droite vers le pli digito-palmaire. Continuez cette incision transversalement sur la face palmaire de la première phalange, et remontez obliquement à gauche pour rejoindre l'incision dorsale au niveau du point où vous avez commencé l'incision oblique du côté droit.

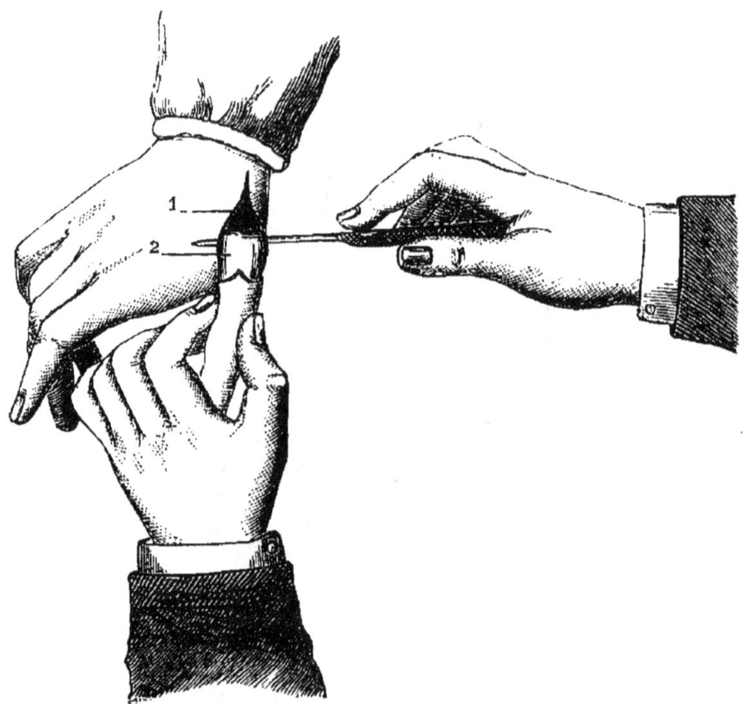

Fig. 82. — Deuxième temps de l'amputation du premier métacarpien.

1. Extrémité de la raquette. — 2. Premier métacarpien au-dessous duquel le couteau est engagé.

Deuxième temps. — *Dissection.* — Disséquez le lambeau externe en rasant l'os. Détachez le premier muscle in-

terosseux dorsal de la face interne du métacarpien,
détachez les insertions musculaires du côté de sa face

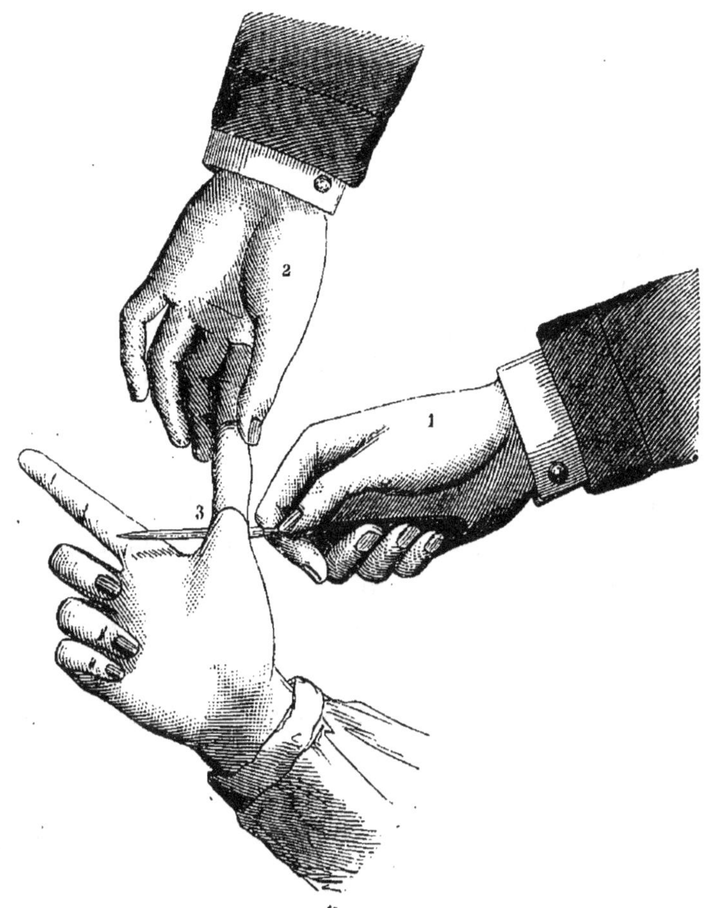

Fig 83. — Amputation du premier métacarpien. Position des mains
et point de sortie du bistouri.

1, 2. Mains du chirurgien. — 3. Grande extrémité de la raquette par laquelle
le couteau va sortir.

palmaire, le plus haut que vous pourrez, puis entrez
dans l'articulation en divisant les tendons du long ab-

ducteur et du court extenseur du pouce, ainsi que le ligament postérieur. Divisez les autres ligaments et faites passer le bistouri au-dessous du métacarpien, en vous tenant très près de l'os, pour éviter l'artère radiale au niveau du point où elle traverse le premier espace interosseux.

A la fin du deuxième temps, il faut faire écarter les lèvres de la plaie par un aide et imprimer au métacarpien, par l'intermédiaire du pouce, des mouvements de rotation qui facilitent la section des ligaments.

2° Amputation du cinquième métacarpien. — Cette amputation peut se faire par l'incision en raquette et par le lambeau interne.

Incision en raquette. — Elle offre la plus grande analogie avec celle du premier métacarpien.

Dans le *premier temps*, vous commencerez une incision dorsale à douze millimètres au-dessus de l'extrémité supérieure du cinquième métacarpien ; vous la prolongerez sur la face dorsale de l'os jusqu'à son extrémité inférieure. Puis vous vous porterez obliquement vers le pli digito-palmaire, pour passer transversalement au-dessous de la racine du doigt, au niveau même du pli digito-palmaire, et remonter ensuite obliquement sur le côté opposé pour rejoindre l'incision verticale à sa partie inférieure.

Dans le *deuxième temps*, vous détacherez les parties molles de la surface de l'os et vous désarticulerez, en commençant par les ligaments dorsaux et externes.

N'oubliez pas que l'extrémité supérieure du cinquième métacarpien possède une saillie qui supporte la facette articulaire pour l'articulation du quatrième; il faudra donc porter votre bistouri un peu en dehors pour diviser le ligament interosseux unissant le quatrième au cinquième métacarpien.

Lambeau interne. — Depuis que j'ai eu occasion de pratiquer cette opération sur le vivant, je me suis assuré que le lambeau interne donne de bons résultats, pourvu qu'il soit fait avec certaines précautions.

Premier temps. — Commencez par tailler le lambeau de la peau vers l'os. La main étant en supination, soutenue par un aide qui écarte en même temps les quatre premiers doigts, commencez une incision à la partie supérieure du quatrième espace interosseux, au niveau de l'interligne articulaire qui unit l'os crochu au cinquième métacarpien. Faites descendre l'incision jusqu'à la partie *externe* de la racine du petit doigt, puis formez la pointe du lambeau en divisant perpendiculairement la peau sur la partie moyenne du bord interne de la première phalange du petit doigt. Remontez ensuite du côté de la face palmaire en relevant les doigts, et arrêtez-vous sur un point diamétralement opposé au point de départ.

Il est important de laisser beaucoup de largeur au lambeau, surtout près de son sommet, pour éviter la gangrène.

Deuxième temps. — Disséquez le lambeau jusqu'à sa partie supérieure, en ne laissant à l'os que son périoste du côté postérieur, du côté antérieur et du côté interne.

Troisième temps. — Faites tirer la lèvre externe des

incisions en dehors par un aide, et enfoncez le bistouri de bas en haut dans le pli interdigital qui sépare le quatrième orteil du cinquième, en ayant soin de raser la face externe du cinquième métacarpien ; rejoignez les premières incisions le plus tôt possible et continuez

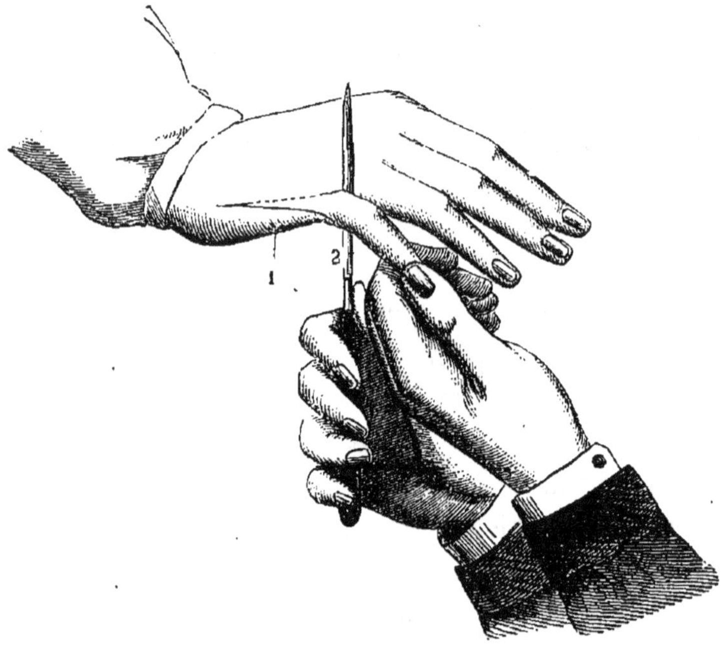

Fig. 84. — Amputation du cinquième métacarpien.
1. Lambeau interne. — 2. Position du couteau pénétrant dans le quatrième espace interosseux.

à séparer les muscles du cinquième métacarpien jusqu'à son extrémité supérieure.

Quatrième temps. — Divisez le ligament interosseux qui suit le quatrième et le cinquième métacarpien, en portant le bistouri un peu en dehors pour éviter la saillie externe de l'extrémité supérieure du cinquième.

Divisez aussi le ligament dorsal et les autres ligaments insensiblement, en tirant le métacarpien en dedans et en le luxant.

3° Amputation du deuxième métacarpien. — *Incision en raquette.*

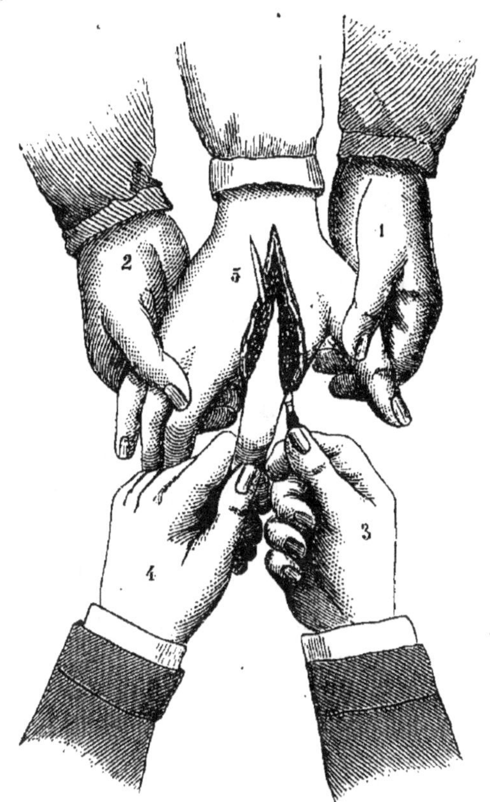

Fig. 85. — Amputation du deuxième métacarpien, en raquette.
1, 2. Mains de l'aide. — 3, 4. Mains du chirurgien. — 5. Couteau passé audessous du deuxième métacarpien.

Premier temps. — Constatez, en parcourant la face dorsale du deuxième métacarpien avec la pulpe du doigt, le tubercule de l'extrémité supérieure de cet os, et faites une incision verticale commençant à deux centimètres au-dessus de ce tubercule osseux.

Arrivé à la partie inférieure du métacarpien, inclinez obliquement l'incision vers le côté externe de la racine de l'index pour la main droite, et vers le côté interne pour la main gauche.

Continuez et terminez la raquette comme il a été dit pour le premier et le cinquième métacarpien.

Deuxième temps. — L'aide, continuant à tenir de ses deux mains le pouce et les trois derniers doigts comme dans la figure 85, place ses deux pouces sur les lèvres de l'incision qu'il écarte, pendant que le chirurgien sépare le métacarpien des muscles interosseux.

Passant ensuite le couteau au-dessous du métacarpien et faisant sortir la pointe du côté de la face dorsale du métacarpe, l'opérateur attire à lui l'instrument pour détacher complètement les parties molles qui adhèrent à l'os.

Portant ensuite la pointe du couteau le long de l'une des faces latérales du métacarpien, il divise le ligament latéral, puis le ligament dorsal, puis l'autre ligament latéral (qui est l'interosseux, si l'on opère sur la main droite), enfin le ligament antérieur, en ayant bien soin de toujours s'aider de la main gauche, qui tire le métacarpien de façon à laisser une place suffisante à l'instrument tranchant.

Cette opération se pratique rarement.

L'amputation du troisième métacarpien ne se fait pas; cependant, si on la faisait pratiquer à l'amphithéâtre, l'élève devrait se rappeler que le procédé en raquette est seul applicable, et que l'opération doit se faire comme pour le deuxième métacarpien. Il faut, après avoir détaché les muscles interosseux, inciser d'arrière en avant et de bas en haut les ligaments interosseux, puis le ligament dorsal, ensuite le ligament palmaire, en s'aidant de la main gauche qui tord le troisième métacarpien en divers sens, de manière à présenter au couteau des ligaments tendus et cédant facilement sous le couteau.

VINGT-CINQUIÈME LEÇON

IV. — Amputation du poignet.

La désarticulation radio-carpienne, ou du poignet, peut être faite par la *méthode circulaire* (incision circulaire de la peau au niveau du pli qui sépare le poignet des éminences thénar et hypothénar, dissection de la manchette, section des tendons et des ligaments). Lisfranc la faisait en taillant en avant un lambeau par transfixion. Aujourd'hui, presque tous les chirurgiens pratiquent cette opération par la *méthode elliptique*, selon le procédé de Soupart.

Premier temps. — *Incision palmaire.* — Un aide tient l'avant-bras ; de la main gauche vous prenez la main du malade en supination, de la main droite vous faites une incision courbe, concave en haut, dont la partie moyenne descend à *quatre centimètres* au-dessous de l'articulation radio-carpienne, et dont les extrémités remontent à un centimètre environ au-dessous de l'apophyse styloïde du radius et du cubitus. Cette incision doit comprendre la peau et le tissu cellulaire sous-cutané.

Deuxième temps. — *Incision dorsale.* — Retournez la

main du malade et mettez-la en pronation. Replacez votre couteau à l'extrémité gauche de l'incision palmaire pour la continuer en formant une courbe concave en bas et rejoindre l'extrémité droite de la même inci-

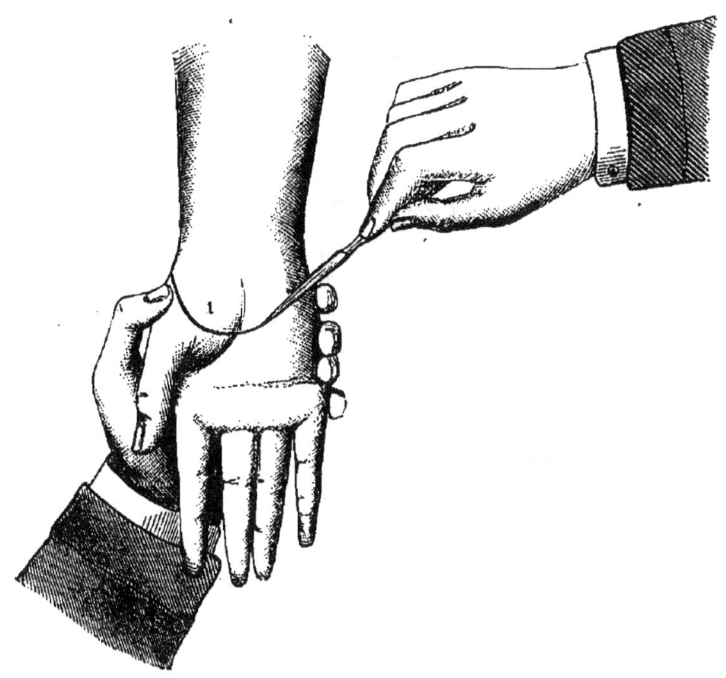

Fig. 86. — Amputation du poignet, méthode elliptique.
1. Incision palmaire.

sion. Vous avez ainsi tracé l'incision de la méthode elliptique, sans avoir fait un seul angle.

Pour que l'incision des parties molles soit bien faite, il faut que le sommet de la courbe de l'incision dorsale corresponde à quelques millimètres au-dessous des surfaces articulaires. Il faut aussi que les extrémités de

cette incision se réunissent à celles de l'incision palmaire, *en arrière* des apophyses styloïdes, afin que
celles-ci soient recouvertes par un large lambeau. Sans
cette précaution, ces apophyses font saillie hors de la
plaie.

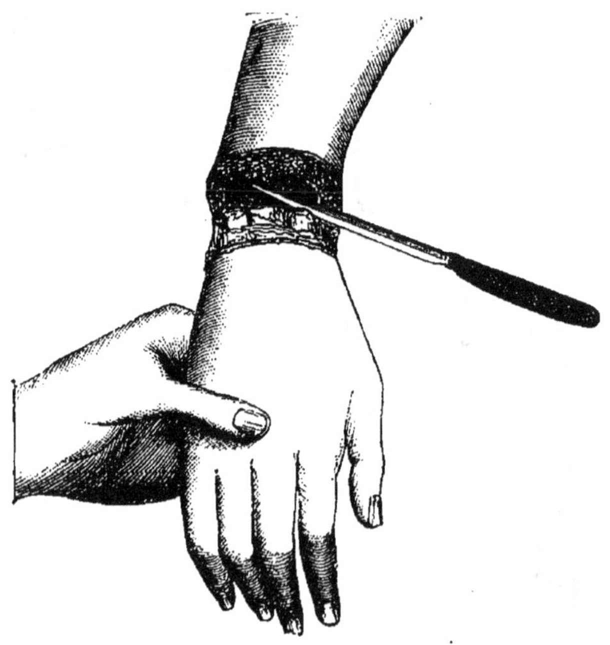

Fig. 87. — Amputation du poignet. L'incision faite, le couteau passe
entre les os du carpe et les parties molles qui les recouvrent en
avant.

Troisième temps. — *Section des ligaments.* — Après avoir
fait l'incision dorsale de la peau, divisez les tendons extenseurs au niveau de la peau rétractée en haut, divisez
les ligaments dorsaux, pénétrez dans l'articulation, et
divisez les ligaments latéraux au-dessous des apophyses styloïdes.

Quatrième temps. — *Désarticulation.* — Tirez à vous la main pour écarter les surfaces articulaires, divisez le ligament antérieur, faites glisser le couteau entre les os et les parties molles pour le faire sortir par l'incision palmaire.

Évitez de laisser le pisiforme dans le lambeau, ce qui arrive quelquefois.

Vous vous servirez d'un couteau bien tranchant, pour bien diviser les tendons fléchisseurs en terminant l'opération.

Vous pouvez, si vous le préférez, disséquer le lambeau palmaire avant de faire l'incision dorsale.

Artères à lier. — La *radiale*, contre l'apophyse styloïde du radius à sa partie antérieure ; la *cubitale*, au-dessous de l'aponévrose en avant de la tête du cubitus, et quelques petites artères, la *radio-palmaire*, etc.

V. — Amputation de l'avant-bras.

Dans l'amputation de l'avant-bras, il est assez difficile d'obtenir un bon résultat et de bien recouvrir les os, surtout si l'on opère à la partie inférieure.

La *méthode circulaire*, employée par quelques chirurgiens, a l'inconvénient de laisser un manchon cutané, qui ne se comble de bourgeons charnus qu'au bout d'un temps fort long. De plus, la cicatrice se trouve au sommet du moignon, ce qui est un inconvénient.

La *méthode à deux lambeaux* a eu du succès. On fait un lambeau antérieur, puis un postérieur par transfixion (fig. 88). L'amputation se fait comme il a été dit avec la *méthode à deux lambeaux*.

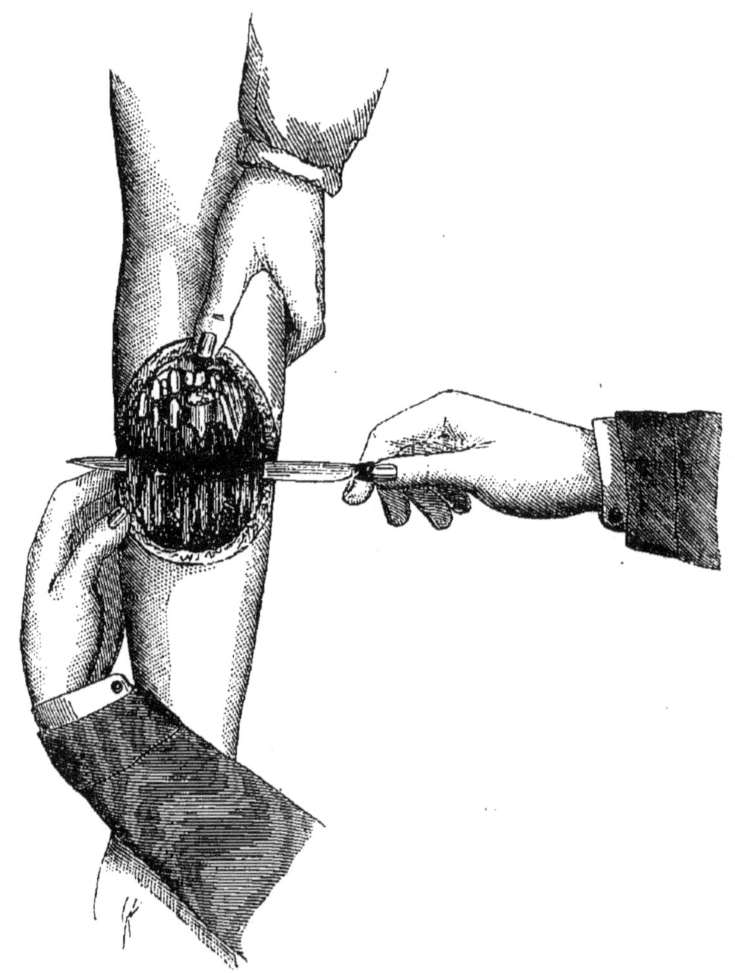

Fig. 88. — Amputation de l'avant-bras, à deux lambeaux ; le couteau, passé derrière les os, taille le lambeau postérieur.

Les deux lambeaux ont un inconvénient. Au niveau des angles de la plaie, les deux os font généralement saillie et sont difficilement recouverts par les parties molles.

Je crois qu'on obtiendrait un bon résultat de la méthode elliptique, à lambeau intérieur, comme dans l'amputation du poignet, en ayant soin de faire arrêter les extrémités de la base du lambeau en arrière de l'avant-bras.

Je pratique habituellement l'opération par le *procédé mixte* de M. A. Guérin.

Premier temps. — Incision de la peau. — Faites une incision circulaire de la peau bien au-dessous du point où vous voulez amputer, à cause de la grande rétraction de la peau de l'avant-bras, et relevez-la en manchette.

Deuxième temps. — Formation des lambeaux musculaires. — Un aide rétractant la peau, faites passer un couteau à plat en arrière et en avant des os de l'avant-bras, et taillez deux lambeaux musculaires moins longs que la manchette cutanée.

Artères à lier. — Vous trouverez la *radiale* sur le bord interne du long supinateur en avant et en dehors, la *cubitale* sous le cubital antérieur en dedans, l'*interosseuse antérieure* en avant du ligament interosseux, et l'*interosseuse postérieure* au milieu des muscles profonds et postérieurs.

Amputation du coude.

La désarticulation du coude est une opération facile, que vous pourrez faire par la méthode circulaire et par la méthode à un lambeau.

Méthode circulaire. — Prenez l'avant-bras de la main gauche, pendant que de la main droite vous diviserez circulairement la peau à cinq ou six centimètres au-dessous de l'épitrochlée. La peau sera disséquée et relevée en manchette.

Incisez circulairement les muscles au niveau de la peau relevée. Faites rétracter le tout et pénétrez dans l'articulation au côté externe, entre le radius et l'humérus, en divisant le ligament latéral externe. Faites passer ensuite le couteau au-dessus de l'apophyse coronoïde en divisant le ligament antérieur. Divisez ensuite le ligament interne, tirez l'avant-bras de manière à dégager l'olécrâne, coupez le tendon du triceps en évitant de blesser la peau, et finissez l'opération en divisant les dernières adhérences.

Pour prévenir l'accumulation du pus dans la poche que forme habituellement la peau en arrière, M. Salleron fait une incision de la peau à ce niveau et y fait passer les ligatures.

Artères à lier. — L'*humérale* à sa terminaison, située en dedans du tendon du biceps, et diverses petites artères.

Méthode à un lambeau. — *Procédé à lambeau antérieur*. — Dans ce procédé, on taille un lambeau antérieur par transfixion, on réunit en arrière et on désarticule.

Premier temps. — *Formation du lambeau*. — Pincez de la main gauche la peau de l'avant-bras en supination en avant et au-dessous du coude, afin de ramener en avant celle des parties latérales. Faites pénétrer le couteau à travers les parties molles, en avant des os de l'avant-bras, de telle sorte que le couteau passe à *deux centimètres* au-dessous de l'épitrochlée et à *trois centi-mètres et demi* au-dessous de l'épicondyle. Taillez ensuite

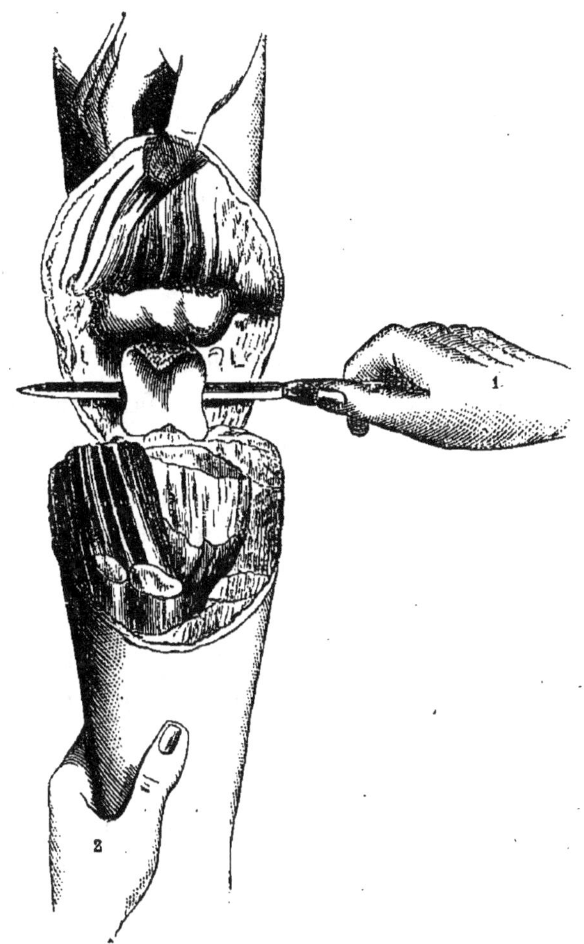

Fig. 89. — Amputation du coude.

un lambeau de six à huit centimètres de longueur, selon le volume de l'avant-bras. (Ce lambeau sera ainsi plus

19

court du côté externe ; s'il était aussi long que de l'autre côté, le long supinateur, muscle volumineux s'insérant au bord externe de l'humérus, entraînerait le lambeau.)

Deuxième temps. — *Incision demi-circulaire.* — Un aide relevant le lambeau, saisissez l'avant-bras à pleine main gauche (en vous plaçant en dehors pour le membre gauche, en dedans pour le droit), et faites une incision postérieure demi-circulaire, ni concave ni convexe, réunissant les deux extrémités de la base du lambeau antérieur.

Troisième temps. — *Désarticulation.* — Portez le couteau au-dessous de la base du lambeau relevé et divisez les parties molles en avant et en dehors de l'articulation. Divisez le ligament latéral externe, puis l'antérieur en contournant le sommet de l'apophyse coronoïde, puis le ligament latéral interne. L'olécrâne sort assez difficilement de la cavité olécrânienne contre laquelle elle est maintenue par des liens fibreux. Portez l'avant-bras en arrière pour détruire ces liens fibreux et luxez ainsi l'olécrâne qui passera au-dessous de la poulie de l'humérus. Détachez-en le tendon du triceps en rasant l'os pour éviter de faire des ouvertures à la peau, puis faites sortir le couteau en descendant sur la face postérieure de l'olécrâne.

Artères à lier. — *Radiale* et *cubitale*, à la partie inférieure du lambeau.

L'inconvénient de cette opération serait, pour quelques chirurgiens, de laisser à découvert l'épitrochlée et l'épicondyle. Je maintiens que cet inconvénient n'existera pas si l'on a soin de faire une large base au lambeau et si l'on ne fait pas la transfixion au-dessus du point indiqué.

2° *Procédé à lambeau externe.* — Cette opération, remarquable par sa rapidité, donne également de fort jolis résultats. — La main gauche tirant en dehors les chairs du côté externe de l'avant-bras, enfoncez le couteau à trois centimètres au-dessous de l'épicondyle et taillez par transfixion un lambeau de sept à huit centimètres. — Réunissez les deux extrémités de sa base par une incision interne, convexe en bas et formant un petit lambeau interne. — Faites relever le lambeau et rétractez la peau ; entrez à plein tranchant dans l'articulation huméro-radiale par son côté externe, détruisez ensuite les ligaments antérieur, postérieur et interne.

VINGT-SIXIÈME LEÇON

Amputation du bras.

Je ne m'étendrai pas longuement sur l'amputation

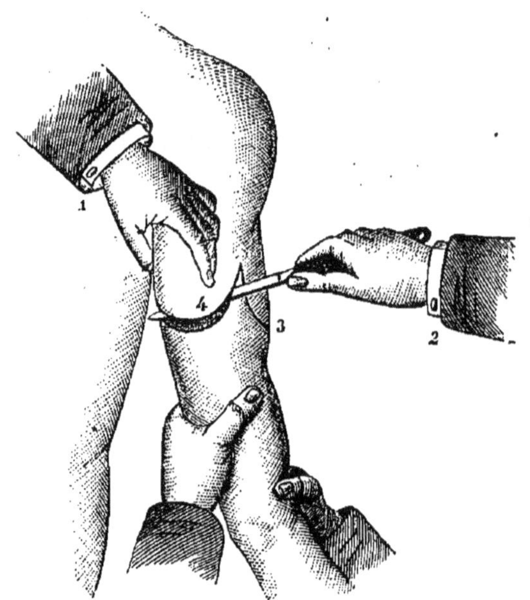

Fig. 90. — Amputation du bras par le procédé de Langenbeck.
1. Main gauche du chirurgien, — 2. Main droite du chirurgien tenant le couteau.
— 3. Lambeau externe taillé le premier. — 4. Lambeau interne.

du bras. Nous l'avons prise comme exemple, ainsi que
l'amputation de la cuisse, pour la description des mé-

thodes générales. Cette amputation peut se faire par toutes les méthodes.

L'amputation circulaire est pratiquée par un grand nombre de chirurgiens, elle est facile à appliquer, d'une exécution rapide, mais elle a l'inconvénient de laisser la cicatrice à l'extrémité de l'os.

L'amputation à deux lambeaux est également facilement applicable, mais elle a l'inconvénient que je vous ai signalé en vous parlant des méthodes en général. Dans le *procédé de Langenbeck* on fait deux lambeaux de dehors en dedans (fig. 90).

L'amputation à un lambeau me paraît préférable, le lambeau étant pris en avant du membre en laissant les vaisseaux en arrière. On réunit en arrière les extrémités de la base du lambeau et on termine l'opération comme il a été dit aux généralités, auxquelles je vous renvoie,

Amputation de l'épaule.

La désarticulation de l'épaule a été faite par la méthode circulaire, par la méthode à un lambeau et par la méthode ovalaire.

Méthode à un lambeau. — Dupuytren a imaginé de faire cette amputation avec un *lambeau externe*. Vous saisissez de la main gauche les chairs au niveau du moignon de l'épaule en ayant soin de tirer surtout la peau. La main droite fait pénétrer le couteau à la partie supérieure du deltoïde, au-dessous de l'acromion, de manière à prendre le plus de parties molles qu'il est possible. Taillez un lambeau de longueur convenable et très large à son sommet en vous dirigeant vers le sommet du deltoïde. — Un aide relevant le lambeau, prenez le bras de la main gauche, soulevez la tête de l'humérus, divisez la capsule et les tendons des muscles qui l'entourent, faites glisser le couteau en dedans de la tête et du corps de l'humérus pour achever la section des chairs au creux axillaire, au niveau du bord inférieur des muscles grand pectoral et grand dorsal. —

Il faut un lambeau à sommet très large pour recouvrir la large plaie que fait le dernier coup de couteau.

Méthode ovalaire. — L'opération donne les meilleurs résultats par le *procédé de Larrey*, qui faisait une incision en raquette.

Le malade étant assis, tracez à l'encre la ligne d'opération et faites ainsi la désarticulation.

Premier temps. — Incision verticale. — Faites une incision verticale comprenant la peau et le deltoïde jusqu'à l'os, étendue de la partie externe de l'acromion à un point correspondant au côté externe du col chirurgical de l'humérus.

Deuxième temps. — Première incision oblique. — Faites une incision oblique partant de la précédente, à trois centimètres au-dessous de l'acromion et aboutissant au bord correspondant du creux axillaire (bord antérieur si vous opérez à droite, bord postérieur si c'est à gauche que vous faites l'opération). Cette incision comprend toutes les parties molles jusqu'à l'os.

Troisième temps. — Seconde incision oblique. — Incisez de la même façon le côté opposé et tâchez de faire arriver la partie inférieure des incisions contre le bras, de manière à diviser les tendons du grand dorsal et du

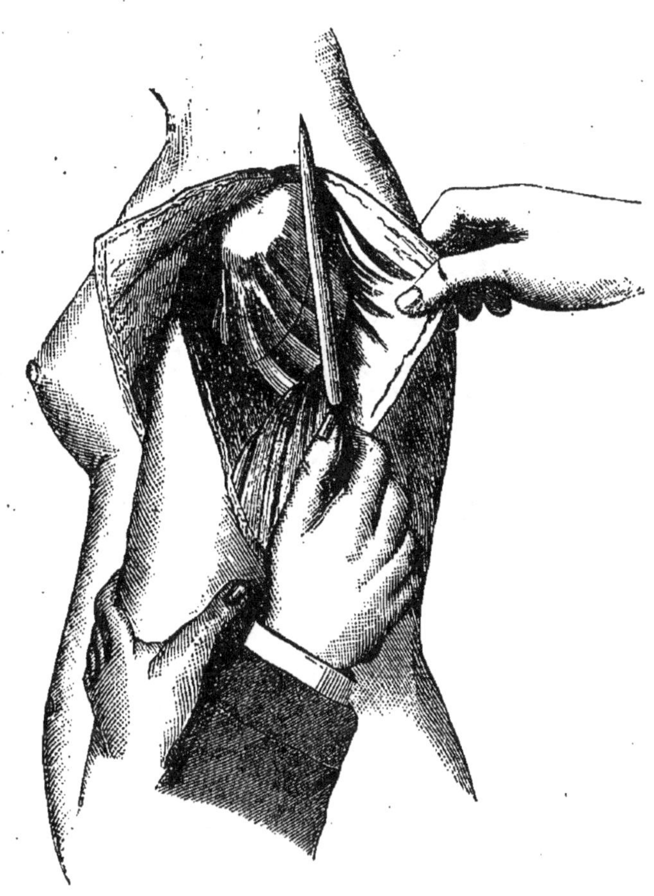

Fig. 91. — Amputation de l'épaule (procédé de Larrey). — Le lambeau postérieur est écarté, le bras en rotation en dedans ; le couteau divise les muscles sus-épineux, sous-épineux et petit rond.

grand pectoral tout près de l'humérus. Les deux incisions obliques étant terminées, vous disséquerez les deux lambeaux.

Quatrième temps. — *Division de la capsule et des tendons.*

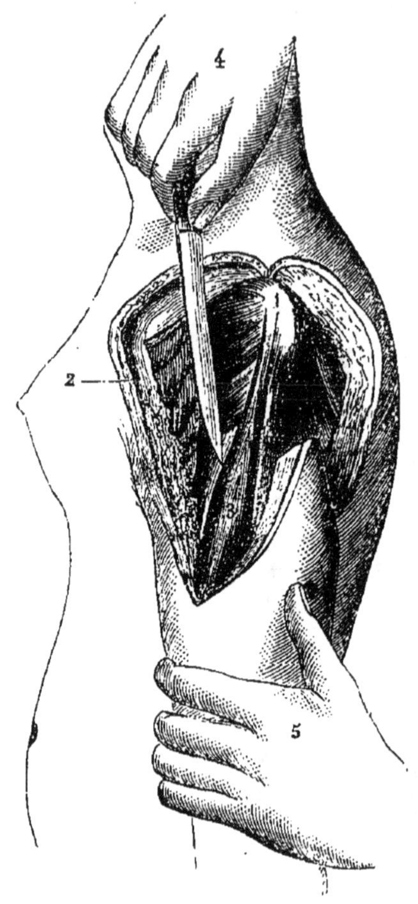

Fig. 92. — Amputation de l'épaule (procédé de Larrey).

1. Tête de l'humérus en rotation en dehors pour diviser le tendon du sous-scapulaire. — 2. Lambeau antérieur. — 3. Biceps. — 4 et 5. Mains du chirurgien.

— Un aide, placé de l'autre côté du malade, l'entoure de ses bras et écarte les deux lambeaux avec les doigts. Saisissez alors le bras avec la main gauche, repoussez l'humérus en haut en rapprochant le coude du tronc, de manière à pouvoir atteindre la capsule fibreuse. Divisez-la en haut près de son insertion au col anatomique, puis en avant en plaçant l'humérus dans la rotation en dehors, puis en arrière en plaçant l'os dans la rotation en dedans. Il faut agir avec la pointe du couteau.

Cinquième temps. — *Désarticulation.* — Dès que l'humérus pourra être écarté de l'omoplate, glissez le tranchant du couteau en dedans de la tête articulaire, puis en dedans du col chirurgical. A ce moment l'aide cessera d'écarter les lambeaux et portera le pouce dans la plaie et les quatre derniers doigts dans l'aisselle pour comprimer l'artère axillaire. Suivez avec le couteau la face interne de l'humérus jusqu'à la partie inférieure des incisions obliques, et divisez d'un seul coup les muscles, les vaisseaux, les nerfs et la peau.

Pendant ce dernier temps, il est indispensable que l'aide refoule la peau dans le creux axillaire ; sans cela on s'exposerait à décoller la peau et à prolonger la plaie sur la paroi latérale du thorax.

Quand on divise la capsule fibreuse et les tendons, il faut avoir soin de ne pas enfoncer profondément la pointe du couteau, on risquerait de blesser les vaisseaux et les nerfs du creux axillaire. Il faut aussi, dans le premier temps, arriver jusqu'à l'acromion ; sans cette précaution, on n'atteint qu'avec peine la capsule.

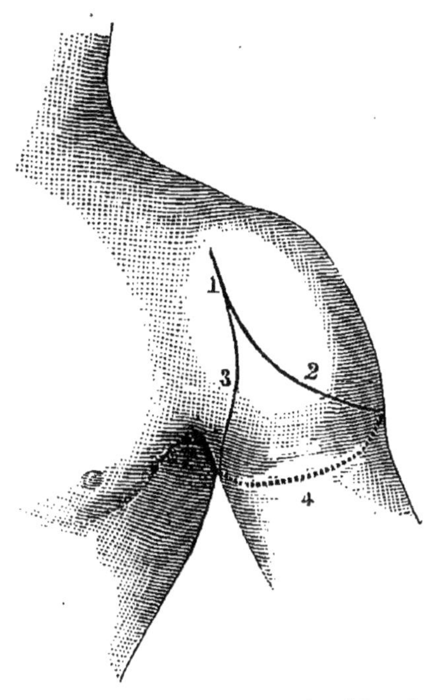

Fig. 93. — Amputation de l'épaule par le procédé Larrey modifié.

1. Incision verticale. — 2. Incision oblique postérieure. — 3. Incision antérieure. — 4. Ligne ponctuée réunissant les deux incisions obliques.

Artères à lier. — L'*axillaire* au milieu de la partie

19.

inférieure de la plaie, les *circonflexes* un peu plus haut.

Procédé de Larrey modifié. — En portant l'incision verticale en avant, dans le triangle acromio-coracoïdien, on a une plaie qui permet d'arriver plus facilement sur la capsule fibreuse, et plus tard une cicatrice en un point moins gênant que dans l'autre procédé. Vous comprenez bien qu'il faut faire l'incision oblique externe avant l'interne, afin de diviser les vaisseaux et les nerfs en dernier lieu. Du reste, l'opération se fait comme dans le procédé de Larrey. La modification a été apportée à ce procédé par S. Fleury.

VINGT-SEPTIÈME LEÇON

DES RÉSECTIONS EN GÉNÉRAL.

Définition. — La *résection* est une opération qui consiste à enlever une portion d'os ou un os entier, en laissant en place les parties molles environnantes.

S'il s'agit d'un membre, le malade conserve l'extrémité libre de ce membre, ce qui n'a pas lieu dans les amputations.

Quelques chirurgiens comprennent sous le nom d'*excision* une espèce de résection qui consiste dans l'ablation, soit d'une portion d'os court, soit d'une portion de l'épaisseur d'un os long, soit d'une portion des os plats du crâne et du bassin.

Comme je l'ai fait en décrivant les ligatures et les amputations, je vous parlerai d'abord des règles générales applicables aux résections, pour passer ensuite aux résections en particulier.

On a pratiqué de tout temps des résections, mais ces opérations étaient faites sans règles, sans principes, et l'on se contentait d'enlever des os ou des portions d'os, en évitant de blesser des vaisseaux et des nerfs.

Résections sous-périostées et sous-capsulaires. — De 1845

à 1855, un chirurgien italien, Larghi, de Verceil, étudia les résections faites sous le périoste et sous les capsules articulaires, c'est-à-dire les résections osseuses avec conservation du périoste et des ligaments des articulations.

En 1858, 1859 et les années suivantes, M. Ollier, de Lyon, fit des *résections sous-périostées* et *sous-capsulaires* une étude spéciale et obtint sur le vivant des succès inconnus jusqu'alors.

Leurs avantages. — L'avantage des résections sous-périostées est de conserver le périoste, qui donne naissance à un nouvel os, plus ou moins semblable à l'os dont on a fait l'ablation. Celui des résections sous-capsulaires est plus précieux encore. En réséquant les extrémités articulaires des os avec conservation du périoste et des ligaments, on conserve le point d'attache des muscles et leur action sur le segment de membre situé au-dessous du point réséqué. Ainsi, par exemple, si l'on résèque le coude sans prendre soin de conserver le périoste et les ligaments, le tendon du triceps s'attachera à l'humérus, tandis que dans la résection sous-périostée et sous-capsulaire, ce tendon se fixera aux tissus unissant le bras à l'avant-bras et agira ainsi sur les mouvements de l'articulation du coude. (Voy. plus loin *Résultats*.)

Les résections doivent toujours être préférées aux amputations dans le membre supérieur ; dans le membre inférieur on ne doit les pratiquer que dans les cas où l'on est à peu près certain de conserver au membre sa solidité.

Lorsque l'opération se fait sur les enfants, il faut autant que possible conserver les épiphyses.

Cas de résection. — On résèque les os dans certains cas de *nécrose*, de *carie* et de *tumeurs*. On fait les résections articulaires dans les *tumeurs blanches*. Toutes ces opérations peuvent être *réglées*, c'est-à-dire faites d'après des règles posées d'avance. Souvent la résection est une opération non réglée, comme dans les *fractures compliquées* où l'on peut réséquer les extrémités des fragments, dans certaines *fractures comminutives articulaires*, et lorsqu'un os est complètement *luxé*, comme l'astragale dans certains cas.

Manuel opératoire des résections. — Le manuel opératoire comprend les incisions des parties molles, la division et la séparation du périoste, l'ablation de l'os.

La *position* du chirurgien est la même que dans les amputations, à moins de circonstances exceptionnelles.

1° Incisions des parties molles. — Voici quelles sont les règles selon lesquelles se font ces incisions :

a. Les incisions devront toujours être pratiquées sur le côté du membre opposé à celui où se trouvent les vaisseaux. Ex. : en arrière pour le coude, en avant pour le genou.

b. Il ne faut pas craindre de faire de longues incisions, afin de pouvoir manœuvrer à son aise au fond de la plaie.

c. Règle générale, il vaut mieux ne faire qu'une incision ; mais si elle n'est pas suffisante, on peut en faire deux petites transversales aux extrémités, de manière à circonscrire un lambeau carré, ou bien une seule en T, etc.

d. L'incision de la peau étant faite, il est préférable d'arriver sur l'os en glissant entre les organes, sans ouvrir les gaînes musculaires et sans léser les troncs nerveux. Cependant il est des cas où il est nécessaire d'ouvrir les gaînes des muscles, et même de diviser ceux-ci en travers.

e. Le chirurgien devra choisir de préférence le point où l'os à réséquer est le plus voisin de la peau, pourvu que les conditions ci-dessus existent.

f. S'il s'agit d'une résection articulaire, il faut éviter de diviser les ligaments.

2° Division et séparation du périoste. — On incise le périoste avec le bistouri et on le sépare de l'os au moyen d'une rugine.

Lorsque l'os sous-jacent est carié superficiellement, ou enflammé d'une manière quelconque, le périoste est épaissi, facile à diviser et à séparer de l'os. Dans ces cas, cette membrane adhère beaucoup plus aux tissus extérieurs qu'à l'os.

Il est important de ne pas trop se hâter dans l'exécution de ce temps de l'opération. La rugine doit marcher insensiblement et à coup sûr, de manière à séparer exactement, non seulement le périoste, mais encore les tendons et les ligaments des articulations.

Depuis que MM. Verghi et Ollier (de Lyon), ont montré les résultats magnifiques obtenus par les résections sous-périostées et sous-capsulaires, on attache une grande importance à ne point léser les ligaments et à ne pas détruire leurs adhérences avec les organes voisins.

Pendant ce temps de l'opération, des aides doivent en faciliter l'exécution en déplaçant les bords de la plaie avec des écarteurs.

En prenant ces précautions on peut arriver à faire, pour ainsi dire, une opération à blanc, et à n'avoir d'autre écoulement sanguin que celui qui résulte de l'incision de la peau.

3° Ablation de l'os. — L'ablation de l'os est différente selon que la lésion existe dans la diaphyse d'un os long, aux extrémités articulaires, et selon l'os malade.

Dans tous les cas, il faut que les instruments soient portés au delà du point malade. Il faut recommencer si l'on a laissé une partie de l'os altéré.

a. S'il s'agit de la *diaphyse* d'un os, on écarte bien les parties molles, y compris le périoste, on passe au-dessous une sonde à résection, qui n'est autre chose qu'une très forte sonde cannelée munie d'un manche articulé, et on scie l'os avec la scie ordinaire. On répète la même section de l'autre côté de la lésion.

On peut remplacer la sonde à résection par une sonde cannelée ordinaire.

Souvent la profondeur à laquelle est situé l'os, ou d'autres conditions, s'opposent au passage de la sonde cannelée, on fait passer alors la scie à chaîne au-dessous de l'os et on pratique la section.

Il faut toujours avoir soin de protéger les parties molles, dans le voisinage du trait de scie, avec une lame de carton, une lame de plomb ou tout au moins avec des compresses.

b. Lorsqu'il s'agit d'une *résection articulaire*, les ligaments, les tendons et le périoste étant séparés, ainsi qu'il a été dit plus haut, le chirurgien fait sortir l'une après l'autre les extrémités osseuses par la plaie, et il en opère la section un peu au delà du point malade. Cette division s'opère, soit avec la scie ordinaire, soit avec la scie à chaîne, en ayant toujours soin de protéger les parties molles.

S'il y a deux os parallèles, comme au coude, il faut opérer leur section à la même hauteur, lors même que la lésion n'aurait pas la même étendue dans les deux os ; on pourrait craindre que l'os laissé le plus long ne fasse dévier le membre après la guérison.

Quand la surface articulaire d'un des os est restée saine, il vaut mieux la réséquer, car les résections partielles ont donné des résultats plus fâcheux que les résections totales (Le Fort).

c. Lorsque l'os à réséquer est affecté de *carie*, comme le calcanéum, par exemple, il faut sonder la profondeur de la carie avec un stylet ou une gouge, puis décider si l'on pratiquera la résection proprement dite ou l'évidement. Si l'on fait la résection, on se comportera comme je l'ai dit plus haut, mais si l'on évide l'os, on agira différemment.

Évidement. — L'évidement n'a de raison d'être que dans les cas où la surface de l'os est saine. Comme le périoste est laissé en place, c'est encore une résection sous-périostée et en même temps sous-corticale de l'os.

Elle consiste à creuser l'os malade avec une gouge et à détacher insensiblement les parties cariées jusqu'à ce qu'on arrive aux tissus sains, ce qu'on reconnaît au changement de consistance.

On fera l'évidement, non seulement lorsque l'os est malade dans sa partie centrale, mais encore lorsqu'une partie seulement de l'épaisseur de l'os est atteinte et lorsque la nécrose n'occupe pas toute l'épaisseur de l'os. Dans ces derniers cas, on ouvre un passage au séquestre et on râcle les parois de la cavité. En agissant ainsi on évite un raccourcissement du membre qui serait inévitable si l'on enlevait une portion de l'os dans toute son épaisseur.

Résections non réglées. — Le manuel opératoire des résections tel que je viens de le décrire est celui des opérations réglées. Dans les opérations non réglées, dans les résections osseuses faites à la suite d'un accident, par exemple, le chirurgien cherchera à se rapprocher le plus possible des règles que nous avons posées. Dans ces cas, la conservation du périoste sera le plus souvent impossible, parce qu'il sera inutile et qu'il n'aura pas l'épaisseur qu'il offre lorsqu'il est enflammé.

Dans quelques cas, cependant, il faudra autant que possible conserver cette membrane. Ainsi, lorsqu'il s'agit de réséquer les extrémités des fragments dans une fracture compliquée, ou d'enlever des esquilles, le chirurgien doit détacher, refouler le périoste avant de sectionner l'os. Cette pratique est recommandée, non pas parce qu'on suppose que le lambeau de périoste conservé reproduira l'os, mais parce qu'il facilite le travail de réparation de la fracture.

S'il est quelquefois relativement facile de conserver le périoste et les ligaments de manière à faire une résection sous-périostée et sous-capsulaire, il est des cas où il sera à peu près impossible de conserver les ligaments plus ou moins intacts. Ces résections sous-capsulaires ne sont guère possibles que dans les cas de lésions anciennes (tumeurs blanches).

Résections sur le sujet. — Les résections se font à l'amphithéâtre, comme sur le vivant. Il faut savoir toutefois qu'on rencontre quelquefois de sérieuses difficultés dans le décollement du périoste et des ligaments. Il est bon d'être prévenu de cette circonstance que le décollement est bien plus facile lorsque les os sont malades, de sorte qu'on peut dire qu'une résection se fait plus facilement sur le vivant que sur le cadavre.

Traitement des résections. — Résultats. — Il est très rare, exceptionnel, de voir une résection faite sur les grands os des membres guérir sans suppuration. Il n'en est pas de même dans les résections totales d'un os de petites dimensions, comme un métacarpien ou un métatarsien.

On place toujours le membre dans l'*immobilité*.

La *position* qu'on doit lui donner différera selon qu'on voudra obtenir l'ankylose complète, c'est-à-dire la fusion des os, ou bien une articulation artificielle.

Si on désire l'*ankylose*, il faut mettre les fragments en contact et les maintenir au moyen d'un bandage approprié. Il faudra donc donner au membre la position dans laquelle il gênera le moins le malade après la guérison. Si on recherche une articulation artificielle, on maintiendra les os écartés et on les immobilisera dans la position qu'on leur aura donnée.

Des lames de carton, des attelles, des bandes, serviront à immobiliser le membre, mais il faudra disposer l'appareil de telle façon qu'on puisse examiner et panser la plaie aussi souvent que son état l'exigera.

Les *résultats* obtenus par les résections sous-périostées et sous-capsulaires méritent d'être signalées. Je ne parle pas de l'ankylose, puisqu'il y a fusion des os, mais des cas dans lesquels on a voulu obtenir une artilation artificielle.

Lorsque M. Ollier a publié ses observations, on s'est beaucoup occupé de cette question, et on croyait généralement que le périoste et les capsules articulaires laissés en place avaient la propriété de reproduire un os sain, exactement conforme au premier, avec ses dépressions, ses apophyses et ses surfaces articulaires. Mais, quand on a examiné de près ces articulations artificielles, on a vu qu'il n'en est pas ainsi. Le *périoste* conservé concourt, avec la surface osseuse divisée, à la formation d'une nouvelle substance osseuse. Les extrémités articulaires se reproduisent, comme l'a fait observer M. Ollier, mais elles sont souvent déformées. Les *capsules articulaires* conservées maintiennent les tendons et les muscles à leur place, de sorte que, plus tard, on peut constater l'insertion des ligaments et des tendons sur les régions correspondant aux insertions de l'os ancien.

A la suite de ces résections sous-périostées et sous-capsulaires, on constate, si l'on a maintenu les os écartés après l'opération, des mouvements dans l'articulation nouvelle, mouvements assez précis, qu'on n'avait jamais obtenus avant MM. Larghi et Ollier.

DES RÉSECTIONS EN PARTICULIER.

Je vous décrirai les principales résections en suivant l'ordre adopté pour les ligatures et les amputations.

A. — RÉSECTIONS DANS LE MEMBRE INFÉRIEUR

I. — Résections des métatarsiens.

Ces opérations se pratiquent rarement sur le vivant; mais, comme elles sont usitées dans les amphithéâtres, je vais les décrire.

Sur le vivant, on n'a fait que la *résection du premier métatarsien*, partielle ou totale.

La *résection totale* a été rarement pratiquée, parce qu'on lui préfère l'amputation. Par la résection, on prive le pied d'un point d'appui important, la tête du premier métatarsien, et on laisse le gros orteil comme flottant, au devant du vaste creux produit par l'ablation du métatarsien. Ce gros orteil est toujours fort gênant, il n'est d'aucune utilité, et je ne conseillerais sa conservation que dans les cas de résections partielles, où l'on pourrait laisser en place un périoste épaissi, qui fournirait peut-être les éléments de la réparation avec la portion laissée du métatarsien.

La *résection partielle* du premier métatarsien est quelquefois forcée, dans des cas, par exemple, où à la la suite de violences extérieures considérables, le premier orteil se luxe et le premier métatarsien perfore la peau. Dans les cas rares où cette opération a été faite, on a réséqué la portion d'os en contact avec l'air.

La *résection de l'articulation métatarso-phalangienne* du premier orteil a été pratiquée deux ou trois fois. Mais, je le répète, il vaut mieux, dans tous les cas, pratiquer une amputation du gros orteil et d'une portion ou de la totalité du premier métatarsien, l'extrémité laissée après la résection étant le plus souvent plus nuisible qu'utile.

Sur le cadavre, on peut réséquer tous les métatarsiens.

1° *Résection du premier métatarsien.*

Premier temps. — *Incision.* — Faites à la peau une incision longitudinale le long de la face dorsale du premier métatarsien, et prolongez-la de 15 millimètres sur le dos de la première phalange. A l'autre extrémité de l'incision, le métatarsien étant très volumineux, je vous conseille de faire une seconde incision du côté interne pour faciliter l'ablation de l'os, comme je vous l'ai dit pour l'amputation.

Pour faire cette incision latérale, il faut reprendre l'extrémité postérieure de l'incision dorsale, que vous aurez arrêtée à dix millimètres environ de l'articulation du premier métatarsien avec le premier cunéiforme, et décrire une légère courbe en dedans jusqu'au milieu de la partie inférieure et interne du premier cunéiforme. Ce point correspond à quelques millimètres en arrière du milieu du bord interne du pied.

L'incision dorsale doit être faite un peu en dedans de l'axe de l'os pour éviter la blessure du tendon extenseur, qu'il faudra conserver.

Il est inutile, je pense, de vous faire remarquer qu'au point où se fait l'incision dorsale l'os est le plus rapproché de la peau ; qu'il n'existe pas de vaisseaux importants, et que la cicatrice n'apportera aucune gêne.

Les points de repère sont les mêmes que pour l'amputation du premier métatarsien.

Deuxième temps. — Dissection des parties molles. — Dans le deuxième temps, il faut prendre garde de blesser les tendons et les vaisseaux. Il s'agit ici d'éviter le tendon de l'extenseur propre du gros orteil, le premier tendon du pédieux et l'artère pédieuse.

Incisez tout de suite le périoste dans toute la longueur de l'os, en dedans du tendon extenseur, décollez cette membrane, d'abord du côté interne, soit avec le scalpel, soit avec une rugine. Ce décollement s'opère facilement, sur toute la longueur de la face interne et de la face inférieure de l'os. Agissez de même sur la face dorsale; dès que vous aurez soulevé une quantité suffisante de périoste, faites-la écarter par un aide, et continuez ainsi le décollement sur la face externe du métatarsien d'une extrémité à l'autre de l'os.

En procédant ainsi, vous n'aurez pas même aperçu

le tendon de l'extenseur, et l'os sera net et absolument dépourvu de parties molles.

Troisième temps. — *Ablation de l'os.* — Un aide écartant fortement les deux lèvres de la plaie, saisissez le métatarsien avec un fort davier (l'os glisserait entre les doigts, et une pince à dissection n'aurait pas de solidité) tenu de la main gauche, et procédez à la division des ligaments.

Le périoste étant décollé bien exactement sur toute l'étendue de l'os jusqu'aux ligaments, pénétrez dans l'articulation cunéo-métatarsienne en divisant les ligaments supérieur, interne et inférieur, avec l'expansion tendineuse du jambier antérieur. Cherchant à attirer à vous cette extrémité de l'os, rasez sa face externe avec le bistouri, en évitant de blesser la pédieuse qui traverse, à ce niveau, le premier espace interosseux, et divisez d'un coup de bistouri le tendon du long péronier latéral au sommet du tubercule qui termine cette extrémité en bas, en arrière et en dehors.

Le reste n'est plus qu'un jeu. Continuez à tirer l'os en dedans pendant que vous complétez la séparation des parties molles et que l'aide les écarte. Vous diviserez ensuite les ligaments de l'articulation métatarso-phalangienne, en évitant la blessure des tendons extenseurs et fléchisseurs situés au-dessus et au-dessous. Pour cela, il suffit de maintenir le bistouri contre la surface du métatarsien.

Il faut toujours commencer l'ablation de l'os par son extrémité postérieure; si on commençait par l'autre, on courrait grand risque de blesser les tendons.

Je n'ai pas besoin de vous indiquer le traitemen¹, puisque c'est une opération d'amphithéâtre que je viens de décrire.

2° *Résection du cinquième métatarsien.*

Premier, temps. — Incision de la peau. — Faites sur la face dorsale de cet os une incision longitudinale se prolongeant en avant de 12 millimètres sur la face dorsale du cinquième orteil, et en arrière de 2 centimètres. En faisant cette incision un peu en dehors près de son bord externe, vous faciliterez l'opération ; 1° le tendon de l'extenseur sera plus sûrement à l'abri du bistouri ; 2° l'apophyse postérieure de l'os sera plus facile à dégager.

Deuxième temps. — Dissection des parties molles. — Incisez le périoste de haut en bas, séparez-le et comportez-vous, pour le reste de ce temps, exactement de la même manière que pour le premier métatarsien; on ne doit pas apercevoir les tendons qui passent sur la partie antérieure de l'os.

Troisième temps. — Ablation de l'os. — Servez-vous du davier comme dans l'opération précédente; commencez par dégager l'extrémité postérieure de l'os en divisant le tendon du court péronier latéral et les ligaments qui unissent le cuboïde et le cinquième métatarsien. Le reste de l'opération se fera exactement comme pour le premier métatarsien.

Ici il n'y a aucune artère à ménager.

Lorsque ces deux opérations sont terminées, il faut que l'os enlevé soit net et ne présente aucune trace de parties charnues. Le fond de la plaie est formé par la surface unie du périoste que recouvrent les couches musculaires.

Résection de l'un des métatarsiens du milieu.

L'opération se fait de la même manière pour chacun des trois métatarsiens du milieu.

a. Dans le *premier temps*, vous ferez une incision dorsale longitudinale, comprenant seulement la peau, le long du métatarsien que vous devez enlever, et vous prolongerez cette incision, de 15 millimètres en bas et en haut, afin de pouvoir extraire l'os sans dilacérer les lèvres de la plaie.

b. Dans le *deuxième temps*, il faudra inciser le périoste d'un bout à l'autre de l'os, en évitant avec soin la blessure des tendons, que vous ferez écarter. La séparation du périoste et des parties molles et l'écartement des lèvres de la plaie par un aide auront lieu comme je vous l'ai dit pour les résections précédentes.

c. Dans le *troisième temps*, le davier sera indispensable. Pendant que la main gauche fixera l'os, la main droite fera pénétrer le bistouri dans l'articulation postérieure, en divisant successivement les ligaments dorsal et latéraux. Le davier déterminera, par des tractions convenables, la tension des ligaments à diviser. Vous ferez ces sections avec précaution et vous tâcherez de ne point blesser l'artère pédieuse entre le premier et le deuxième métatarsiens.

L'extrémité postérieure du métatarsien étant dégagée par la section des ligaments supérieur et latéraux, saisissez-la avec le davier et cherchez à la soulever pendant que le bistouri achèvera la section des ligaments et la séparation des parties molles à la face inférieure du métatarsien. Vous redoublerez de précautions vers l'extrémité antérieure du métatarsien, afin de ménager les tendons.

VINGT-HUITIÈME LEÇON

II. — Résection du calcanéum.

On résèque le calcanéum dans les cas de carie ou de nécrose de cet os. Dans d'autres cas où la résection semblerait indiquée, fracture comminutive du calcanéum par projectiles de guerre, etc., on préfère l'amputation du pied.

On a décrit plusieurs procédés; le meilleur est certainement celui de M. Ollier, de Lyon : 1° parce qu'il met complètement à découvert la face externe de l'os qui ne peut être attaqué avec sécurité ; 2° parce qu'il resterait assez de peau pour faire un lambeau dans le cas où l'on viendrait à découvrir, dans le cours de l'opération, que les os voisins sont malades et que l'amputation du pied est nécessaire.

A moins que le nombre des trajets fistuleux en dehors du pied ne rendît l'opération de M. Ollier impossible, cas auquel on substituerait un procédé d'après les règles générales que j'ai indiquées, je donnerai toujours la préférence au procédé du chirurgien de Lyon.

Premier temps. — Incision de la peau. — On limite un

lambeau triangulaire externe comprenant seulement la peau, par une incision *postérieure verticale* et une incision *antérieure horizontale.*

Le pied étant maintenu avec la main gauche dans la rotation en dedans et l'adduction, faites une *incision verticale* de *six centimètres* d'étendue commençant sur le bord externe du tendon d'Achille au niveau d'une ligne transversale passant à deux centimètres au-dessus du sommet de la malléole externe, et finissant vers la tubérosité externe du calcanéum. (Cette incision parcourt donc le bord du calcanéum qui sépare les faces postérieure et externe.)

Arrivé à la tubérosité externe du calcanéum, le bistouri changera de direction et marchera *horizontalement*, un peu au-dessus du bord externe du pied jusqu'à un centimètre en avant et au-dessus de l'apophyse postérieure du cinquième métatarsien.

Il faut prendre garde, vers la fin de cette incision, de blesser les tendons des péroniers latéraux.

Deuxième temps. — Dissection des parties molles. — Divisez le périoste du calcanéum au fond de l'incision verticale et à la partie postérieure de l'incision horizontale, détachez-le, d'arrière en avant, avec une rugine sur la face externe du calcanéum, en relevant le lambeau cutané. Arrivé vers le milieu de la face externe de l'os, détachez avec la rugine, non seulement le périoste, mais aussi les gaînes tendineuses des péroniers latéraux qui descendent obliquement en bas et en haut, et les fibres du ligament péronéo-calcanéen qui unissent le sommet de la malléole externe à la face externe du calcanéum. Arrivez ainsi jusqu'au creux calcanéo-astragalien et jusqu'au cuboïde.

Portez la rugine sur la face postérieure de l'os, et enlevez du même coup le périoste et l'insertion du tendon d'Achille. Passez à la face inférieure du calcanéum et détachez-en le périoste. Attaquez ensuite la face interne, d'arrière en avant, en avançant lentement et sûrement; soulevez le périoste et arrivez à la petite apophyse du calcanéum, qui limite en avant la gouttière des vaisseaux et des tendons, sans avoir mis ces organes à découvert.

Troisième temps. — *Ablation de l'os.* — Saisissez l'os avec un gros davier et serrez-le modérément afin de ne point le briser (le calcanéum carié est d'une mollesse remarquable). Tenant le davier de la main gauche, détachez avec la rugine le périoste du creux calcanéo-astragalien et l'insertion du pédieux. Attaquez ensuite avec la pointe du bistouri les ligaments de l'articulation calcanéo-astragalienne postérieure, le ligament interosseux, puis les ligaments de l'articulation calcanéo-astragalienne antérieure, en faisant basculer l'os de manière à tendre ces ligaments au fur et à mesure de leur section. Enfin retirez l'os.

Faites ensuite le pansement de cette plaie profonde, limitée par les surfaces articulaires, les tendons, les vaisseaux et les nerfs doublés par le périoste; placez le pied dans une position convenable et attendez patiemment que la cicatrisation ait achevé son œuvre.

Evidement. — Lorsqu'on commence la résection du calcanéum, on ne sait jamais au juste quelle est l'éten-

20.

due de la lésion osseuse. Dans quelques cas, on trouve les os voisins malades, ce qui oblige à recourir immédiatement à l'amputation du pied, ou bien on constate que la partie centrale de l'os est seule malade avec ou sans une portion de l'écorce osseuse. Dans ces cas, on agrandit la ou les ouvertures fistuleuses du calcanéum, on creuse l'os avec la gouge, jusqu'à ce que l'instrument rencontre un tissu osseux résistant. On gratte encore un peu cette paroi résistante, et le fond de la plaie est limité par une paroi osseuse.

Lorsque l'évidement partiel ou total du calcanéum est possible, il doit être préféré à la résection.

Les *autres procédés* de résection du calcanéum sont inférieurs à celui de M. Ollier, soit que l'opérateur divise les vaisseaux et les nerfs de la plante du pied, comme Page et Érichsen, soit qu'il laisse une cicatrice gênante au-dessous du talon, comme Vanzetti, de Padoue.

Le *procédé de Clifford Morrogh*, antérieur à celui de M. Ollier, a beaucoup d'analogie avec celui que je vous ai décrit. Son lambeau externe, au lieu d'être triangulaire, est quadrilatère ; il est limité en arrière par une incision verticale faite en arrière et en dehors du talon, et occupant toute la hauteur du calcanéum, en bas par une incision horizontale, en avant par une incision verticale remontant sur le cuboïde. Le reste de l'opération se fait comme avec le procédé de M. Ollier qui est une simplification et une amélioration de celui de Morrogh.

III. — **Résection de l'astragale.**

On ne rencontre pas de cas dans lesquels la lésion de l'astragale soit assez limitée pour réséquer cet os. Les cas connus se rapportent à des luxations complètes, compliquées ou irréductibles, de cet os. Il ne faut pas faire cette opération immédiatement après l'accident, mais un certain temps après. M. Broca à recueilli 86 observations de résections de l'astragale, parmi lesquelles 17 ont été suivies de mort ; or tous les cas de mort ont suivi des *résections primitives*. Sur 27 cas de *résections consécutives*, il n'y a eu aucun cas mortel (*Médecine opératoire* de Malgaigne, 8ᵐᵉ édition, t. I, page 455).

Il suffit de faire une incision à la peau dans le point où l'astragale fait saillie, de saisir l'os avec un davier et de détruire avec un bistouri les ligaments qui l'unissent aux os voisins.

IV. — **Résection tibio-tarsienne.**

Cette opération ne se pratique que dans des cas extrêmement rares ; je ne vous la conseille pas : 1° parce que l'amputation est préférable à la résection dans les fractures très compliquées et dans les plaies par armes à feu ; 2° parce que les statistiques fournissent 40 insuccès pour 100 opérations ; 3° parce que, dans les cas de guérison, le bas de la jambe est très souvent déformé au point de rendre le pied très gênant. (Les chirurgiens anglais, allemands et français s'accordent à regarder cette opération comme mauvaise.)

V. — Résection du péroné.

On peut réséquer toutes les parties du péroné lorsqu'elles sont altérées ; on dit même que Percy a enlevé l'os entier. L'opération est tellement facile dans tous les cas, qu'il est inutile de la décrire ; chacun de vous ferait certainement une opération convenable en se conformant aux règles générales que j'ai données. Je dois vous dire toutefois qu'il faudra vous attendre à une ankylose de l'articulation tibio-tarsienne lorsque la résection comprendra la malléole externe.

VI. — Résection du genou.

Cette opération, abandonnée à plusieurs reprises, est définitivement entrée dans la pratique chirurgicale.

Si vous avez présentes à l'esprit les règles générales que je vous ai données à propos des résections, vous devez comprendre pourquoi *on recherche toujours l'ankylose* à la suite de la résection du genou.

Cette résection doit être rejetée pour les lésions traumatiques ; vingt cas de résection, à la suite de plaies par armes à feu, ont donné dix-sept morts (Malgaigne).

On la pratique surtout pour des tumeurs blanches, dans des cas pour lesquels on aurait fait, il n'y a pas plus de vingt ans, l'amputation de la cuisse. Or, les avantages de la résection consécutive du genou sont : 1° de donner une mortalité moindre que l'amputation de la cuisse (30 p. 100 en moyenne) ; 2° de laisser au sujet opéré un membre qui, malgré ses défectuosités, lui est plus utile qu'une jambe artificielle.

Chez les enfants, le membre ne s'accroît pas proportionnellement à celui du côté opposé, de sorte que le raccourcissement augmente un peu à mesure que l'enfant grandit. Malgré cet inconvénient, la résection est beaucoup plus avantageuse que l'amputation.

Le procédé que je vous recommande est celui de Mackensie, modifié par Malgaigne.

Premier temps. — Incision de la peau. — Le chirurgien, soutenant de la main gauche la jambe demi-fléchie, fait à la peau une incision courbe à convexité inférieure. Cette incision, comprenant la peau et le tissu cellulaire sous-cutané, s'étendra du tiers postérieur de l'un des condyles du fémur au point correspondant du côté opposé (autrement dit, de l'une à l'autre des deux tubérosités du fémur). Le milieu de l'incision sera situé à un ou deux centimètres au-dessus de la tubérosité antérieure du tibia.

Deuxième temps. — Dissection des parties molles. — 1° Détachez le tendon rotulien de son insertion au tibia, en rasant l'os. Relevez ce tendon en même temps que la peau, de manière à avoir un lambeau antérieur comprenant la peau, le ligament rotulien et la rotule. — 2° Détachez les tissus fibreux qui adhèrent au pourtour et à la face antérieure de cet os, que vous enlèverez. — 3° Débarrassez le cul-de-sac sous-tricipital de la synoviale du genou des fongosités qui le remplissent ordinairement, en vous servant de pinces et de ciseaux courbes. — 4° Portez le bistouri de chaque côté du genou pour diviser les ligaments latéraux. — 5° Fléchissez alors fortement la jambe sur la cuisse, de manière à ouvrir largement l'articulation et à tendre les ligaments croisés. Un aide relevant le lambeau, suivez de l'œil la pointe de votre bistouri, qui divisera les deux ligaments croisés à leur insertion fémorale. En agissant ainsi, vous ne courrez point le risque de faire à l'artère poplitée une blessure qui serait irrémédiable.

Troisième temps. — Ablation des os. — 1° Les liens fibreux unissant les deux os étant divisés, portez la jambe un peu en arrière pour faire saillir l'extrémité du fémur, pendant qu'un aide soutient la cuisse avec précaution. La portion d'os à réséquer sera proportionnelle à l'étendue de la lésion. Dans tous les cas, il faudra. avec une rugine, détacher le périoste jusqu'à un point situé au-dessus de l'altération osseuse. Avec une scie à lame étroite vous ferez la section des condyles fémoraux, d'arrière en avant, en dirigeant l'instrument de telle façon que la surface de section s'adapte exactement à celle que vous ferez sur le tibia.

2° Au moyen de la rugine, détachez le périoste autour de l'extrémité du tibia dans toute l'étendue du mal, et réséquez ensuite les deux cavités glénoïdes au moyen de la scie que vous ferez marcher également d'arrière en avant.

Si les surfaces de section du fémur et du tibia ne s'adaptent pas exactement lorsque la jambe sera redressée, vous n'hésiterez pas à enlever sur l'un des deux os une tranche osseuse plus épaisse du côté où ils se touchent.

Circonstances particulières. — L'incision selon le procédé de Mackensie peut être faite dans tous les cas, mais il n'en est pas de même de la dissection des parties molles et de la division des os, à cause des adhérences et des complications qui peuvent exister. Dans le cas, par exemple, où l'on fait la résection du genou pour redresser un membre qui se trouve dans une position vicieuse, il y a souvent ankylose, et l'opération consiste, après l'incision de la peau et la dissection du lambeau cutané, à enlever un fragment osseux ayant la forme d'un coin à sommet postérieur. Ce coin doit être calculé de telle sorte qu'après son ablation les surfaces saignantes du tibia et du fémur se correspondent exactement.

Traitement. — L'opération en elle-même est peu de chose, l'important pour le malade c'est le traitement consécutif.

Une immobilité absolue est de rigueur. Pour l'obtenir, on place le membre, immédiatement après l'opération, dans une gouttière plâtrée qui s'adapte exactement sur lui. On laisse seulement à découvert le point opéré, sur lequel le chirurgien pourra renouveler le pansement, et la gouttière ne sera enlevée, sous aucun prétexte, jusqu'à guérison définitive, à moins qu'il ne survienne une complication, abcès, etc.

Les *procédés* de résection du genou sont nombreux, mais ils ne diffèrent que par l'incision de la peau. Celui d'*Erichsen* consiste en une incision transversale au-dessous de la rotule. — *Fergusson* pratiquait deux incisions verticales de chaque côté du genou, réunies par une incision transversale légèrement concave en haut, et passant au-dessous de la rotule. — *Jones* réunit la partie inférieure des deux incisions latérales par une troisième transversale, de manière à former un lambeau carré. — *Parks* faisait au-devant du genou une incision cruciale. — *Syme* faisait deux incisions courbes se regardant par leur concavité, se confondant par leurs extrémités, et embrassant la rotule, qu'il enlevait avec la portion de peau comprise entre les deux incisions.

VII. — Résection de la hanche.

La résection de la hanche, *résection coxo-fémorale*, a été faite pour des fractures comminutives de l'extrémité supérieure du fémur par armes à feu, et pour des coxalgies suppurées.

Dans les deux cas, la lésion qui nécessite l'opération est très grave, puisque M. Otis a constaté une mortalité de 93 pour 100 lorsqu'on n'intervient pas dans le cas de fractures par armes à feu et que la coxalgie suppurée, passible de la désarticulation de la hanche, conduit fatalement à une mort plus ou moins prochaine.

— Dans le cas de fracture par armes à feu, la résection coxo-fémorale, *résection primitive*, a donné une mortalité effrayante, soit 90,2 pour 100 (167 morts et 18 guérisons sur 185 opérations). En présence de ces résultats, on croit aujourd'hui qu'il est préférable de ne point opérer, de surveiller les accidents, d'enlever les esquilles qui se laissent facilement détacher, et de faciliter l'écoulement du pus.

— Dans le cas de coxalgie, la résection de la hanche, *résection consécutive*, a donné une mortalité d'environ 50 pour 100. D'une manière absolue, ce résultat est déplorable, mais si on considère que le malade est voué à une mort plus ou moins éloignée, mais certaine, on doit encore se féliciter de pouvoir en sauver un sur deux. Ayons le courage de dire que dans la statistique de Good (*Thèse de Paris*, 1867), il y a 12 morts sur 14 résections pratiquées en France, c'est-à-dire que dans les hôpitaux français on n'a sauvé qu'un opéré sur sept !

Premier temps. — Incision des parties molles.' — Le malade, chloroformé, étant couché sur le côté, et la fesse étant tendue par la rotation de la cuisse en dedans, faites une incision courbe à concavité antérieure et supérieure en arrière du grand trochanter. Cette incision, comprenant la peau et les muscles fessiers, aura une longueur totale de 16 à 18 centimètres. Son extrémité supérieure, ver-

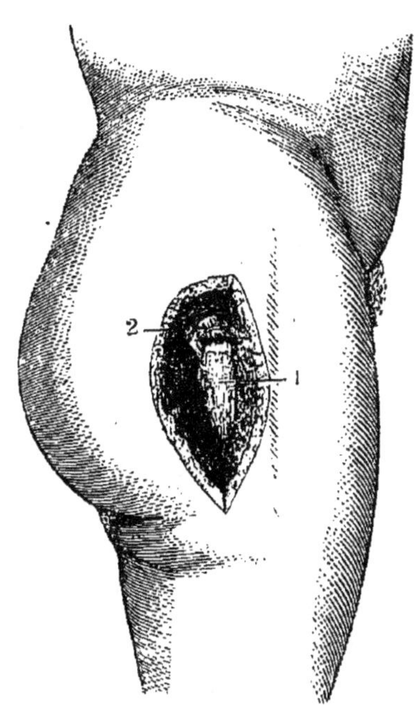

Fig. 94. — Résection de la hanche par l'incision longitudinale.

1. Grand trochanter. — 2. Tête de l'os.

ticale, dépassera en haut le grand trochanter de 6 à 7 centimètres ; sa portion inférieure, horizontale, longue de 5 à 6 centimètres, sera située à 2 ou 3 centimètres au-dessous du grand trochanter ; sa partie moyenne sera séparée du bord postérieur du grand trochanter par un intervalle de 3 ou 4 centimètres.

Dans cette opération, il ne faut pas craindre de faire une grande incision, vous manœuvrerez mieux et vous dilacérerez moins les bords de la plaie.

Deuxième temps. — *Division des ligaments et luxation de l'os.* — On trouve quelquefois la tête du fémur hors de la cavité cotyloïde, et on passe tout de suite au troisième temps. Mais, lorsque la tête n'est pas luxée, il faut diviser le ligament et produire soi-même la luxation.

Un aide écartant avec force les lèvres de la plaie avec deux larges écarteurs, divisez verticalement, sur le col du fémur, les muscles pelvi-trochantériens et la capsule fibreuse jusqu'à l'os (depuis le bord supérieur jusqu'au bord inférieur du col, le plus près possible du sourcil cotyloïdien).

A ce moment, un autre aide fait exécuter au fémur un mouvement particulier destiné à produire la luxation de cet os en arrière et en haut. Pour cela, il saisit à pleines mains la jambe fléchie sur la cuisse, il fléchit fortement la cuisse sur le bassin, et il la porte dans l'adduction, en même temps qu'il fait exécuter au fémur un mouvement de rotation en dedans, mouvement dans lequel la rotule vient appuyer sur la face interne de la cuisse du côté opposé. Cette luxation est assez difficile à opérer.

Ce mouvement détermine ordinairement la sortie de la tête du fémur. Si vous ne réussissez pas du premier coup, vous recommencerez.

Examinez attentivement le fond de la plaie, vous verrez la tête du fémur faire saillie au moment où la cuisse est portée dans l'adduction et la rotation en dedans. Si elle ne se dégage pas facilement, c'est qu'elle est maintenue par le ligament rond que vous devez diviser avec la pointe du couteau.

L'os une fois luxé, le reste de l'opération est des plus faciles.

Troisième temps. — *Ablation de l'os.* — *a.* Si la tête du fémur est seule malade, vous passerez la scie à chaîne au-dessous de la tête et vous la réséquerez.

b. Si la lésion osseuse est plus étendue, vous détacherez le périoste du col et, au besoin, du grand trochanter, au moyen d'une rugine ; vous ferez sortir le fémur par la plaie et vous opérerez la résection avec une scie ordinaire, et mieux avec la scie à chaîne, en protégeant les parties molles contre l'action de la scie.

c. L'extrémité supérieure du fémur étant enlevée, examinez le fond de la cavité cotyloïde qui est quelquefois altéré. Enlevez, dans ce cas, les parties malades avec une gouge.

Traitement. — Suturer la partie supérieure de la plaie, laisser un libre écoulement au pus. Immobilité absolue. Ne pas oublier le traitement général.

Dans les cas où des trajets fistuleux rendraient impossible l'incision des parties molles, telle que je vous l'ai conseillée, et telle que la pratiquent MM. Billroth, Jock et Le Fort, vous auriez recours à l'incision longitudinale sur le côté externe de l'articulation, comme le fit White en pratiquant la première résection de la hanche, à Londres, en 1821 (fig. 94).

VINGT-NEUVIÈME LEÇON

B. — RÉSECTIONS DANS LE MEMBRE SUPÉRIEUR

I. — Résection des phalanges.

Comme opération réglée sur le sujet, on ne résèque que la phalange unguéale. Sur le vivant on peut les enlever toutes.

Sur le sujet. — Faites une incision verticale à la face palmaire de la dernière phalange, de l'extrémité libre vers la racine, jusqu'à l'os, et deux incisions transversales aux extrémités de la première. Soulevez le périoste avec les pinces, détachez-le insensiblement avec la pointe du scalpel, puis réséquez l'os en le coupant avec un sécateur, et enlevez-le sans blesser l'ongle.

Sur le vivant. — C'est la phalange unguéale qu'on résèque le plus souvent à la suite de nécrose. Il y a toujours une ouverture à travers laquelle vous pourrez extraire l'os ; si elle est trop petite, vous l'agrandirez.

Après avoir constaté la nécrose au moyen d'un stylet, saisissez le séquestre avec les pinces, imprimez-lui de petites secousses, et retirez-le.

Lorsque la première ou la deuxième phalange se trouve cariée ou nécrosée, ou broyée sans grande altération des parties molles, vous pouvez la réséquer, l'expérience ayant montré que, dans ces cas, le doigt, quoique raccourci, rend aux malades des services réels.

Bütcher, Manec, Trichsen, Velpeau, ont fait ces opérations, et les malades purent se servir plus tard de leur doigt avec avantage.

La *résection partielle de la première phalange du pouce* sera faite avec un sécateur lorsque son extrémité inférieure sort par la plaie dans un cas de luxation compliquée de plaie et irréductible.

II. — Résection des métacarpiens.

Ces opérations se pratiquent rarement sur les malades. Cependant, je vous conseille d'avoir recours à la résection du premier et du cinquième métacarpiens, et même à la résection de l'un des autres, pourvu que l'altération osseuse, carie ou nécrose, soit exactement limitée à un os.

Ces opérations sont plus faciles sur le malade parce que les ligaments et le périoste adhèrent à peine aux os.

1° Résection du premier métacarpien.

Premier temps. — Incision de la peau. — Faites une incision longitudinale sur la face externe du métacarpien, dépassant les deux extrémités de cet os de 15 à 20 millimètres, selon le volume de l'os à enlever.

Deuxième temps. — Dissection des parties molles. — Dans le deuxième temps, si l'opération est bien faite, vous ne devez même pas apercevoir les tendons, qu'il faut ménager. Vous commencerez par inciser le pé-

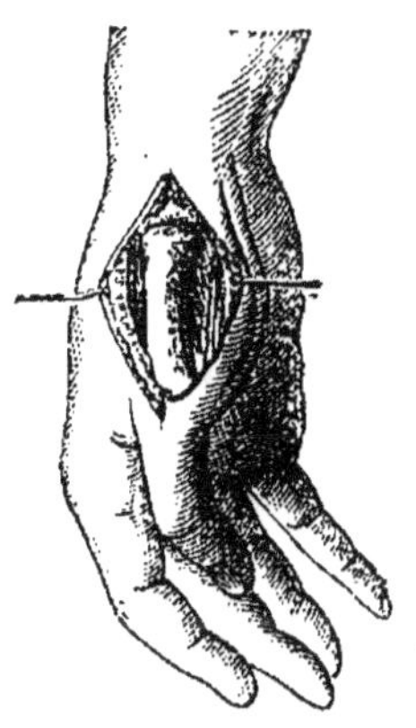

Fig. 95. — Résection du premier métacarpien.

rioste sur toute la longueur de l'os ; puis vous soulèverez l'une des deux lèvres de la plaie périostique avec des pinces, pendant que la rugine ou le scalpel séparera cette membrane de la surface osseuse, d'une extrémité à l'autre, d'abord sur la face dorsale, ensuite sur la face palmaire. Si vous détachez soigneusement le périoste, vous n'apercevrez pas les tendons de la face dorsale. Comme il vous sera difficile d'arriver sur la partie interne de l'os, vous réserverez la dénudation de ce point pour le troisième temps.

Troisième temps. — Ablation de l'os. — L'os étant mis à nu, saisissez-le avec un petit davier près de son extrémité supérieure, et pénétrez de dehors en dedans, dans l'articulation trapézo-métacarpienne, en divisant la partie externe de la capsule fibreuse, le tendon du long abducteur, puis le reste de la capsule. Pendant que la main gauche attirera au dehors l'extrémité supérieure de l'os, faites passer le bistouri en dedans en ménageant l'artère radiale qui traverse le premier espace interosseux, rasez la face interne de l'os de haut en bas afin d'en détacher les parties molles, puis attaquez les ligaments de l'articulation métacarpo-phalangienne, en commençant par l'interne et en ménageant les tendons.

Pour commencer l'opération, vous vous placerez comme je vous l'ai indiqué pour l'amputation du premier métacarpien, à laquelle je vous renvoie.

2° Résection du cinquième métacarpien.

Premier temps. — Incision de la peau. — La main étant

tenue comme pour l'amputation, faites sur la face dorsale et au côté interne de l'os une incision qui dépassera l'os en haut et en bas dans une étendue de 15 millimètres environ.

Deuxième temps. — *Dissection des parties molles.* — Incisez le périoste de haut en bas et ne vous préoccupez pas des tendons. Disséquez le périoste et les parties molles comme je viens de vous le dire pour la résection du premier métacarpien, et lorsque toute la surface osseuse sera dépouillée de son périoste et des autres parties molles, passez au troisième temps. (Il va sans dire que, pendant ce temps de l'opération, un aide saisit avec deux écarteurs les lèvres de la plaie au fur et à mesure que la dénudation de l'os se fait.)

Troisième temps. — *Ablation de l'os.* — Saisissez la partie supérieure de l'os avec un davier, pénétrez avec le scalpel dans l'articulation unci-métacarpienne, rasez la face externe du métacarpien pour achever de détacher les parties molles qui seraient restées adhérentes, attirez toujours l'os en dedans, et attaquez les ligaments de l'articulation métacarpo-phalangienne en commençant par l'externe et en ménageant les tendons.

3° *Résection des métacarpiens du milieu.*

Pour la position du chirurgien et des aides, et pour les détails anatomiques, voir les amputations des métacarpiens.

Premier temps. — *Incision de la peau.* — Faites à la face dorsale de l'os une incision de la peau dépassant l'os en haut et en bas de 20 millimètres. Cette incision sera faite avec précaution pour éviter la blessure du tendon.

Deuxième temps. — Dissection des parties molles. — Un aide écartant les lèvres de la peau et le tendon, divisez le périoste et détachez-le avec soin de la face dorsale et des faces latérales de l'os, en même temps que les muscles interosseux, bien exactement, dans toute l'étendue de l'os.

Troisième temps. — Ablation de l'os. — Saisissez l'os à enlever avec un davier près de son extrémité supérieure et exercez sur lui une légère traction. En même temps, divisez le ligament postérieur de l'articulation carpo-métacarpienne, puis, avec la pointe du scalpel, les ligaments interosseux unissant le métacarpien aux os voisins, puis le reste des fibres ligamenteuses qui maintiennent encore cette extrémité osseuse.

Au moment où vous sentez que cette extrémité se dégage, terminez la séparation du périoste et des muscles, et continuez à attirer le métacarpien en le faisant basculer de haut en bas. Attaquez ensuite l'articulation métacarpo-phalangienne en rasant l'os bien exactement, afin de ménager, non seulement le tendon extenseur, mais aussi les tendons des lombricaux et des interosseux.

4° *Résection de deux métacarpiens à la fois.*

Vous ferez ainsi cette opération. Dans le *premier temps*, vous ferez une incision longitudinale, le long de l'espace interosseux correspondant, et dépassant les métacarpiens en haut et en bas de 10 millimètres, un peu plus en haut qu'en bas. Aux deux extrémités de cette incision vous en ajouterez deux autres, transversales, de 4 centimètres environ, en ayant bien soin de ne diviser que la peau et de ne pas toucher aux tendons.

Dans le *deuxième temps*, vous relèverez la peau, vous ferez écarter les tendons par un aide, et vous dénuderez les os comme s'il s'agissait d'un seul métacarpien. La section des ligaments et l'ablation des os se feront insensiblement et avec la plus grande facilité.

5° *Résection partielle des métacarpiens.*

Cette opération ne se fait que dans les cas de luxations compliquées de plaie et d'issue d'un métacarpien. Si on n'a pas l'espoir que l'os pourra reprendre sa place et que la plaie pourra guérir sans accident, on le résèque avec des tenailles incisives.

6° *Résection métacarpo-phalangienne.*

Dans un cas de tumeur blanche, cette opération serait des plus simples. L'*incision cutanée* sera faite sur la face dorsale de l'articulation pour les doigts du milieu, au bord interne de la main pour le petit doigt, au bord externe pour le pouce et l'index. L'incision devra dépasser l'articulation de 2 à 3 centimètres en haut et en bas.

La séparation du périoste et des ligaments sera très facile, et vous pourrez faire ici bien complétement une résection sous-périostée et sous-capsulaire. Il faudra maintenir les os écartés et le doigt allongé pendant le traitement.

III. — Résection du poignet.

La résection du poignet comprend celle de l'extrémité inférieure des os de l'avant-bras avec ou sans les os du carpe, et même avec ou sans l'extrémité supérieure des métacarpiens.

Cette opération est difficile ; elle demande une grande connaissance de l'anatomie chirurgicale de cette région. Les résultats ne sont pas toujours brillants, et il y a souvent des insuccès. Néanmoins, il y a une si grande différence au point de vue des fonctions, entre une main, même défectueuse, et une main artificielle, qu'il faut opérer, après avoir essayé de tous les moyens de traitement. Dans tous les cas, la résection, si elle est possible, sera préférable à l'amputation.

Est-il utile d'ajouter qu'on ne fait la résection du poignet que pour des lésions osseuses et articulaires chroniques, carie et tumeurs blanches ?

1° *Résection de l'extrémité inférieure du cubitus.*

Si le cubitus est seul malade, vous vous rendrez compte de l'étendue du mal, vous vous placerez aussi commodément que vous le pourrez, et un aide tenant l'avant-bras, vous procéderez à l'opération.

Premier temps. — Incision de la peau. — Après vous êtes rendu compte, par le palper, de la position de l'apophyse styloïde et après avoir fait placer la main dans une position intermédiaire à la pronation et à la supination, faites une incision verticale à la partie interne du cubitus, dépassant en haut de 2 ou 3 centimètres environ le point où vous avez l'intention de diviser l'os et atteignant en bas le sommet de l'apophyse styloïde du cubitus. Cette incision peut être faite largement, jusqu'à la surface de l'os, et comprendre le périoste, pourvu que vous ayez soin d'arriver bien exactement sur l'apophyse styloïde.

Deuxième temps. — Dissection des parties molles. — Divisez le périoste s'il ne l'a pas été avec la peau, soulevez les deux lèvres, l'une après l'autre, et opérez-en le décollement avec la rugine ou le scalpel, en ayant bien soin de dépasser en haut le point malade et d'arriver en bas jusqu'au cartilage articulaire.

Pendant ce temps, un aide soulève et écarte les lèvres de la plaie avec les tendons cubitaux.

Troisième temps. — Ablation de l'os. — S'il n'y a pas trop de gonflement, vous pourrez refouler suffisamment les parties molles pour passer une sonde à résection de l'autre côté du cubitus

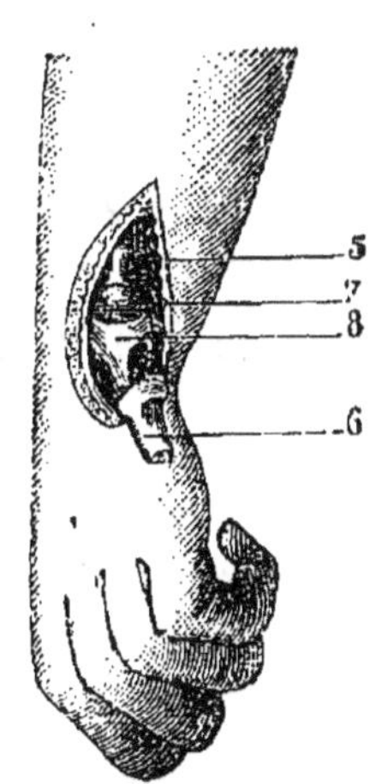

Fig. 96. — Résection de l'extrémité inférieure du cubitus.

6. Cubitus renversé. — 7. Cavité sigmoïde du radius. — 8. Ligament triangulaire.

et scier directement sur la sonde. Dans le cas contraire, vous passerez une scie à chaîne en dehors de l'os, au moyen d'une aiguille courbe, en évitant de blesser les organes voisins.

L'os étant scié, saisissez-le avec un davier et tirez-le en dedans pour le faire basculer. L'aide portera ses écarteurs à la partie inférieure de la plaie de manière à permettre à la pointe du bistouri de dégager l'os de ses attaches ligamenteuses. Vous pourrez souvent ainsi enlever le cubitus sans ouvrir l'articulation du poignet, puisqu'elle sera protégée par le ligament triangulaire (à moins toutefois qu'il ne soit perforé, normalement ou accidentellement).

Traitement. — Une immobilité absolue est de rigueur ; vous l'obtiendrez avec une palette d'une grandeur suffisante. La plaie pourra être pansée avec le pansement de Lister ou avec un pansement simple. Dans tous les cas, il faudra placer le membre dans une position intermédiaire à l'adduction et à l'abduction. L'avant-bras sera placé dans la position la plus favorable au pansement, mais de préférence en supination, pour favoriser la formation d'un nouvel os dans une direction convenable.

2° *Résection de l'extrémité inférieure du radius.*

Cette opération est plus délicate que la précédente, mais on a rarement l'occasion de la pratiquer parce qu'il est exceptionnel de trouver une lésion profonde de l'os qui ne s'étend pas à la synoviale du poignet.

Premier temps. — *Incision de la peau.* — Faites une incision longitudinale sur le bord externe de l'avant-bras, de bas en haut pour ménager l'artère radiale, commençant exactement sur la partie inférieure de l'apophyse styloïde du radius et remontant à trois centimètres environ au-dessus de la lésion. L'incision ne comprendra que la peau. La branche superficielle du nerf radial pourra être évitée.

Deuxième temps. — *Dissection des parties molles.* — Divisez l'aponévrose, portez le bord antérieur du tendon du long supinateur en dehors et détachez ce tendon de l'apophyse styloïde avec la rugine. Divisez alors le périoste vers le bord externe du radius, et détachez-le avec la rugine dans toute l'étendue de la face antérieure, et de haut en bas, jusqu'au cartilage articulaire. Ayez bien soin, pendant ce temps, de faire soulever les parties molles par un écarteur et d'éviter la blessure de l'artère radiale et du nerf. Procédez de même à la face postérieure du radius. Ici l'opération est plus difficile à cause du grand nombre de tendons qui s'y trouvent. Cependant, avec de la patience vous parviendrez à séparer l'os de son périoste et à soulever les gaînes tendineuses sans les ouvrir. Il faudra atteindre ainsi le bord interne de l'os.

Troisième temps. — *Ablation de l'os.* — Vous passerez une scie à chaîne en dedans de l'os, en vous aidant d'une aiguille courbe et en faisant écarter fortement les parties molles, puis vous procéderez à la section de l'os. Vous saisirez ensuite l'os avec un davier et vous l'attirerez en dehors, pendant que l'aide, en écartant les lèvres de la plaie à sa partie inférieure, vous permettra de diviser avec la pointe du bistouri les ligaments qui unissent le radius aux os du voisinage.

Ce temps de l'opération est un peu délicat, vous ne devez pas craindre d'y consacrer le temps nécessaire afin de ménager les organes.

3° *Résection simultanée de l'extrémité inférieure des os de l'avant-bras et des os du carpe.*

Cette opération est certainement la plus difficile de

toutes les résections à cause du nombre de tendons et de synoviales tendineuses qu'il importe de ménager et à cause du nombre des vaisseaux et des nerfs qui doivent être ménagés.

Les procédés de *Bonnet* (de Lyon), de *Bütcher*, de *Lister*, de *Roux*, de *Velpeau*, etc., les uns avec conservation, les autres sans conservation des tendons, me paraissent défectueux et d'une exécution véritablement difficile. Voici l'opération que je vous conseille, afin d'éviter la blessure des vaisseaux, des nerfs et des tendons.

Premier temps. — *Incision de la peau.* — Je me sers des deux incisions que je viens de vous indiquer pour le radius et pour le cubitus et je les prolonge jusqu'au premier et jusqu'au cinquième métacarpien (cette dernière pourrait ne pas être prolongée si le poignet n'était pas trop tuméfié). L'incision *interne* s'étendra donc depuis l'extrémité supérieure du cinquième métacarpien jusqu'à 3 centimètres au-dessus de la lésion du cubitus, en passant sur l'apophyse styloïde de cet os. L'incision *externe*, si elle est prolongée en bas, passera sur l'apophyse styloïde du radius et arrivera à l'extrémité supérieure du cinquième métacarpien. Si vous ne divisez que la peau, vous ne courez aucun risque de blesser l'artère radiale qui est située très profondément, contre les os.

Deuxième temps. — *Dissection des parties molles en dedans et ablation du cubitus.* — Procédez comme vous l'avez fait pour l'extrémité inférieure du cubitus et enlevez-la.

Troisième temps. — Dissection des parties molles en dehors et ablation du radius. — Agissez de même pour l'extrémité inférieure du radius.

Si l'opération a été bien faite, vous aurez ainsi un large intervalle entre les parties molles, antérieures et postérieures, et vous pourrez procéder, par cet intervalle, à l'ablation des os du carpe.

L'artère radiale passant en arrière et en dehors du carpe, attaquez ces os en dedans. Faites écarter, au moyen de deux larges écarteurs, les lèvres de la plaie interne (l'artère cubitale et le nerf cubital seront soulevés par l'écarteur).

Vous découvrirez ainsi le côté interne du carpe et vous procéderez à l'extraction, en ayant soin de ne pas blesser les organes et les gaînes tendineuses (souvent il est impossible d'éviter ces blessures, à cause de l'étendue de la lésion).

Saisissez l'os pyramidal avec un davier et séparez-le du pisiforme que vous laisserez ordinairement en place, parce qu'il est resté sain le plus souvent; divisez ensuite les autres ligaments et ôtez l'os.

Prenez ensuite l'os crochu et comportez-vous de même. Evitez, si vous le pouvez, d'ouvrir la gaîne des tendons des fléchisseurs que l'os crochu concourt à former, et si son apophyse n'est pas altérée, réséquez-la d'un coup de sécateur et laissez-la dans les parties molles. Enlevez l'os. — Pendant ce temps, l'aide écarte avec soin les parties molles pour laisser le champ libre au bistouri.

Enlevez ensuite l'os semi-lunaire et le grand os,

après avoir séparé les tendons et les gaînes tendineuses de la partie postérieure et les avoir confiés à un aide. C'est surtout par la partie postérieure que vous devez saisir ces os avec le davier. Divisez les ligaments petit à petit, avec la pointe du bistouri, afin de laisser intacte, autant que possible, la gaîne commune des tendons des fléchisseurs.

Le trapézoïde sera enlevé sans difficulté, pourvu que vous n'oubliiez pas que l'artère radiale est très rapprochée de sa face postérieure.

Il faudra redoubler de précautions pour l'ablation du scaphoïde et du trapèze, pour éviter de blesser le tendon du grand palmaire en avant et l'artère radiale en arrière. En décollant les parties fibreuses en arrière, vous mettrez facilement à nu la face postérieure des os. Ce temps de l'opération pourra être fait par la plaie externe de l'avant-bras. Pour dégager le tendon du grand palmaire, vous ouvrirez la gaîne fibreuse qui l'applique contre le scaphoïde et le trapèze, soit par la plaie interne de l'avant-bras, soit par devant, en portant en dedans la lèvre interne de la plaie, étendue de l'apophyse styloïde du radius au premier métacarpien.

Vous attaquerez alors la gaîne du grand palmaire par sa face antérieure et vous dégagerez le tendon. Saisissant ensuite le scaphoïde avec le davier, pendant que l'aide écarte les parties molles, y compris l'artère radiale et le grand palmaire, vous l'enlèverez en divisant les fibres ligamenteuses, et vous procéderez de même pour le trapèze, en vous rappelant le voisinage immédiat de l'artère radiale à la partie supérieure du premier espace interosseux.

Si l'*extrémité supérieure du métacarpien* était altérée, vous enlèveriez la portion malade par la plaie.

Traitement. — Vous comprenez l'importance qu'il doit y avoir, non seulement à conserver la main, mais à la conserver dans une bonne direction et dans une position telle qu'elle puisse rendre le plus de services possible.

Vous ne pouvez pas espérer ici une réunion par première intention. Vous étendrez la main sur une palette, vous l'écarterez de l'avant-bras, et vous la fixerez sur la palette dans cette position. Vous ferez un pansement ordinaire et vous surveillerez la marche de la cicatrisation. Je vous engage à faire reposer la main, tantôt sur la face palmaire, tantôt sur la face dorsale, afin d'éviter la compression douloureuse des parties.

Pendant la cicatrisation, il se produira un raccourcissement du membre contre lequel vous ne lutterez que dans une certaine proportion. Il faudra, dès que la chose sera possible, faire mouvoir les tendons, insensiblement, afin que le malade recouvre peu à peu ses mouvements et que la main ne s'ankylose pas.

IV. — Résection du coude.

Cette opération est une de celles que je vous engage à pratiquer le plus souvent possible : 1° parce qu'elle laisse au malade un membre utile dont le priverait l'amputation ; 2° parce que la mortalité est peu élevée.

On pratique la résection du coude pour carie et tumeur blanche, et pour plaies par armes à feu.

Je vous répète ici ce que je vous ai déjà dit dans les

généralités. Depuis que MM. Larghi et Ollier ont montré les magnifiques résultats qu'on peut obtenir en laissant le périoste et les ligaments adhérents aux parties molles, il n'est pas permis de sacrifier un membre qu'on peut non seulement conserver, mais encore conserver avec tous ses mouvements.

On ne peut attaquer le coude, ni en avant à cause de la présence de muscles importants, de vaisseaux et de nerfs, ni en dedans à cause de la présence du nerf cubital ; dans tous les procédés, on attaque l'articulation en arrière et en dehors. J'adopte le procédé de M. Ollier.

Premier temps. — *Incision de la peau.* — L'avant-bras étant soutenu avec la main gauche dans une légère flexion (130° environ), faites une incision verticale de 6 centimètres environ se terminant en bas sur l'épicondyle. Une deuxième incision, continuant la première, ira de l'épicondyle à l'olécrâne en se dirigeant en dedans et un peu en bas. Une troisième, enfin, descendra le long du bord postérieur du cubitus, dans une étendue de 4 à 5 centimètres. Ces trois incisions, continues, forment une sorte de zigzag ; elles peuvent être faites hardiment, vous ne courez aucun risque de blesser des organes importants.

Deuxième temps. — *Dissection des parties molles autour de l'humérus et ablation de cet os.* — Un aide écartant les bords de l'incision cutanée, divisez l'aponévrose brachiale et suivez une cloison fibreuse, cloison aponévrotique interne, en vous portant vers l'os. Vous séparerez ainsi le triceps, qui se trouvera en arrière, du long supinateur et du premier radial externe que vous laisserez en avant.

Arrivé sur l'humérus, vous pincerez le périoste et vous le décollerez avec la rugine, aussi loin que vous le pourrez. En même temps, vous détacherez de l'épicondyle, avec la rugine, le ligament latéral externe et les muscles épicondyliens.

Lorsque vous aurez trop de difficulté pour continuer le décollement du périoste et de l'insertion humérale des ligaments, portez-vous en dedans, et au moyen de la pointe du scalpel ou de la rugine, détachez de l'olécrâne le tendon du triceps et conservez son adhérence au périoste.

A ce moment, faites sortir l'extrémité inférieure de l'humérus par la plaie et continuez d'en détacher insensiblement le périoste et les insertions ligamenteuses. Lorsque vous serez dans le voisinage de l'épitrochlée, *ménagez le nerf cubital*, qui passe en arrière, et continuez le dépouillement de l'humérus, dans une étendue suffisante. Puis enlevez-le avec la scie, en ayant soin de protéger les parties molles.

Troisième temps. — *Dénudation et ablation du cubitus.* — L'humérus étant enlevé, repoussez l'avant-bras en haut, pour faire sortir la tête du radius. L'aide attirant la peau en bas, divisez le ligament annulaire sur le côté externe du radius, et au moyen de la rugine, détachez-en les fibres ligamenteuses et une portion du périoste dont l'étendue sera en rapport avec la lésion osseuse. Enlevez l'os d'un trait de scie.

Quatrième temps. — *Dénudation et ablation du cubitus.*

— Agissez de même pour le cubitus et n'oubliez pas la présence du nerf cubital au côté interne.

Traitement. — Position favorable du membre, intermédiaire à la flexion et à l'extension; écartement des surfaces osseuses sciées ; immobilité parfaite ; surveillance continue de la cicatrisation.

Autres procédés. — *Dupuytren* employait deux incisions latérales réunies à leur partie moyenne par une incision transversale, passant au sommet de l'olécrâne, puis il sciait l'olécrâne pour entrer librement dans l'articulation, et il faisait écarter le nerf cubital avec un écarteur, après avoir divisé le pont fibreux qui le recouvre. — *Moreau* faisait les mêmes incisions que Dupuytren (c'est lui qui les avait inventées), mais il divisait le nerf cubital en même temps que les parties molles. — *Nélaton* faisait deux incisions seulement, une verticale et une horizontale postérieure se réunissant vers le col du radius, de manière à former un lambeau triangulaire. — *Park* faisait en arrière une incision longitudinale passant sur l'olécrâne, ou une incision cruciale. — *Roux* employait une incision verticale externe, et une incision horizontale tombant sur la première, de manière à former deux lambeaux triangulaires.

V. — Résection de l'épaule.

La résection scapulo-humérale se pratique pour des coups de feu ayant atteint la tête de l'humérus, ou pour la carie des os qui forment l'articulation, de l'humérus principalement.

La mortalité, dans cette opération, est plus faible que celle de l'amputation. Comme on conserve au malade un membre qui peut lui rendre quelques services, on ne doit donc pas hésiter à préférer la résection à l'amputation.

On a décrit de très nombreux procédés ; mais les uns,

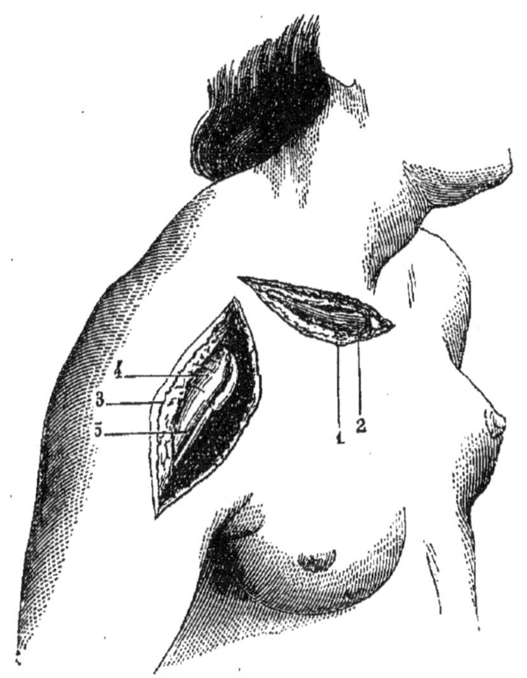

Fig. 97. — Résection de l'humérus et de la clavicule.

1, . Extrémité interne de la clavicule. — 3, 4, 5. Tête de l'humérus et longue portion du biceps.

comme celui de *Stromeyer*, ont l'inconvénient de diviser le nerf circonflexe et de paralyser le deltoïde, d'autres ont l'inconvénient de ne pas permettre l'écoulement du pus, comme celui de *Nélaton*.

Aujourd'hui on peut extraire les parties malades au

moyen d'une simple incision. Voici le procédé que je vous recommande ; c'est, à peu de chose près, celui de M. Ollier, de Lyon.

Premier temps. — Incision des parties molles. — Le bras étant tenu de la main gauche, portez-le un peu dans la rotation en dedans, et faites une incision de douze centimètres environ, suivant le bord antérieur du deltoïde, à partir de la clavicule, et située à un travers de doigt en dehors de ce bord afin d'éviter la blessure de la veine céphalique. Cette incision sera faite sans hésiter ; elle comprendra la peau et le muscle jusqu'à l'os.

Le bord antérieur du deltoïde suit une ligne étendue de l'union du tiers moyen et du tiers externe de la clavicule à l'union du tiers supérieur et du tiers moyen de l'humérus. Il est situé en avant du sommet de l'apophyse coracoïde, et il est cotoyé par la veine céphalique. L'incision étant faite à un travers de doigt en dehors ménagera donc la veine céphalique et les organes qui s'attachent à l'apophyse coracoïde. En dehors de cette apophyse, vous n'avez pas à craindre de blesser des organes importants, pas même de diviser le tendon de la longue portion du biceps qui se trouve caché sous l'apophyse coracoïde pendant la rotation du bras en dedans.

S'il y avait des fistules ou une plaie, vous porteriez l'incision un peu en dehors et vous lui feriez décrire une courbe.

Deuxième temps. — Dissection des parties molles. — Un aide écartant fortement les deux lèvres de la plaie, le tendon du biceps se montre aussitôt. Quelques chirurgiens ont recommandé de n'en pas faire la section et de le faire porter en dehors avec un écarteur, après l'avoir dégagé de la coulisse par la division du tendon du grand pectoral et de la capsule fibreuse. Mais ce soin est absolument inutile, parce que ce tendon, conservé ou divisé, contracte toujours des adhérences avec le tissu cicatriciel qui succède à l'opération.

L'incision de la peau et du deltoïde ayant été complétée jusqu'à la clavicule, l'aide tire fortement les deux lèvres de la plaie, et le chirurgien fait une incision à la capsule fibreuse et en même temps au périoste de la tête de l'humérus.

Confiez alors le bras à un aide qui le maintiendra fortement. La plaie étant largement ouverte, fixez le moignon de l'épaule avec la main gauche et détachez avec la rugine la capsule fibreuse, le périoste et les tendons de l'extrémité supérieure de l'humérus.

Allez toujours, dans ce temps de l'opération, de droite à gauche, ce sera plus facile, et aidez-vous en faisant exécuter à l'humérus des mouvements de rotation. Faites-le tourner en dedans pour détacher les insertions externes et postérieures, en dehors pour les insertions internes.

Si vous opérez sur l'humérus droit, par exemple, la rotation se fera en dedans et la rugine détachera la capsule, le périoste et le tendon du sus-épineux, du sous-épineux et du petit rond de la grosse tubérosité de l'humérus. La rotation en dehors facilitera ensuite le décollement de la capsule, du périoste et du tendon du sous-scapulaire sur la petite tubérosité..

Continuez ainsi, sans vous presser, et vous aurez bientôt dénudé l'extrémité entière de l'os dans une étendue proportionnelle à celle de la lésion osseuse.

Troisième temps. — *Ablation de l'os.* — Lorsque la dénudation sera opérée, faites sortir la tête de l'humérus par la plaie et réséquez-en la partie malade en ayant soin de protéger les parties molles contre l'action de la scie. Examinez ensuite la cavité glénoïde de l'omoplate; si elle est cariée, grattez-la avec une gouge ; si la carie s'étendait un peu plus loin, vous détacheriez la capsule et le périoste aux environs de la cavité glénoïde pour la réséquer, et vous seriez peut-être forcé, dans ce cas, d'agrandir la plaie en détachant l'insertion supérieure du deltoïde à la partie externe de la clavicule.

Traitement. — Placez l'humérus dans l'adduction ; maintenez-le écarté de l'omoplate ; surveillez la suppuration et la cicatrisation.

TRENTIÈME LEÇON

C. — RÉSECTIONS DANS LA TÊTE

J'ai à vous parler de la résection des maxillaires.

I. — Résection du maxillaire inférieur.

Cette opération se pratique pour tumeurs, carie ou nécrose. La quantité d'os à enlever dépend de l'étendue de la lésion. La résection faite pour des tumeurs est fréquemment suivie de récidive, celle pour carie et né-crose est peu grave.

1° *Résection du corps du maxillaire.*

Dupuytren, qui pratiqua le premier cette opération, fendait la lèvre inférieure sur la ligne médiane, continuait l'incision jusqu'à l'os hyoïde, disséquait les lambeaux et réséquait l'os. *Malgaigne*, pour éviter la rétraction consécutive de la cicatrice verticale et l'abaissement de la lèvre inférieure, incisait les parties molles au fond du sillon qui sépare la lèvre inférieure du maxillaire, puis il abaissait fortement cette lèvre et les parties molles du menton au-dessous de l'os de manière à le découvrir. L'os étant scié, la lèvre était remise en place, mais cette opération avait l'inconvénient de ne pas permettre l'écoulement du pus. Voici mon procédé, il est d'une exécution facile, et il n'offre pas les deux inconvénients que je viens de vous signaler.

Premier temps. — *Incision des parties molles*. — Incisez la peau en suivant le bord inférieur du maxillaire, dans une étendue proportionnelle à la quantité d'os que vous désirez enlever, et prolongez l'incision un peu au delà de la partie malade, de manière à pouvoir introduire les instruments. Portez de nouveau le bistouri au fond de l'incision, et divisez les parties molles jusqu'à l'os en y comprenant le périoste.

Deuxième temps. — *Dissection des parties molles*. — Détachez alors le périoste du maxillaire, d'abord sur la face antérieure du corps de l'os, ensuite sur la face postérieure, en le soulevant de bas en haut, ce qui est très facile, vu le peu d'adhérence du périoste à l'os maxillaire.

Faites saisir alors la pointe de la langue avec une érigne pour l'écarter du maxillaire et l'empêcher d'être entraînée en arrière après la section des tendons des apophyses géni, comme cela est arrivé quelquefois.

Divisez alors les gencives antérieures, puis les tendons des génio-glosses et des génio-hyoïdiens sur les apophyses géni, et divisez ensuite les gencives postérieures près du bord supérieur de l'os. Le maxillaire est ainsi mis à nu dans toute l'étendue que vous devez enlever.

Troisième temps. — *Ablation de l'os*. — Faites passer une scie à lame étroite ou une scie à chaîne par la plaie et sciez le maxillaire en protégeant les parties molles contre l'action de la scie, soit en les écartant, soit en les recouvrant d'une lame de plomb, de cuir ou de carton.

Il n'y a aucune artère à lier, excepté la faciale, si l'incision a été prolongée en dehors.

Traitement. — Réunir les bords de la plaie par des points de suture, en laissant un intervalle au milieu pour le libre écoulement du pus, et avoir soin de faire passer un point de suture dans le frein de la langue ou dans les tendons des génio-glosses, afin d'empêcher la rétraction de la langue en arrière et l'asphyxie consécutive à cette rétraction.

Ce procédé peut s'appliquer aux résections totales ou partielles du corps du maxillaire.

Il y a quelques années, Nélaton vit une jeune Brésilienne à qui M. le Dʳ Pertence, professeur de médecine opératoire à la faculté de médecine de Rio de Janeiro, avait réséqué une portion du maxillaire. L'opération avait été pratiquée avec tant d'habileté qu'on apercevait à peine une petite cicatrice linéaire au-dessous de l'os. Je regrette, ce procédé n'ayant pas été publié, de ne pouvoir vous le décrire.

2° *Résection d'une des moitiés du maxillaire.*

Cette opération est assez grave. Elle ne peut être faite qu'à la condition de diviser le nerf facial, l'artère faciale et le canal de Sténon. Voici le procédé que je vous conseille, c'est celui des auteurs, auquel j'ai apporté des modifications.

Premier temps. — *Incision des parties molles.* — Incisez les parties molles jusqu'à l'os le long du bord inférieur du maxillaire, depuis 2 centimètres en dehors de la symphyse du menton jusqu'à l'angle de la mâchoire; continuez l'incision, en remontant, le long du bord postérieur du masséter jusqu'à 2 centimètres au-dessus du condyle du maxillaire. En terminant l'incision vous vous porterez sur la partie antérieure du condyle en décrivant une petite courbe antérieure afin d'être bien certain de ne pas blesser l'artère temporale. Vous aurez ainsi un lambeau triangulaire dont le sommet correspondra à l'angle du maxillaire.

Faites la ligature des deux bouts de la faciale divisée. Le nerf facial et le canal de Sténon sont également sectionnés.

Deuxième temps. — Dissection des parties molles. — Détachez avec la rugine le périoste de la face externe de l'os, en partant du bord inférieur et en remontant insensiblement le long de la face externe de la branche de la mâchoire et du corps de l'os jusqu'au voisinage des dents. Arrivé près du bord supérieur du maxillaire, incisez les gencives et le périoste afin de mettre l'os à nu. Le périoste se laissant facilement décoller, vous arriverez aisément jusqu'à la ligne médiane, mais si vous éprouviez de la difficulté, ce qui n'arrivera que dans des cas exceptionnels, vous pourriez faire une incision verticale de 2 ou 3 centimètres sur la ligne médiane, à l'extrémité interne de l'incision inférieure.

Refoulez de même le périoste sur la face interne de l'os avec la rugine; vous détacherez ainsi le mylo-hyoïdien, le nerf myloïdien et l'artère. Complétez avec le bistouri la séparation du périoste et des gencives au bord supérieur de l'os, et sciez le corps du maxillaire vers la ligne médiane avec une scie à chaîne.

Le corps de l'os étant dépouillé en avant, confiez-le à un aide qui l'abaissera légèrement pendant que vous continuerez à refouler le masséter et le périoste en haut vers l'apophyse coracoïde et le condyle. La face externe de la branche du maxillaire se montrera alors parfaitement nette. — Pendant ce temps vous soulèverez le lambeau de la main gauche.

Déjetez en dehors la partie antérieure du fragment d'os à enlever et portez la rugine en dedans de la branche. Continuez à séparer le périoste en même temps que le muscle ptérygoïdien interne. Détachez le périoste du bord antérieur de la branche en arrière de la dent de sagesse. Divisez l'artère dentaire inférieure et le nerf dentaire inférieur vers le milieu de la branche, et continuez à détacher le périoste avec la rugine, en montant vers le col du condyle.

Reportez-vous en dehors, dénudez bien, toujours avec la rugine, le col du condyle aussi haut que possible. Abaissez fortement le fragment de l'os à enlever et divisez, avec des ciseaux courbes, le tendon du temporal au-dessus de l'apophyse coronoïde, ou bien divisez cette apophyse, si elle est saine, avec des tenailles incisives. Alors, à l'exemple de M. Maisonneuve, faites basculer l'os en portant l'angle du maxillaire en dedans et tordez le condyle de manière à l'arracher de son périoste et des ligaments qui l'unissent au temporal, sans ouvrir l'articulation.

Traitement. — Liez l'artère dentaire inférieure, la

seule divisée, placez quelques points de suture et traitez la plaie de manière à faciliter l'écoulement du pus.

Mon procédé est préférable, je crois, à celui qui est employé ordinairement ; d'abord il vous permettra de faire l'opération sans diviser la lèvre inférieure, ce qui évitera sa rétraction consécutive ; ensuite, en vous servant toujours de la rugine, comme je vous le conseille, vous ne courrez pas le risque de blesser des organes importants, vous conserverez le nerf myloïdien en le refoulant avec le périoste ; la suppuration sera moins longue et la cicatrice peu apparente.

La division du canal de Sténon et du nerf facial sont deux choses fâcheuses. Je crois qu'on pourrait les éviter en changeant le procédé ainsi que je me propose de l'étudier. Je pense qu'on pourrait fendre la lèvre inférieure sur la ligne médiane jusqu'à 2 centimètres au-dessus du menton, et faire partir de la commissure des lèvres une seconde incision qu'on prolongerait jusqu'à un centimètre au-dessus du condyle en décrivant une ligne courbe, afin d'éviter le canal de Sténon. Ces deux incisions suffiraient pour mettre l'os à nu. En abaissant le lambeau, on dépouillerait la face externe de l'os de son périoste, de sorte que le canal de Sténon, le tronc du facial, le masséter, etc., feraient partie du lambeau. M. Huguier avait proposé l'ablation de la moitié de l'os par une incision allant de la commissure des lèvres à l'apophyse mastoïde.

3° *Résection de la totalité du maxillaire.*

On n'a pas souvent l'occasion d'enlever le maxillaire

en entier, cependant cette opération est quelquefois pratiquée à la suite de la nécrose phosphorée ou du cancer du maxillaire.

On peut enlever la totalité de l'os en répétant du côté opposé l'opération que je viens d'indiquer. Mais je crois qu'il serait avantageux de faire partir une incision de la partie supérieure de chaque condyle, de la conduire en avant jusqu'à 3 ou 4 centimètres de la commissure des lèvres, puis de l'incliner verticalement en bas pour aller rejoindre ensuite celle du côté opposé, au-dessous de la symphyse. On aurait ainsi un lambeau supérieur formé par la lèvre inférieure et les parties molles du menton et deux lambeaux latéraux triangulaires. En relevant le lambeau supérieur, on entraînerait avec lui les muscles et le périoste, si la chose était possible. En abaissant les lambeaux latéraux, on refoulcrait en même temps le canal de Sténon, le nerf facial, le masséter, le périoste, et l'on n'aurait pas les inconvénients qui résultent de la division de ces organes. L'artère faciale seule devrait être liée.

II. — Résection du maxillaire supérieur.

La *résection partielle* se pratique pour des tumeurs du bord alvéolaire, et pour les cancroïdes du sinus maxillaire, du rebord orbitaire. On fait la *résection totale* pour l'extirpation des polypes naso-pharyngiens volumineux.

Voici le procédé que je vous conseille :

1° *Incision des parties molles.* — Le malade étant

assis, un aide lui maintient solidement la tête appuyée sur sa poitrine. (On ne chloroforme pas les malades auxquels on doit pratiquer cette opération, afin d'éviter les accidents de suffocation qui résulteraient de l'introduction du sang dans le pharynx.)

Faites l'incision de Velpeau, c'est-à-dire une incision courbe à concavité supérieure, étendue de la commissure des lèvres au col du condyle du maxillaire, et comprenant toute l'épaisseur de la joue. L'artère faciale se trouve divisée, faites-en la ligature.

2° *Découvrir l'os.* — Relevez le lambeau de la main gauche et disséquez-le en remontant vers l'œil et en détachant le périoste de l'os avec la pointe d'un scalpel. En même temps détachez le cartilage du nez de son insertion au bord antérieur du maxillaire. Ayez hâte d'arriver au trou sous-orbitaire afin de faire la section du nerf sous-orbitaire, ce qui enlèvera toute sensibilité au lambeau et évitera des douleurs au malade. Ce temps de l'opération doit être fait avec soin; vous ne devez pas trancher dans les parties molles, mais détacher insensiblement le périoste.

3° *Décoller le périoste orbitaire.* — Arrivé au rebord orbitaire, redoublez de précautions et soulevez le périoste du plancher de l'orbite, dans toute son étendue, avec la rugine ou le manche d'un scalpel, ce qui est facile vu son peu d'adhérence. Il est important de bien faire ce temps de l'opération, parce que le périoste sera le soutien de l'œil lorsque le maxillaire sera enlevé. Lorsque ce temps de l'opération vous paraîtra suffisant, enfoncez la pointe d'un scalpel vers le plancher de l'orbite, en la dirigeant en arrière et un peu en bas, et divisez le nerf maxillaire supérieur (sous-orbitaire) dans la gouttière sous-orbitaire, afin d'insensibiliser le maxillaire et d'éviter les douleurs que causeraient plus tard les tractions exercées sur l'os.

4° *Isoler l'os.* — Il s'agit maintenant de détruire les principales articulations de l'os avec le frontal, l'os malaire et le maxillaire du côté opposé.

Vous détruirez l'apophyse montante du maxillaire d'un coup de cisaille, après avoir disséqué le lambeau en dedans, jusqu'à ce niveau.

L'os malaire doit être divisé avec une scie à chaîne, que vous introduirez dans la fente sphéno-maxillaire, en la conduisant de l'orbite dans la fosse zygomatique. Souvent on ne réussit pas du premier coup, ce qui tient toujours à ce que l'aiguille n'est pas assez courbée. Si elle est fortement courbée sa pointe sort facilement par la plaie de la joue.

La voûte palatine sera également divisée, mais le voile du palais devra rester intact. Vous commencerez par arracher la seconde incisive supérieure, puis vous porterez le tranchant du scalpel ou du bistouri sur le bord antérieur du voile du palais, que vous détacherez de la voûte palatine par une incision transversale (seulement du côté du maxillaire que vous voulez enlever). Puis vous ferez passer une scie à chaîne par la fosse nasale, par l'ouverture faite avec le bistouri au voile du palais, et vous la ferez sortir par la bouche, afin de scier l'os d'arrière en avant. Vous pourriez faire plus simplement ce temps de l'opération avec un sécateur.

5° *Enlever l'os.* — L'os est alors séparé de ses articulations principales, il s'agit de l'enlever. Vous aurez soin d'examiner si les sections osseuses ont été bien faites, si le voile du palais a été suffisamment détaché, si le périoste de l'orbite est bien décollé, etc. Saisissez alors l'os maxillaire avec un gros davier et luxez-le en bas. Il se produira un craquement indiquant la brisure des os qui le maintenaient uni en arrière, au palatin et à l'apophyse ptérygoïde. Vous éviterez de faire des déchirures vers le voile du palais, en divisant avec des ciseaux courbes les parties molles qui pourraient se trouver encore adhérentes.

6° *Après l'opération.* — Une pluie de sang sort de cette vaste cavité, mais ce n'est pas une hémorrhagie sérieuse. Suturez la plaie extérieure. Cette opération est d'une bénignité remarquable.

Naturellement, l'opération peut subir quelques modifications, selon le cas pathologique pour lequel l'opération est faite.

MANUEL OPÉRATOIRE DE L'OVARIOTOMIE.

Avant de terminer, Messieurs, j'ai le plaisir de vous annoncer que M. le D͏ʳ Péan, chirurgien de l'hôpital Saint-Louis, dont l'habileté chirurgicale vous est connue, et qui a su se placer au premier rang, principalement en ce qui concerne l'ovariotomie, a bien voulu me rédiger les notes que je vais vous communiquer et qui sont le résumé du manuel opératoire qu'il emploie avec tant de succès dans l'extirpation des kystes de l'ovaire.

Soins préliminaires. — On doit faire choix pour l'opération d'une chambre bien éclairée et dont la température sera maintenue, pendant tout le temps, entre 15 et 18 degrés centigrades. Tout le corps de la malade sera chaudement enveloppé à l'exception de la région sur laquelle l'opération va être pratiquée. Une fois le ventre ouvert, aucun des viscères qui y sont contenus ne devra, à aucun moment, faire hernie au dehors. On obtient ce résultat en les faisant maintenir par des aides au moyen de serviettes chauffées, qui sont appliquées sur les lèvres de la plaie. On doit opérer sans aucune perte de sang et il est indispensable qu'aucune substance étrangère, sang ou contenu kystique, ne puisse s'insinuer dans la cavité péritonéale. On assure la perfection de l'hémostase au moyen d'un nombreux jeu de pinces hémostatiques, que l'on applique sur les vaisseaux saignants, dès qu'ils sont divisés. La bonne contention des serviettes sur la plaie, l'emploi d'éponges douces et tièdes et l'attention soutenue de l'opérateur et des aides permettent de prévenir tous les accidents. La malade ayant été chloroformée jusqu'à complète résolution musculaire, voici comment le chirurgien procède à l'opération.

Le manuel opératoire, tel qu'il a été réglé par M. Péan, et qu'il est actuellement pratiqué par le plus grand nombre des chirurgiens, comprend cinq temps principaux : 1° *incision des parois de l'abdomen et du péritoine ;* 2° *ponction de la tumeur ;* 3° *destruction des adhérences,* s'il en existe, et établissement d'une hémostase exacte ; 4° *occlusion du ventre* et pansement.

1° Incision. — Il incise, avec le bistouri, les parois abdominales sur la ligne médiane, entre l'ombilic et le pubis. La longueur de cette incision varie nécessairement avec les difficultés opératoires que l'on est appelé à rencontrer. Elle est faite avec précaution et couche par couche, en suivant la direction même de la ligne blanche. On la fait passer par l'interstice celluleux des muscles droits de l'abdomen, et on redouble de précautions à mesure que l'on approche du péritoine. Pendant toute la durée de cette dissection, on a appliqué des pinces hémostatiques sur tous les vaisseaux divisés qui donnaient du sang.

L'incision du péritoine exige particulièrement de l'attention. Il faut se garder de la faire d'un seul coup; mieux vaut y procéder à plusieurs reprises, afin d'être mieux à même de pincer aussitôt les vaisseaux ouverts et de s'opposer à la pénétration du sang dans le ventre. Dès que le péritoine est ouvert sur une longueur qui correspond sensiblement à celle de la plaie des parois, et que l'on s'est assuré que l'hémostase est complète, on recouvre les lèvres de la plaie avec des serviettes chauffées que les aides sont chargés de bien maintenir assujetties. Le chirurgien passe alors au second temps.

2° Ponction. — Elle se fait au moyen d'un trocart à pompe qui doit toujours avoir un diamètre suffisant pour permettre à des liquides, même très visqueux, de s'écouler. M. Péan fait mettre, au moyen d'un tube de caoutchouc muni d'un index en verre, ce trocart en communication avec un grand ballon dans lequel le vide a été préalablement fait. Le liquide s'écoule ainsi plus vite. Si la tumeur n'est formée que d'une seule loge, on peut la vider de la sorte d'un seul coup.

Pour les kystes multiloculaires, au lieu de faire, sur la surface de la tumeur, autant de ponctions qu'il y a de grosses loges à vider, ce qui exposerait à peu près sûrement à la pénétration de liquides étrangers dans la cavité péritonéale, M. Péan agit comme il suit. S'il y a une série de grosses loges, il ne retire pas son trocart de celle dans laquelle il l'a fait pénétrer d'abord; il le laisse au contraire en place, et le dirige, à travers sa cavité, sur la paroi en rapport avec chacune des autres loges qu'il veut ponctionner.; il les vide ainsi par l'intérieur de la première. Si, au contraire, les loges, plus petites, sont en même temps si nombreuses qu'il serait trop long de chercher à les ponctionner toutes, il attire autant qu'il le peut en dehors du ventre et un peu en bas, au moyen de pinces à mors larges et pourvues de griffes, les parois de la loge qui a été vidée en premier lieu; il fait entourer d'éponges la base de l'espèce de cône qui se trouve ainsi formé, puis il ouvre largement la paroi kystique à son sommet, avec des ciseaux et dans le sens vertical. Les lèvres de cette section viennent-elles à saigner, il les saisit entre les mors linéaires de pinces hémostatiques dites en T, et ce n'est que lorsque le sang est arrêté qu'il s'occupe d'ouvrir les loges plus profondes, qu'il vide à travers la cavité de la première, disposée en rigole ou mieux en une sorte d'entonnoir.

Les différentes loges vidées, il peut rester encore des masses aréolaires semi-solides plus ou moins volumineuses. Communément, celles-ci ne sont pas tellement grosses qu'elles ne puissent passer à travers la plaie faite aux parois du ventre et qu'il y ait lieu de s'en préoccuper. Mais si cette dernière disposition existe, il devient indispensable de les débarrasser d'une partie de leur contenu, au moyen d'incisions convenablement dirigées ou même en allant chercher la matière glutineuse et collante avec un instrument approprié.

A ce moment seulement, et avant de tenter l'extraction du sac, on s'occupe de reconnaître s'il existe des adhérences et quels sont leurs rapports.

3° Adhérences. — Elles peuvent être partielles ou générales, pariétales ou viscérales, et, sous le point de vue de leur constitution, récentes et très vasculaires, ou anciennes, et plus ou moins fibreuses.

La destruction des adhérences représente la partie la plus particulièrement délicate et pénible de l'opération. Elle doit être faite avec ménagement, lenteur et la plus grande attention. Elle exige une grande rapidité de la part des aides qui sont chargés d'employer les éponges et un large jeu de pinces hémostatiques de la part du chirurgien. Le sang doit être épongé dès qu'il paraît, de peur qu'il ne tombe dans le ventre, et son cours réprimé, autant pour ménager les forces de la patiente que pour éviter des accidents inflammatoires ultérieurs dans la cavité péritonéale.

M. Péan recommande, pour rompre les adhérences, de s'en tenir autant que possible à une pression exercée au moyen de la pulpe des doigts. Sont-elles plus résistantes, décoller avec l'ongle et, dans les cas extrêmes, avec l'extrémité mousse d'une spatule ; s'abstenir toujours de recourir à l'instrument tranchant.

Lorsque les adhérences sont partielles et peu étendues, le manuel opératoire ne se trouve, pour cela, que peu compliqué. Lorsqu'elles sont très étendues ou généralisées, elles sont communément de date déjà ancienne et sont devenues, par cela même, plus ou moins fibreuses, ce qui fait qu'on trouve, jusqu'à un certain point, une compensation à la grande résistance qu'elles offrent dans leur vascularité médiocre.

Mais ce sont principalement les adhérences viscérales, et notamment celles qui se sont établies sur la surface de l'intestin, qui obligent le chirurgien à redoubler d'attention et de patience.

Si le sang coule après que les adhérences ont été rompues, il va sans dire qu'il doit être épongé aussitôt. Une pince hémostatique sera immédiatement appliquée sur le point saignant et laissée à demeure jusqu'au moment de refermer le ventre. Le plus souvent, son action aura alors suffi à arrêter tout écoulement sanguin. S'il en était autrement, on ferait une ligature perdue au moyen d'un fil de soie très fin ou d'un fil de catgut dont les chefs seraient coupés au ras, au-dessus du nœud.

4° Ligature du pédicule. — La tumeur étant une fois rendue libre dans toutes les directions, on l'attire en avant et en bas, sur le pubis de la malade, et on la reçoit dans un vase disposé à cet effet. Pendant cette manœuvre, les aides apportent toute leur attention à bien contenir dans la cavité abdominale tous les viscères, car c'est à cet instant que ceux-ci ont le plus de chance de s'échapper hors du ventre. Si cet accident arrivait, on réduirait immédiatement les parties herniées, doucement et en évitant de les replier sur elles-mêmes, dans la crainte de causer, par la suite, un étranglement.

Le sac attiré hors du ventre, le pédicule, si on ne l'avait encore reconnu, devient apparent. Il s'agit de le lier. Pour cela, on se servait autrefois de *clamps* spéciaux, qui sont maintenant à peu près complètement abandonnés. Aujourd'hui M. Péan n'emploie plus qu'un simple fil métallique qu'il serre au moyen d'une ligature particulière, dans les cas où il veut laisser le pédicule hors du ventre, ou un fil solide de catgut, s'il veut réduire le pédicule dans le ventre, ce qui paraît être devenu sa conduite de prédilection. C'est donc ce dernier procédé que nous allons brièvement exposer.

M. Péan fait communément une triple ligature ; la première étrangle en masse toute l'épaisseur du pédicule ; après avoir été portée aussi bas que possible, elle est fortement serrée et solidement nouée. Immédiatement au-dessous, il traverse en son milieu le pédicule au moyen d'une aiguille qui entraîne un double fil de fort catgut. Les deux chefs de celui-ci sont ensuite rendus indépendants ; puis chacun d'eux est serré séparément de manière à lier le pédicule en deux moitiés. Enfin ces divers fils sont coupés au ras des nœuds ; toute la portion de tumeur qui est au-dessus des ligatures est réséquée avec soin, et la portion conservée du pédicule est réduite dans le bassin.

5° Occlusion de la plaie. — Avant de fermer le ventre, il reste à s'assurer que tous les organes intra-abdominaux sont bien à leur place ; qu'il ne subsiste aucune autre tumeur ni altération morbide ; qu'aucune substance étrangère, caillot sanguin ou liquide kystique, ne s'est écoulée dans la cavité péritonéale. Dans le cas contraire, il ne faudrait refermer l'abdomen qu'après l'avoir soigneusement expurgée, sous peine de voir se produire une péritonite. C'est à cette opération qu'on a donné le nom de *toilette du péritoine*. Il faut s'en abstenir, hormis les cas où elle est indispensable. Elle n'est que bien rarement nécessaire, lorsque le manuel opératoire a été exécuté suivant toutes les règles et par les mains de chirurgiens exercés.

La réunion de la plaie nécessite un affrontement exact et soigneux de chacun des plans correspondants des lèvres de la plaie. M. Péan l'obtient en recourant à une série de sutures alternativement superficielles et profondes. Il espace les points de suture entre eux de 2 centimètres environ. Les sutures profondes sont formées par des anses de fils de soie que l'on conduit à travers l'épaisseur des parois au moyen d'aiguilles courbes et qui, de chaque côté, soutiennent la surface de section du péritoine pariétal en le traversant dans une étendue d'un à deux millimètres seulement. Les sutures entortillées sont faites au moyen de longues épingles qui doivent aussi traverser toute l'épaisseur des parois pour arriver jusqu'au contact du péritoine ; autrement l'affrontement ne serait plus qu'imparfait et on ne pourrait pas obtenir la réunion par première intention.

Enfin, on proportionne le degré de constriction à exercer avec les fils entortillés à l'état plus ou moins vasculaire des parois qu'il s'agit de réunir.

Le pansement consiste à exercer une compression assez énergique sur toute la région qui a été le théâtre de l'opération. On peut, à l'exemple de Lister, recouvrir la plaie d'une bande de « *protective* » et d'une couche de charpie phéniquée ; mais M. Péan emploie surtout d'épaisses couches de ouate qu'il dispose sur toute la surface du ventre, et au moyen desquelles il exerce une compression soutenue en les enserrant dans une large ceinture de flanelle.

TABLE DES MATIÈRES